Heino Stöver, Anna Dichtl, Niels Graf (Hrsg.)

Crystal Meth

Prävention, Beratung und Behandlung

 Fachhochschulverlag
DER VERLAG FÜR ANGEWANDTE WISSENSCHAFTEN

Heino Stöver, Anna Dichtl, Niels Graf (Hrsg.)
Crystal Meth
Prävention, Beratung und Behandlung

ISBN 978-3-943787-84-9

DTP: Sarah Kalck

Druck und Bindung: docupoint GmbH, 39179 Barleben

Preis: 21, – €
(zuzüglich Portokosten)

Bestellungen:
Fachhochschulverlag.
DER VERLAG FÜR ANGEWANDTE WISSENSCHAFTEN E.K.

Kleiststr. 10, Gebäude 1
60318 Frankfurt am Main

Telefon (069) 1533 2820
Telefax (069) 1533 2840
bestellung@fhverlag.de
http://www.fhverlag.de

Bibliografische Information der Deutschen Nationalbibliothek:
Die Deutsche Nationalbibliothek verzeichnet diese Publikation
in der Deutschen Nationalbibliografie; detaillierte bibliografische
Daten sind im Internet über http://dnb.dnb.de abrufbar.

Inhalt

BERATUNG UND PRÄVENTION

METHAMPHETAMIN IM KONTEXT VON ELTERNSCHAFT UND SEXUALITÄT

EINLEITUNG

Geleitwort

der Drogenbeauftragten der Bundesregierung

zum Sammelband anlässlich des deutsch-tschechischen Symposiums zur Prävention und Behandlung einer Methamphetaminabhängigkeit

Sehr geehrte Damen und Herren,

ich freue mich sehr, dass es gelungen ist, im Dezember 2016 die führenden Expertinnen und Experten zum Thema Crystal Meth aus Tschechien und Deutschland in Berlin zu versammeln – ein Austausch, den wir 2017 fortsetzen werden. Dieses Format geht auf eine gemeinsame Idee meines tschechischen Kollegen Jindrich Voboril und mir zurück, an deren Verwirklichung wir schon lange gearbeitet haben. Bei kaum einem anderen Thema drängt es sich so sehr auf, Erfahrungen und Kenntnisse abzugleichen wie bei Crystal Meth. Tschechien hat mit der Substanz als solcher, aber auch in den Bereichen Prävention und Therapie langjährige Erfahrung.

Seit dem Beginn meiner Arbeit als Drogenbeauftragte ist der richtige Umgang mit der Herausforderung Crystal Meth eine meiner absoluten Prioritäten. Nicht weil Crystal Meth die einzige gefährliche Droge auf dem Markt wäre, sondern weil sie trotz ihrer gesundheitsschädlichen Wirkung für viele hochattraktiv ist! Sie täuscht den Konsumentinnen und Konsumenten vor, jeder Herausforderung gewachsen zu sein: Ob in der Arbeit oder in der Partnerschaft, alles scheint möglich, nichts kann einen bremsen. Das gilt zumindest für den Anfang: Man fühlt sich fit, schlank, sexy; die Folgen kommen später. Man steigert die Dosis, wird psychisch instabil und leidet unter Schlafentzug bis hin zur totalen Erschöpfung. Die Kontrolle über das eigene Leben ist dahin, jetzt kontrolliert Crystal das Leben.

Als ich vor drei Jahren ins Amt der Drogenbeauftragten kam, kannte ich die Metamphetaminproblematik bereits aus meinem Wahlkreis; dort war Crystal schon längst ein Thema. Die Droge war auf dem Markt, zunächst in der Grenzregion, dann auch in einigen Großstädten, doch Politik und Öffentlichkeit wussten noch sehr wenig darüber – über die Wirkungen, über die Gefährlichkeit und über den richtigen Umgang mit dem Konsum von Metamphetaminen.

Umso wichtiger war mir als Drogenbeauftragter von Beginn an das Gespräch mit den Expertinnen und Experten aus Wissenschaft, Suchthilfe und Medizin. Gemeinsam haben wir eine Reihe von Prioritäten entwickelt, die mein politisches Handeln in diesem Bereich bestimmt haben:

Erstens: Prävention stärken. Wir brauchen eine spezifische und zielgruppengenaue Präventionsarbeit mit Blick auf den Konsum von Methamphetaminen. Während meiner Amtszeit konnten die Haushaltsmittel für die Prävention bei Crystal Meth auf meine Initiative hin deutlich erhöht werden. Mit diesem Geld konnten wir bereits Sinnvolles bewirken: So wurde das Online-Selbsthilfeangebot »Breaking Meth« entwickelt, das unterschiedliche Zielgruppen von Menschen mit einer Crystal-Meth-Problematik erreicht, die ihren Konsum reduzieren oder beenden möchten. Das Onlineangebot wird rege in Anspruch genommen und die Förderung jetzt bis zum 30.4.2019 sichergestellt.

Zweitens: Behandlungsstandards schaffen. Die Abhängigkeit von Crystal Meth ist behandelbar, aber längst nicht überall folgt die Behandlung dem »state of the art«. Seit Dezember 2016 liegen auf meine Initiative hin die S3-Leitlinien zur Behandlung einer Methamphetaminabhängigkeit vor, die den aktuellen Wissensstand zusammenfassen. Es handelt sich um die weltweit ersten standardisierten Handlungsempfehlungen für die Therapie von Methamphetamin-Abhängigen. Die beteiligten Medizinerinnen und Mediziner haben großartige Arbeit geleistet!

Drittens: Kooperation ausbauen. Crystal Meth ist ein gemeinsamens Problem, also sollten auch die Lösungsansätze länderübergreifend diskutiert werden. Dies gilt nicht nur für die Strafverfolgung sondern auch für Prävention und Therapie. Was erweist sich als wirkungsvoll, was ist nicht weiter zu verfolgen? Genau hierum ging und geht es bei den gemeinsamen Symposien.

Dieser Sammelband fasst den Stand von Wissenschaft und Praxis zu Prävalenz, Prävention und Behandlung von Methamphetaminabhängigkeit zusammen – erstmals mit einem Blick über die Grenze hinaus.

Gemeinsam können wir mehr erreichen.

Ihre
Marlene Mortler

Vorwort

Dieser Band entstand auf der Grundlage des Anfang Dezember 2016 vom Bundesministerium für Gesundheit geförderten Expert_innenaustauschs zwischen Tschechien und Deutschland zu den Fragen, welche Behandlungs-, Beratungs- und Präventionsstrategien beim Konsum von Methamphetamin in den beiden Ländern existieren, wo Entwicklungsbedarfe bestehen und welche Möglichkeiten die Kooperation zwischen beiden Ländern bietet.

Tschechien und Deutschland sind besonderes interessant, da der Konsum von Methamphetamin in Tschechien und in vielen Regionen der südöstlichen Bundesländer Deutschlands – mit unterschiedlicher Dauer – weit verbreitet ist und das psychosoziale und medizinische Hilfesystem sowie pädagogische Institutionen, aber auch Eltern, Strafverfolgungsbehörden und Justiz vor große Probleme stellt. Bei den Konsumierenden handelt es sich um Menschen in unterschiedlichen Lebenslagen und die Konsummotive und -muster sind so vielfältig, dass traditionelle Angebote der Suchtprävention und Drogenhilfe nicht ohne weiteres in der Lage sind, diese Menschen angemessen beraten, behandeln und unterstützen zu können.

Der von vielen Fachleuten sehr gut besuchte Expert_innenaustausch diente vor diesem Hintergrund vor allem dem Zweck, voneinander zu lernen, zukünftig gemeinsame Kooperationsprojekte zu planen und sich weiter abzustimmen. Der gesellschaftliche Umgang mit dieser Substanz und den Menschen, die Probleme damit haben, führt uns in die Tiefen einer gesellschaftskritischen Betrachtung; denn im Gegensatz zu vielen anderen Substanzen ist Methamphetamin eine sehr leistungsaffine Substanz, die in unserer Leistungsgesellschaft auch in Zukunft auf großes Interesse stoßen könnte, da sie verspricht, vermeintlich auf den Punkt genau, Höchstleistungen abrufen zu können. Dieser mit Methamphetamin verbundene Mythos stellt denn auch ein wesentliches Problem der gesamten Behandlung dar: Es gilt, zentrale leistungsorientierte Lebensentwürfe und stresserlebte Anforderungen umzubauen und stattdessen alternative leistungsfördernde Strategien zu entwickeln.

In diesem Sinne beschreibt Ingo Ilja Michels in diesem Band die Dynamik der Konsumentwicklung, aber auch die zunächst festgestellte Hilflosigkeit der Verantwortlichen sehr treffend. Der Konsum findet oftmals in beschaulichen, ländlichen Gegenden statt, die Droge ist billig mit hohem Reinheitsgehalt und die Wirkung wird von vielen Konsument_innen als zunächst ›überwältigend‹ wahrgenommen: Sie erleben »einen regelrechten Größenwahn, alles scheint zu gelingen, selbst als langweilig empfundene Tätigkeiten gehen flott von der

Hand.« Dies weist schon auf die unterschiedlichen Dimensionen der notwendigen Hilfestrategien hin: Sie müssen bei den Bedürfnissen der Menschen ansetzen, die Ambivalenzen der Drogenerfahrungen/-wirkungen herausarbeiten, Konsumierende einbinden, zu Wort kommen lassen und dürfen vor allem keine weitere Stigmatisierung produzieren, wofür es durchaus viele Beispiele in der Behandlungs-, aber auch Politikgeschichte gibt.
Noch wird in der politischen Diskussion nicht von einem regulierten Zugang zu Methamphetamin gesprochen, aber die Frage, ob das Strafrecht, die Prohibition, die Strafverfolgung und der Strafvollzug die gesundheitlich-soziale Situation der Konsumierenden nicht noch weiter verschlechtern, wird mit Sicherheit gestellt werden müssen. Gibt es Regulierungsalternativen, die den Zugang zu Methamphetamin nicht allein »Garagenlaboren« oder dem »Darknet« überlassen? Wie können dabei die enormen Gesundheitsrisiken für die Konsumierenden reduziert werden? Vielleicht kann die Forschung hier weiterhelfen – zumindest könnten die Möglichkeiten einer »Substitution« stärker erforscht werden, denn die bisherigen Ergebnisse sind noch nicht »wissenschaftlich evident«.

Nach einer epidemiologischen Bestandsaufnahme der Situation des Methamphetamin-Konsums in Tschechien (Mravčík et al.) – dort meist als Pervitin bezeichnet – zeigt dieser Sammelband zunächst die Mythen, die sich sowohl bei den Konsumierenden (Härtel-Petri) als auch in der Gesellschaft und vor allem in den Medien um diese Droge ranken (Scheibe/Werse). Diese beiden Beiträge tragen zur Entlarvung dieser Mythen bei, die einen sach- und fachgerechten Zugang zu den Problemen von Methamphetaminkonsumierenden erschweren. Die mediale Darstellung der Konsument_innen trägt darüber hinaus zu einer verzerrten öffentlichen Wahrnehmung dieser bei, die mit ihrer Stereotypisierung und Risikozuschreibung nicht nur realitätsfern ist, sondern auch oftmals über das Ziel einer objektiven Berichterstattung hinausschießt und letztlich das Gegenteil bewirkt: Die Konsumierenden erleben die Substanz nicht immer so ›gefahrvoll‹, dysfunktional und schädlich, sondern durchaus als gewinnbringend. Deshalb gilt es bei allen Diskussionen um Methamphetamin genau diese Ambivalenz der Substanz stets im Blick zu behalten.

Dieser Band widmet sich umfassend der Behandlung methamphetamin-bezogener Probleme. Die auf auf dem Experten_innenaustausch öffentlich vorgestellten S3-Leitlinien zu »Methamphetamin-bezogenen Störungen«, die einen wichtigen Meilenstein in der Behandlung abbilden, werden im vorliegenden Band zusammenfassend dargestellt (Gouzoulis-Mayfrank et al.). Barbora Orlíková ergänzt diese Behandlungsperspektive um eine Analyse jener Prädiktoren, die für den Behandlungserfolg bei methamphetaminabhängigen Menschen von Bedeutung sind. Kristin Ferse beschreibt die Crystal-Meth-Behandlung in Dresden. Von Thomas Klein-Isberner werden die besonderen Herausforderungen der Postakutbehandlung der Methamphetaminabhängigkeit am Beispiel der Fontane-Klinik Motzen dargestellt.

Der vorliegende Band widmet darüber hinaus der innovativen Beratungs- und Präventionsarbeit erhebliche Aufmerksamkeit: Gundula Barsch und Peter Jeschke stellen mit der »CheckPoint-C-App« eine innovative App vor, die sich zum Ziel gesetzt hat, Informationen, Aufklärung und Coaching per Smartphone zu liefern. Darin werden alle präventionstheoretischen Erkenntnisse und Erfahrungen umgesetzt – die Ansprache ist nicht präjudizierend, sondern zieloffen, lebensweltnah und zielgruppenspezifisch. Vorläufer dieser App war »CheckPoint-C: Eine anonyme Crystal-Sprechstunde für (H)alle« der beiden Autor_innen. Soziale Medien und das Internet werden (inter-)aktiv genutzt, um – meist junge – Menschen gezielt anzusprechen und Botschaften der harm reduction und der frühzeitigen Hilfe zu verbreiten. Das Internetprojekt »Breaking Meth« etwa versucht über diesen Weg mit usern in Kontakt zu kommen, die keine ›traditionelle‹ Beratungsstelle aufsuchen. Jenseits von auf soziale Medien gestützten Präventionsangeboten stellt Gerhard Krones »Need NO Speed – eine Initiative zur Drogenprävention in der Nordoberpfalz« vor. David Röhlinger und Martin Kießling beschreiben »Spotting. Ein alpinsportliches, selektives Präventionsprojekt für junge (Risiko-)Konsumierende von NPS und ATS« und Otakar Vesely stellt »Hard & Smart« vor – eine Präventionsinitiative im Partysetting und Nachtleben in Tschechien. Ebenfalls auf der Grundlage der aktuellen präventionstheoretischen Erkenntnisse ist das Projekt »MINDZONE: akzeptanzorientierte, aufsuchende Suchtprävention im Partysetting« entwickelt worden, das von Sonia Nunes dargestellt wird.
Die Vielfältigkeit der Präventionsprojekte wird darüber hinaus in den Projekten von Sebastian Franke (»Musikszeneprojekt Drogerie. Niedrigschwellige Drogenprävention im Partykontext«) und Stefanie Schütz (»Tandem – Koordinierungszentren Deutsch-Tschechischer Jugendaustausch in Regensburg und Pilsen: Grenzübergreifende Zusammenarbeit von Präventionsfachkräften der Jugendarbeit«) deutlich. Diese Beispiele zeigen, dass zielgruppenspezifische und lebensweltnahe Strategien vor Ort entwickelt werden müssen. Eine »One-size-fits-all-Strategie« kann es vor allem im Bereich Methamphetamin nicht geben. Abgerundet wird dieser Teil des Sammelbands mit einem Bericht zur »Inanspruchnahme externer Suchtberatung im sächsischen Strafvollzug im Bundesvergleich« von Mühlig et al.

Schließlich widmet sich dieser Band dem Konsum von Methamphetamin im Kontext von Elternschaft und Sexualität. Eingeleitet wird dieser Teil von Fanny Friedrich, die die »Auswirkungen mütterlichen Crystal-Meth-Konsums auf den Schwangerschaftsverlauf sowie die frühkindliche Entwicklung des ungeborenen Kindes« darstellt und damit den Blick auf die Notwendigkeit interdisziplinärer und multiprofessioneller Arbeit im Umgang mit methamphetaminbedingten Problemen richtet. Sowohl die kommunale Vernetzung (siehe auch den Beitrag von Ferse) als auch der interdisziplinäre Austausch vor Ort bieten Chancen auf die angemessene Beratung und Behandlung von Menschen mit Crystal Meth–Problemen. Ergänzt wird diese Perspektive um die Problematik von »Methamphetaminabhängigkeit und Elternschaft – Herausforderungen und Hilfen« in dem Beitrag von Claudia Moesgen et al.

Ein hohes Risiko des Konsums von Methamphetamin liegt in der anfänglich als sehr positiv und leistungsfördernden erlebten Wirkung – auch im Hinblick auf sexuelles Erleben. Daher schließt der Band mit einem Blick auf die Konsummotive, aber auch die Unterstützungsbedarfe von Männern, die Sex mit Männern haben, ab (Deimel et al.).

Frankfurt am Main, Mai 2017
Heino Stöver, Anna Dichtl, Niels Graf

Zur Crystal Meth-Diskussion in Deutschland

Ingo Ilja Michels

Zu Beginn des Jahres 2013 fanden wir eine seltsame Ausgangslage vor. In verschiedenen Gegenden in Sachsen und im Nordosten Bayerns wurde ein sprunghaftes Aufkommen des Konsums einer Substanz verzeichnet, die man zwar aus den USA oder Asien kannte, deren Konsum aber in Europa – außer in Tschechien und der Slowakei – noch sehr neu war: Methamphetamin, besser Crystal Meth, weil diese Substanz in kristalliner Pulverform auf dem Markt war. In ersten Gesprächen mit Suchtexpert_innen auf Bundesebene wurde jedoch auch deutlich, dass diese Problematik tatsächlich noch nicht über die Grenzregionen nahe der tschechischen Grenze hinaus verbreitet war und bislang ist auch noch kein ›Überschwappen‹ einer Welle in Sicht.

Im epidemiologische Suchtsurvey 2015 liegt die 12-Monats-Prävalenz des Konsums von Amphetaminen bei 1,3% bei Männern und 0,8% bei Frauen, von Methamphetamin bei 0,2% bei Frauen und Männern. Hochgerechnet gibt es in Deutschland etwa 100.000 Konsumierende von Amphetaminen und Methamphetaminen (Gomes de Matos et al. 2015). Gleichwohl ist Crystal Meth auch in einigen Großstädten bereits angekommen, dort vor allem in Subgruppen der gay community (Dichtl/Graf 2015):

> »Dem Gebrauch von Poppers mit europaweit durchschnittlich 14,7% in den vier Wochen vor Befragung folgen Cannabis (10,0%), Viagra (6%), Benzodiazepine (5,4%), ›Partydrogen‹ (Speed, Ecstasy, Ketamin, Crystal etc.; 4,7%) und schließlich ›harte Drogen‹ wie Heroin und Crack (0,3%). Nur 5% der befragten MSM geben an, jemals in ihrem Leben Drogen injiziert zu haben. Auch bezüglich des Konsums dieser Substanzen zeigen sich erhebliche Unterschiede hinsichtlich Region und Alter: So werden etwa Poppers vorwiegend von älteren MSM genutzt, während bspw. Cannabis und Heroin/Crack insbesondere unter jüngeren MSM konsumiert werden; hinsichtlich des Konsums von ›Partydrogen‹ zeigen sich wiederum keine altersbedingten Differenzen. Darüber hinaus legen die EMIS-Daten nahe, dass insbesondere der Konsum letztgenannter Substanzgruppe mit einer Steigerung des sexuellen Risikoverhaltens einhergehen könnte (wobei die Probanden nicht direkt zur Rolle von Drogen beim Sex befragt wurden): So gaben diejenigen MSM, die über den kürzlichen Konsum solcher Drogen berichteten, auch eher an, geringere Kontrolle über SaferSex-Praktiken zu haben; nicht immer in der Lage zu sein, nicht erwünschten Sex zu verhindern oder ungeschützten Analsex zu haben.« (ebd.: 10)

Wir haben uns im Bundesministerium für Gesundheit und im Arbeitsstab der Drogenbeauftragten der Bundesregierung daher früh vorgenommen, auf die Risiken einer Ausweitung des Konsums aufmerksam zu machen. Im Grenzgebiet zu Tschechien hatte sich Crystal Meth in Windeseile ausgebreitet. Zunächst in Sachsen und dann auch in Städten und Dörfern im Nordosten Bayerns sowie in Thüringen und Sachsen-Anhalt. Das war in der Tat eine neue Erfahrung, dass der Konsum synthetischer Drogen nicht nur in großstädtischen Discotheken und Clubs stattfand, sondern »zu Hause vor der Haustür in beschaulichen, ländlichen Gegenden«. Crystal Meth ist billig, sein Reinheitsgehalt ist hoch, auch wenn die Herstellung in abenteuerlichen Küchenlaboren stattfindet unter Hinzuziehung von allen möglichen und unmöglichen chemischen Mixturen. Die Wirkung ist für viele, überwiegend junge Konsumentinnen und Konsumenten, zunächst oft ›überwältigend‹: sie erleben einen regelrechten Größenwahn, alles scheint zu gelingen, selbst als langweilig empfundene Tätigkeiten gehen flott von der Hand.

> »Wenn ich jetzt noch einmal die Wahl hätte – also noch einmal bei null beginnen könnte, würde ich noch einmal anfangen mit Crystal! Weil ich ja jetzt schon weiß, was es für Spaß macht.« (zit. n. Barsch 2014: 37)

> »... die ersten Jahre auf Droge waren die schönsten meines Lebens. (...) Crystal war wie der wichtigste Mensch in meinem Leben, mein allerbester Freund, mein Vertrauter, mein alles. Crystal und ich – der Rest war egal. Ich brauchte keine Freunde.« (zit n. Härtl-Petri/Haupt 2014: 61f.)

Diese Droge täuscht den Konsumierenden vor, dass sie leistungsfähig sind, dass sie Dinge schaffen, die sie nicht für möglich hielten, dass sie hellwach sind und keinen Schlaf benötigen. Sie lässt Langeweile verschwinden und Hunger vergessen. Sie hilft jungen Frauen, ›schlank‹ zu bleiben und den oft stressigen Alltag mit Kindern zu ertragen. Sie gaukelt vor, besseren Sex zu haben. Sie nimmt die Konsumierenden sehr schnell in den Griff, so sehr, dass es kaum noch vorstellbar ist, das alltägliche Leben ohne diese Droge zu bewältigen.

Dann ist der fatale Kreislauf schon kaum noch zu stoppen und wenn der Konsum nun unterbleibt, fängt der Albtraum an: das unheimliche *Verlangen*, die Drogen wieder zu nehmen (*craving*); Angstzustände bis hin zur Panik, jetzt auch *mit* der Droge. Oft schlägt die Panik in Aggression um; tiefe Depressionen, ja Verzweiflung, greift um sich, wenn die Droge fehlt; aber wenn sie da ist, ist trotzdem die Angst da. Der Körper lässt nun das Signal los: ›ich kann nicht mehr‹, bis zur totalen Erschöpfung! Nicht mehr tagelang Wachsein, sondern tagelang schlafen! Auf der Haut bilden sich Pickel, der Juckreiz wächst und mitunter entsteht das Gefühl, dass unter der Haut Tiere krabbeln. Die Zähne beginnen zu faulen. Das geschieht nicht sofort und nicht bei jedem. In Sachsen kommen die Klient_innen im Durchschnitt erst nach 4-5 Jahren in Beratungsstellen, um nach Hilfe zu suchen und nicht alle weisen die genannten Schädigungen auf. Dennoch wird für viele der Traum zum Albtraum. Spätestens jetzt wird unbedingt Hilfe benötigt, allein schafft man es nicht mehr, rauszukommen.

»Nein! Rumprobieren ist das eine, aber Crystal ist ein komplett anderes Thema. Einfach Teufelszeug.«

»Ich sehe, wie Splitter aus der Haut kommen. Und dann versuch ich, sie raus zu drücken oder zu schneiden. (...) Da habe ich gemerkt, dass ich sechs Stunden an meinem Körper rumgedrückt habe, um die Holzsplitter raus zu bekommen.« (zit. n. Barsch 2014: 37, 56).

»... Das Dumme an dem Binge ist, dass er sich nicht ewig fortsetzen lässt. (...) Zwei Wochen war ich aufgedreht und gut drauf, dann schaltete der Körper auf ein Notprogramm um, ich fühlte mich mies, dazu kam das Hirngeficke, also Psychosen und Halluzinationen. Das ging so lange, bis der crash einsetzte. Da kann man Crystal nehmen, so viel man will, das bringt alles nichts mehr.« (zit. n. Härtl-Petri/Haupt 2014: 63).

**Was muss getan werden in der Prävention und in der Behandlung?
Wie können wir von internationalen Erfahrungen lernen?
Wie können wir Panikmache vermeiden, aber auch Gleichgültigkeit und die trügerische Hoffnung, ›bei uns wird das schon nicht passieren‹?**

Wir haben uns mit Vertreter_innen der Suchtkrankenhilfe, mit den betroffenen Bundesländern und mit (ehemaligen und aktuellen) Konsumierenden getroffen, um zu beraten, wie wir mit dieser Herausforderung umgehen können.

Wir haben uns dafür eingesetzt, dass die Ausgangsstoffe für die Herstellung von Methamphetamin – wie Chlorephedrin, wie Pseudoephedrin und Ephedrin – europaweit besser kontrolliert werden, damit Medikamente, die diese Stoffe enthalten, nicht benutzt werden können, um daraus Crystal Meth herzustellen.

Die Drogenbeauftragte der Bundesregierung hat sich erfolgreich bei den Haushaltsverhandlungen in 2015 dafür eingesetzt, dass der Bund mehr Geld zur Verfügung stellt für Forschung und Präventionsprojekte. Damit konnten wir eine Reihe von Projekten zur Prävention und frühzeitigen Behandlung fördern. Wir haben im November 2016 international renommierte Expert_innen aus Australien, den USA und Großbritannien eingeladen, damit sie uns von ihren Erfahrungen berichten, denn bei ihnen existiert das Methamphetaminproblem schon länger.

Die Drogenbeauftragte hat die Bundesärztekammer und das Arztliche Zentrum für Qualität in der Medizin gebeten, eine Expert_innengruppe einzurichten, um eine Leitlinie für medizinische und psychosoziale Behandlung einer Methamphetaminabhängigeit nach dem aktuellen Stand der wissenschaftlichen Evidenz zu erarbeiten. Dank der einjährigen konzentrierten Arbeit aller beteiligten Akteur_innen konnte Ende 2016 sogar eine *S3-Leitlinie* verabschiedet und vorgestellt werden. Ende 2016 fand zudem ein Expert_innenaustausch zwischen Tschechien und Deutschland statt, um ins Gespräch zu kommen über die Frage, wie können Suchtentwicklungen verstanden und verhindert werden in einer Gesellschaft, die süchtiges Verhalten, wenn auch nicht intendiert, fördert.

Wir haben uns intensiv mit Fragen der effektiveren Prävention und Behandlung einer Methamphetaminabhängigkeit befasst.
Wie können wir dieses Problem besser in den Griff bekommen und Menschen, die unter der eigenen Abhängigkeit oder der ihrer Angehörigen leiden, helfen?

Beginnen wir mit der Prävention:

- Hier tut Aufklärung Not, aber wir wissen auch, dass die Abschreckung mit Horrorbildern nicht den richtigen Weg für eine wirksame Prävention darstellt. Aufklärung muss glaubwürdig sein und durchaus die Gefahren benennen, die Methamphetaminkonsum mit sich bringt. Die BZgA hat dazu – auch mit Unterstützung vieler Drogenhilfeeinrichtungen – entsprechende Materialien herausgegeben, auch für den Schulgebrauch. Auch auf der Website von www.drugcom.de finden sich dazu viele Informationen, so aufbereitet, dass sie bei den möglichen Konsumierenden ankommen.

- Die Herausforderung liegt darin, dass wir diejenigen Menschen erreichen, die mit dem Konsum aus unterschiedlichen Gründen und mit unterschiedlichen Erwartungen beginnen. Es gibt eine Reihe von engagierten Initiativen und Personen, die versuchen, möglichst frühzeitig junge Menschen für Beratung und Hilfe zu erreichen, die mit dem Konsum von Crystal Meth begonnen haben. Junge Menschen, die sich vielleicht noch in der Honeymoonphase befinden, in der sie glauben, sie werden schon alles in den Griff bekommen. Wir wissen aus der leidvollen Erfahrung vieler nur zu gut, dass dies ein Trugschluss ist. Die Partyprojekte wie *mindzone* in Bayern oder die *drugscouts* in Sachsen haben dazu Materialen entwickelt und nutzen das Internet aktiv, aber auch Partys vor Ort, um gefährdete, meist junge Menschen, persönlich anzusprechen für Botschaften der harm reduction und der frühzeitigen Hilfe. Das Internetprojekt *Breaking Meth* versucht, über diesen Weg mit Usern in Kontakt zu kommen, die keine traditionelle Beratungsstelle aufsuchen.

- Das *Mountain Activity* Projekt der *mudra* in Nürnberg bezieht beispielsweise die Erfahrungen von ehemaligen Konsumierenden mit ein, weil diese peers am glaubwürdigsten Präventionsbotschaften vermitteln.

- Das für Crystal Meth-Konsumierende angepasste *FrED-Programm* zur Arbeit mit erstauffälligen Konsumierenden soll dazu beitragen, dass Betroffene nicht in eine »kriminelle Karriere« hineinrutschen.

- Wir wissen auch, dass es noch immer sehr schwierig ist, Konsumierende, die z.B. in ländlichen Regionen leben oder diejenigen, die einer beruflichen Tätigkeit nachgehen oder junge Familien, wie Mütter mit Kindern, zu erreichen. Da spielen niedergelassene Hausärzt_innen oder die Jugendhilfe eine große Rolle, weil sie am ehesten die Probleme mitbekommen. Hierzu bedürfen sie aber der Unterstützung und Fortbildung.

Kommen wir zur frühen Erkennung und Behandlung:

- Es sind oft die notfallmedizinischen Hilfen oder die Aufnahmestationen der Psychiatrien, die konfrontiert sind mit intoxierten, hilflosen, oft aggressiven oder in paranoiden Zuständen befindlichen Personen. Das ist eine wirkliche Herausforderung. Hut ab vor den Helferinnen und Helfern in solchen Situationen. Hier gibt der jetzt erarbeitete Leitfaden wichtige Hinweise zur Diagnostik und ersten Hilfe, über ›beruhigende Gesprächsführung‹ bis hin zu Hinweisen auf wirksame Medikamente.

- Die qualifizierte Entzugsbehandlung ist der nächste Schritt der Hilfe, die auch die Motivierung für eine längerfristige Behandlung beinhaltet und das Wissen um die hohe Rückfallgefährdung dieser Patient_innen. Trotz aller negativen Erfahrungen verspüren ehemalige Konsumierende auch nach Monaten oder Jahren immer noch ein quälendes Verlangen, diese Drogen und ihre Glückversprechungen erneut auszuprobieren. Wir wissen, dass das ›craving‹ bei allen psychoaktiven Substanzen, auch beim Alkohol, eine große Rolle spielt. Bei Methamphetaminen ist es oft noch viel stärker. Ohne ›ihr‹ Suchtmittel brauchen die Menschen, die es oft benutzt haben, um ihr Leben überhaupt auszuhalten und negative Erfahrungen zu verdrängen, Alternativstrategien. Und diese zu erlernen und auch in der Krise zu nutzen, ist ein mühsamer und langwieriger Prozess.

Dennoch ist eine Botschaft ganz wichtig:

- Eine Methamphetaminabhängigkeit ist behandelbar! Es gibt wirksame psychotherapeutische Behandlungsmodule, die den betroffenen Menschen helfen, einen erfolgreichen Weg aus der Sucht aufzuzeigen, trotz aller Schwierigkeiten und Rückschläge.

- Wichtig ist, dass es für die unterschiedlichen Nutzergruppen unterschiedliche Angebote gibt, die für Mütter mit Kindern anders aussehen müssen, als für homosexuelle Männer oder berufstätige Klient_innen oder für Menschen, mit traumatischen Kindheitserfahrungen. Die *S3-Leitlinien* von Bundesärztekammer und AZQ geben hier konkrete Hinweise und praxisorientierte Vorschläge.

- Ein zentraler Punkt ist dabei – und das gilt für alle Suchterkrankungen gleichermaßen – die therapeutische Grundhaltung: der erste Eindruck prägt dabei die Einstellung der betroffenen Klient_innen und Patient_innen zur angebotenen Hilfe: ein respektvoller und wertschätzender Umgang ist für Menschen, die häufig Drogen nehmen oder genommen haben, weil ihnen dies in ihrer bisherigen Lebenserfahrung fehlte, ein ganz wesentlicher Grund, Hilfe anzunehmen. Sie müssen wieder ein Selbstwertgefühl entwickeln, das sie brauchen, um mit schwierigen oder herausfordernden Lebenssituationen angemessen umzugehen.

- Das gilt aber auch für diejenigen, den – so genannten *sensation seekern*, die nach endlosem Spaß und ungetrübter Lebensfreude suchen und glauben, sie durch exzessiven Drogenkonsum zu finden. Wenn sie desillusioniert auf dem Boden der Tatsachen ankommen, brauchen sie nicht Verurteilungen und Schuldgefühle, um wieder Tritt zu fassen in der Realität. Sie brauchen aber auch keine Bestärkung ihres Tuns.

Nicht zuletzt müssen wir auch nachdenken über die Leistungsgesellschaft, die den Eindruck vermittelt, dass nur diejenigen zählen, die dem Druck des *Immer-besser-immer-schneller-immer-höher-immer-weiter* standhalten.

Literatur

Barsch, G. (2014): Crystal Meth. Pabst Verlag.
Dichtl, A., Graf, N. (2015): Quadros e-Reader »Drogengebrauch bei Männern, die Sex mit Männern haben (MSM) – Hintergründe und Informationen«. Deutsche AIDS-Hilfe.
Gomes de Matos, E., Atzendorf, J., Kraus, L., Piontek, D. (2016): Substanzkonsum in der Allgemeinbevölkerung in Deutschland: Ergebnisse des Epidemiologischen Suchtsurveys 2015. Sucht, 62(5): 271-281.
Härtl-Petri, R., Haupt, H. (2014): Crystal Meth: Wie eine Droge unser Land überschwemmt. Riva Verlag.

EPIDEMIOLOGIE

Methamphetamin in der Tschechischen Republik – Geschichte und Gegenwart

Viktor Mravčík, Pavla Chomynová, Barbara Janíková, Kateřina Grohmannová

Einleitung

Die Tschechische Republik befindet sich aufgrund der Dimension des Konsums von Methamphetamin als Droge Nummer eins im Rahmen des problematischen Drogenkonsums in einer sehr speziellen Situation.[1] Sie nimmt eine Ausnahmestellung in ganz Europa ein – nur in der Slowakei ist der Methamphetamin-Konsum in ähnlich großem Maße verbreitet wie in Tschechien (Griffiths et al. 2008). Aktuell ist jedoch auch in anderen europäischen Ländern (Skandinavien, Griechenland, Baltische Staaten) und in anderen Bevölkerungsgruppen (z.B. Chemsex unter Männern, die Sex mit Männern haben) ein Anstieg des problematischen Crystal-Meth-Konsums zu verzeichnen (European Monitoring Centre for Drugs and Drug Addiction 2014; Melendez-Torres/Bourne 2016).

In Tschechien wird für Methamphetamin die Bezeichnung »Pervitin« verwendet.[2] Dies weist auf den Namen eines stimulierenden Arzneimittels mit dem Wirkstoff Methamphetamin hin, das seit den 30er Jahren des 20. Jahrhunderts in Deutschland hergestellt wurde. Crystal Meth stellt schon seit mehr als 40 Jahren den eigentlichen Kern des Drogenproblems in Tschechien dar. Seine Verbreitung in der tschechischen Drogenszene folgt bis heute einer Entwicklung, die in großem Maße die gesellschaftlichen Verhältnisse und ihre Veränderungen nachzeichnet. Die Tatsache, dass die Nachfrage nach Crystal Meth auch gegenwärtig nicht nachlässt und dabei ausschließlich durch die einheimische

1 Dieser Artikel entstand mit Förderung aus dem Projekt Nr. 16-28157A des tschechischen Gesundheitsministeriums, aus dem institutionellen Förderprogramm Progres Nr. Q06/LF1 und Projekt Nr. LO1611 mit finanzieller Unterstützung des Ministeriums für Bildung, Jugend und Sport im Rahmen des Programms NPU I.

2 Anmerkung der Übersetzerin: Da die tschechische Bezeichnung »Pervitin« suggeriert, es handele sich um ein Medikament, wird sie in Deutschland bewußt vermieden. Pervitin als in Tschechien gebräuchliche Bezeichnung für Methamphetamin wird deshalb in der Übersetzung durch den in Deutschland üblichen Begriff »Crystal Meth« ersetzt.

Herstellung in vielen kleinen Labors befriedigt wird, ist in der heutigen Zeit der offenen Grenzen und des freien Marktes ein relativ überraschendes Phänomen.

Kurzer Abriss der Geschichte von Methamphetamin in der Tschechischen Republik

Die starke Verbreitung von Crystal Meth in Tschechien muss im Kontext der historischen Entwicklung des Missbrauchs von Stimulanzien an sich gesehen werden. Bereits Ende der 30er und in den 40er Jahren des 20. Jahrhunderts wurde auf dem Gebiet der heutigen Tschechischen Republik der sog. »Psychotonismus« beschrieben, d.h. der Missbrauch und die Abhängigkeit von Benzedrin, der linksdrehenden Form von Amphetamin (Psychoton), das zur Behandlung von Narkolepsie eingesetzt wurde (Janota 1941). Der Konsum von Benzedrin wurde als neues Phänomen unter Personen, die sich am Rande des Gesetzes bewegten – so z. B. unter Prostituierten, die Kokain nahmen –, beschrieben. In derselben Arbeit erwähnt Janota auch Berichte aus Deutschland über den Missbrauch und die Abhängigkeit von einem ähnlichen Aufputschmittel, nämlich dem Präparat Pervitin, zum Ende der 30er Jahre. In den 50er Jahren hat sich der Missbrauch und die Abhängigkeit von Benzedrin noch verschärft, was eine strengere Kontrolle der Verschreibung dieses Präparats zur Folge hatte (Petráň 1960). Parallel zum Missbrauch von Amphetamin tauchen gegen Ende der 50er Jahre des 20. Jahrhunderts Berichte über den Missbrauch von Yastil, einem den Wirkstoff Ephedrin enthaltenden Medikament gegen Asthma, auf (Dvořák 1956; Helcl, 1957). Diese Abhängigkeit wurde als »Yastilismus« bezeichnet. Yastil wurde vor allem unter Gefängnisinsass_innen missbraucht. Der Yastilismus führte dazu, dass für das bis dahin frei verkäufliche Medikament Yastil die Verschreibungspflicht eingeführt wurde (Urban 1973). In den 60er Jahren kam es zu einer weiteren Welle des Missbrauchs von Psychostimulanzien, konkret von Dexphenmetrazin und vor allem von Phenmetrazin (Preludin); dieses Phänomen wurde als »Phenmetrasinismus« bezeichnet. In den Jahren 1959 – 1960 stieg der Verbrauch von Dexphenmetrazin und Phenmetrazin sprunghaft an (Urban 1973) und in den Jahren 1963–1965 machten die Phenmetrazin-Abhängigen ca. 40 % aller Patient_innen aus, die wegen des Konsums von Non-Alkoholic-Drugs in psychiatrischen Kliniken stationär behandelt wurden (Vondráček et al. 1968).

In der zweiten Hälfte der 70er Jahre des 20. Jahrhunderts trat in der damaligen sozialistischen Tschechoslowakei, vor allem auf dem Gebiet der heutigen Tschechischen Republik, der Konsum von Methamphetamin (Crystal Meth), das aus Ephedrin und aus ephedrinhaltigen Arzneimitteln selbst hergestellt wurde, in Erscheinung. In den 80er Jahren eroberte Crystal Meth (neben psychoaktiven

Arzneimitteln und hausgemachten Opiaten (»Braun«)[3] die wichtigste Stellung in der damaligen Drogenszene. Vor 1989 wurde Crystal Meth rein auf Ephedrinbasis oder auf der Basis von damals frei zugänglichen ephedrinhaltigen Arzneimitteln hergestellt (ein typisches Beispiel dafür waren die Hustentropfen Solutan®). Anfangs spielte wahrscheinlich der relativ leichte Zugang zu Ephedrin eine Rolle für Herstellung und Konsum von Crystal Meth. Reines Ephedrin wurde seit 1971 im Werk des Forschungsinstituts für Antibiotika und Biotransformationen (VUAB) in Roztoky bei Prag hergestellt. Von hier aus gelangte es auf illegalem Weg nach außen. Ende der 90er Jahre wurde das Institut zu einem der Hauptproduzenten von Ephedrin in der Welt. Nach einer Privatisierungsserie wurde im Werk die Herstellung von Ephedrin ab Ende der 90er Jahre zunächst gedrosselt und dann 2003-2004 vollständig eingestellt. Dass Ephedrin aus der Produktion auf den Schwarzmarkt gelangte, war bekannt. Offiziell wurde jedoch nur in Ausnahmefällen Anzeige erstattet und ermittelt, und das Gesamtvolumen an Ephedrin, das auf den Schwarzmarkt geschmuggelt wurde, ist nie festgestellt worden (Zábranský 2007; Mravčík et al. 2009a). Gegenwärtig ist es so, dass Crystal Meth in Tschechien vorwiegend in kleinen sog. Küchenlabors aus pseudoephedrinhaltigen Arzneimitteln hergestellt wird. Seitdem 2009 Maßnahmen zur Reduzierung der Ausgabe dieser Arzneimittel in Apotheken eingeführt wurden, werden diese Arzneimittel aus umliegenden Staaten, vor allem aus Polen, der Slowakei, aber auch aus Ungarn und der Türkei, eingeschmuggelt. In den letzten Jahren sind auch organisierte vietnamesische Gangs an der illegalen Crystal-Meth-Herstellung beteiligt. Parallel dazu hat sich das Produktionsvolumen der großen Drogenküchen außerordentlich erhöht, in denen in einem Zyklus bis zu mehreren Duzend Kilogramm Crystal Meth erzeugt werden können (Mravčík et al., 2016b).

Vor dem Sturz des kommunistischen Regimes entsprachen Konsum, Herstellung und Verteilung von Crystal Meth dem typischen Charakter der damaligen Zeit: Herstellung und Konsum erfolgten in kleinen geschlossenen Gruppen um den Hersteller (Koch), die sich vor Repressionen des kommunistischen Regimes versteckt hielten. Im Rahmen der Gruppe gab es unter den Mitgliedern eine Rollenteilung (Lieferanten von Ausgangsstoffen und Chemikalien, Lieferanten von Laborglas und -instrumenten, Köche), und das hergestellte Crystal Meth wurde von den Mitgliedern der Gruppe geteilt und konsumiert. Einen kommerziellen Crystal-Meth-Schwarzmarkt gab es nicht. Dieser entwickelte sich erst nach 1989 und verschmolz dann mit dem typischen Schwarzmarkt, auf dem auch mit anderen illegalen Drogen gehandelt wurde (Zábranský 2007; Kalina/Bém 1994; Hampl 1994; Miovský 2007). Unter den problematisch Konsumierenden wird Crystal Meth typischerweise intravenös angewendet (nachfolgend wird auch die englische Abkürzung »IDU« verwendet). Bis heute ist Crystal Meth die dominante illegale

[3] Ein aus Codeinpräparaten hergestelltes Opioid, das vorwiegend Hydrocodon enthält. Die Namensgebung ist auf die dunkelbraune Farbe des Endprodukts zurückzuführen.

psychostimulierende Droge und Hauptdroge unter den problematischen bzw. intravenös applizierenden Konsumenten in Tschechien. Ungefähr seit Beginn des neuen Jahrtausends hat sich Crystal Meth auch im Nachtleben und Partysetting verbreitet, wo das Schnupfen als Applikationsform überwiegt (Mravčík et al. 2005b).

Gegenwärtige Verbreitung und Konsummuster von Crystal Meth in der Tschechischen Republik

Der Crystal-Meth-Konsum in der allgemeinen Population ist von seinem Ausmaß her im Vergleich zum übrigen illegalen Drogenkonsum relativ gering. Angaben von 2015 zeigen, dass 4,4 % der erwachsenen Bevölkerung im Alter zwischen 15–64 Jahren und 7,3 % der jungen Erwachsenen im Alter zwischen 15–34 Jahren einmal im Leben Crystal Meth konsumiert haben. Dabei betrug die 12-Monats-Prävalenz 0,8 % bzw. 2,2 %, und die 30-Tages-Prävalenz war praktisch null. In weitaus höherem Maße werden Cannabisdrogen, Ecstasy oder halluzinogene Pilze konsumiert (Tabelle 1, folgende Seite).

Abbildung 1 stellt den langfristigen Trend der 12-Monats-Prävalenzrate des Crystal-Meth-Konsums in der Altersgruppe 15–34 Jahre dar. Bei der Beurteilung eventueller Veränderungen muss man sich jedoch vor Augen führen, dass der hier präsentierte Trend aus drei unterschiedlichen Studienreihen abgeleitet wurde, und zwar aus einer »Gesamtpopulationsstudie«, d.h. einer nationalen Studie zum Konsum von Suchtstoffen anhand einer repräsentativen Zufallsstichprobe der tschechischen Population, und aus 2 weiteren Omnibus-Quoten-Befragungen auf der Grundlage einer kleineren Bevölkerungsstichprobe.

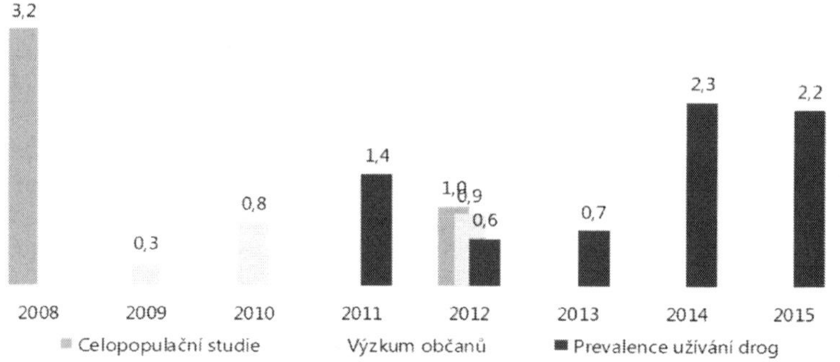

Quelle: Mravčík et al. 2016b

Abbildung 1: 12-Monats-Prävalenz des Crystal-Meth-Konsums in der Population junger Erwachsener (15–34 Jahre) – Vergleich von Studien von 2008–2015, in %

Droge	Altersgruppe 15–64 Jahre			Junge Erwachsene
	Männer (n=431)	Frauen (n=420)	Summe (n=851)	15–34 Jahre (n=320)
Lebenszeitprävalenz				
Beliebige illegale Drogen insgesamt	43,2	25,7	34,5	49,0
Cannabinoide	37,6	21,3	29,5	42,0
Ecstasy	8,4	4,1	6,3	12,1
Crystal Meth	5,9	2,9	4,4	7,3
Kokain	2,6	1,0	1,8	3,5
Heroin	1,4	0,2	0,8	1,3
LSD	4,0	2,1	3,1	5,7
Halluzinogene Pilze	7,3	3,6	5,4	9,2
Flüchtige Substanzen	3,1	0,0	1,5	1,3
Ketamin, Poppers oder GHB/GBL	1,6	0,2	0,9	1,0
Neue synthetische Drogen	1,4	0,0	0,7	1,3
Arzneimittel (Sedativa, Hypnotika, Opioidanalgetika)	36,1	37,5	36,8	30,1
Anabole Steroide	4,9	0,2	2,6	3,8
12-Monats-Prävalenz				
Beliebige illegale Drogen insgesamt	16,1	6,8	11,5	23,4
Cannabinoide	13,4	5,3	9,4	18,8
Ecstasy	1,6	1,0	1,3	3,5
Crystal Meth	0,7	1,0	0,8	2,2
Kokain	0,0	0,2	0,1	0,3
Heroin	0,2	0,0	0,1	0,0
LSD	0,0	0,2	0,1	0,3
Halluzinogene Pilze	0,7	1,4	1,1	2,2
Flüchtige Substanzen	0,5	0,0	0,2	0,6
Ketamin, Poppers oder GHB/GBL	0,5	0,0	0,2	0,6
Neue synthetische Drogen	0,2	0,0	0,1	0,3
Arzneimittel (Sedativa, Hypnotika, Opioidanalgetika)	17,3	21,9	19,5	17,2
Anabole Steroide	0,9	0,0	0,5	1,3
30-Tages-Prävalenz				
Beliebige illegale Drogen insgesamt	6,7	2,2	4,5	9,5
Cannabinoide	5,2	1,4	3,3	6,7
Ecstasy	0,0	0,2	0,1	0,3
Crystal Meth	0,0	0,2	0,1	0,0
Kokain	0,0	0,2	0,1	0,3
Heroin	0,0	0,0	0,0	0,0
LSD	0,0	0,0	0,0	0,0
Halluzinogene Pilze	0,2	0,0	0,1	0,3
Flüchtige Substanzen	0,2	0,0	0,1	0,3
Ketamin, Poppers oder GHB/GBL	0,2	0,0	0,1	0,3
Neue synthetische Drogen	0,0	0,0	0,0	0,0
Arzneimittel (Sedativa, Hypnotika, Opioidanalgetika)	5,1	7,5	6,3	4,7
Anabole Steroide	0,0	0,0	0,0	0,0

Quelle: Mravčík et al. 2016b

Tabelle 1: Ausmaß des Drogenkonsums in der allgemeinen Population – Studie zur Prävalenz des Drogenkonsums in der Population der Tschechischen Republik 2015, in %

Der Europäischen Schülerstudie zu Alkohol und anderen Drogen (ESPAD) zufolge, die anhand einer repräsentativen Stichprobe sechzehnjähriger Schüler_innen durchgeführt wurde, war der Höhepunkt des Crystal-Meth-Konsums unter sechzehnjährigen Jugendlichen in Tschechien im Jahre 1999 zu verzeichnen. Seitdem ist der Trend rückläufig. Die Lebenszeitprävalenz ist aktuell sehr gering und liegt bei etwa 1 % (Abbildung 2).

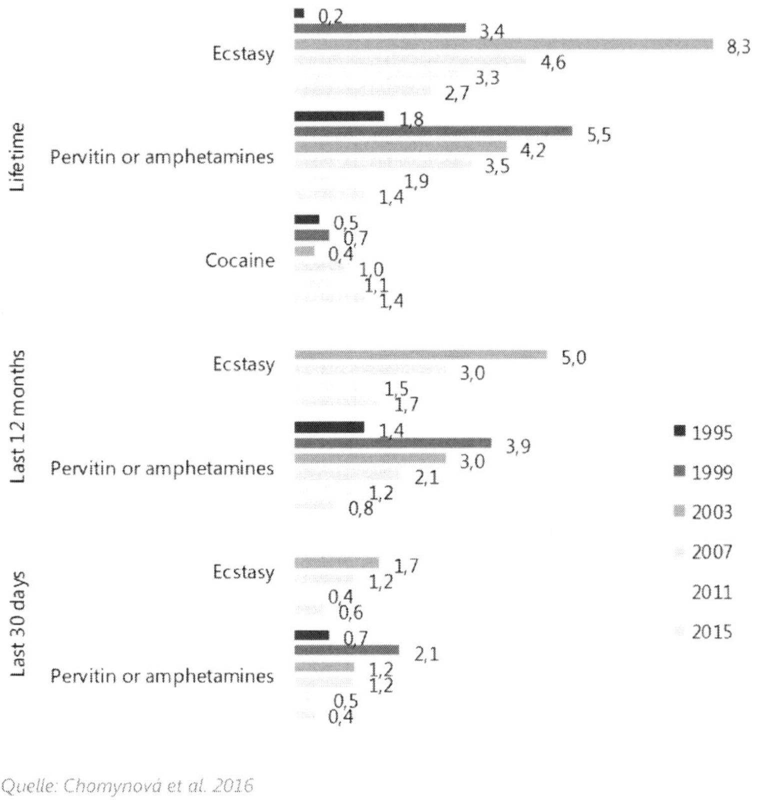

Abbildung 2: Entwicklung der Erfahrungen mit ausgewählten illegalen Drogen unter sechzehnjährigen Jugendlichen im Zeitraum 1995–2015 – ESPAD, in %

Es gibt jedoch Untergruppen der allgemeinen Population, die einen höheren Crystal-Meth-Konsum aufweisen. Typischerweise handelt es sich um Besucher_innen von Tanzpartys oder junge Erwachsene, die sich im Nachtleben-Milieu bewegen. Etwa ein Viertel der Besucher_innen von Tanzpartys im Alter zwischen 15-34 Jahren gibt an, in den letzten 12 Monaten Erfahrungen mit Crystal Meth gehabt zu haben. Eine zusammenfassende Darstellung der seit 2003 durchgeführten Studien geht aus Abbildung 3 hervor.

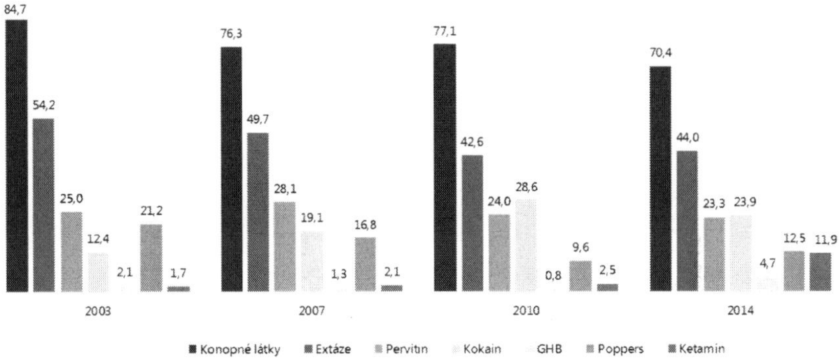

Quelle: Kubů et al. (2006, 2008, 2011), Běláčková et al. 2015

Abbildung 3: 12-Monats-Prävalenz des Konsums ausgewählter illegaler Drogen unter Anhängern der elektronischen Tanzmusik im Alter zwischen 15 und 34 Jahren im Zeitraum 2003–2014, in %

Eine weitere spezifische Gruppe, die ein höheres Maß an Erfahrungen mit dem Konsum von Suchtstoffen aufweist, sind Personen im Strafvollzug. Die Hauptdatenquelle stellt hier eine Umfrage unter Gefängnisinsass_innen dar, die ab 2010 jeweils im Zeitabstand von zwei Jahren an einer repräsentativen Zufallsstichprobe durchgeführt wurde. Aus den Ergebnissen der letzten Welle der Studie geht hervor, dass 41 % der Gefängnisinsass_innen vor Antritt des Strafvollzugs mindestens einmal im Leben Methamphetamin konsumiert haben, in den letzten 12 Monaten vor Antritt des Strafvollzugs waren es 33 % und in den letzten 30 Tagen vor Antritt des Strafvollzugs 25 % der Gefängnisinsass_innen. Während der Grad des Methamphetamin-Konsums in der allgemeinen Population sehr gering ist, lässt sich in der Bevölkerungsgruppe der Gefängnisinsass_innen eher ein steigender Trend feststellen (Tabelle 2).

Jahr	N	Lebenszeit-prävalenz	12-Monats-Prävalenz	30-Tages-Prävalenz
2010	1668	34,7	24,8	17,0
2012	1641	33,1	26,7	22,4
2014	1751	38,6	31,3	25,9
2016	1815	40,9	33,1	24,6

Tabelle 2: Prävalenz des Methamphetamin-Konsums unter Gefängnisinsassen vor Antritt des Strafvollzugs – Vergleich der Studien aus dem Zeitraum 2010–2016, in %

Im Zusammenhang mit dem problematischen Drogenkonsum[4] kommt in Tschechien aus der Gruppe der Amphetamine ausschließlich Methamphetamin (Crystal Meth) zum Einsatz. An Opioiden werden von problematisch Drogenkonsumierenden in Tschechien aktuell vor allem Buprenorphin vom Schwarzmarkt und in kleinerem Maße Heroin verwendet. Der Konsum anderer Opioide bzw. der Missbrauch von Opioidanalgetika wie Fentanyl, Morphin, Hydromorphon und Oxycodon, die unter problematischen Drogenkonsumenten die lokal am häufigsten verwendeten Opioide darstellen, nimmt zu. In den Sommermonaten kommt es immer wieder zum Konsum von Rohopium auf Mohnfeldern. Der problematische Konsum neuer synthetischer Drogen (vor allem von Cathionen, häufig als »Funky« bezeichnet) tritt seltener auf und hat aktuell eher einen rückläufigen Trend. Unter den problematischen Drogenkonsumenten ist Mischkonsum (polydrug use) durchaus üblich.

Drogenkonsumierende, die Crystal Meth als primäre Droge anwenden, bilden in Tschechien den größten Anteil der problematisch Drogenkonsumierenden (PDU).

[4] Als problematischer Drogengebrauch wurde vom Europäischen Beobachtungszentrum für Drogen und Drogenabhängigkeit (EMCDDA) ab Ende der 90er Jahre die injizierende Applikation von Drogen und/oder der langfristige und regelmäßige Gebrauch von Opioiden und/oder Stimulanzien vom Amphetamin-Typ und/oder Kokain/Crack definiert. Dabei wurde darauf verwiesen, dass der problematische Drogengebrauch Konsummuster und Drogentypen umfasst, durch die und deren Konsum dem Einzelnen und der Gesellschaft die größten Schäden zugefügt werden (European Monitoring Centre for Drugs and Drug Addiction 2009); nach einer Revision der Definition in den Jahren 2011–2013 wurde von der EMCDDA auch der problematische Gebrauch von Cannabis und eventuell anderer Drogen mit in die Definition aufgenommen (Thanki/Vicente 2013). In der Tschechischen Republik werden in den auf den problematischen Drogengebrauch bezogenen Schätzungen langfristig nur die Konsument_innen von Opioiden und Crystal Meth berücksichtigt (Mravčík et al. 2005a).

Schätzungen zufolge gab es 2015 in Tschechien 46,9 Tsd. problematische Konsument_innen illegaler Drogen (95% KI: 45,2–48,6 Tsd.), davon waren 34,2 Tsd. (33,6–34,8 Tsd.) Konsumenten von Crystal Meth und 12,7 Tsd. (12,3–13,2 Tsd.) Konsumierende von Opioiden. Unter den Opioid-Konsumierenden gab es 4,5 Tsd. (3,3–4,7 Tsd.) Konsumenten von Heroin, 7,1 Tsd. (6,8–7,3 Tsd.) Konsument_innen von Buprenorphin und 1,2 Tsd. (1,1–1,2 Tsd.) Konsumierende anderer Opioide. Die geschätzte Anzahl intravenös applizierender Konsument_innen (IDU) belief sich auf 43,9 Tsd. (43,0–44,8 Tsd.), das sind 94 % aller problematischen Drogenkonsumierenden. Langfristig betrachtet ist seit 2008 ein Anstieg der geschätzten PDU-Anzahl zu verzeichnen. Dieser ist auf den Anstieg der Anzahl der Crystal-Meth-Konsumierenden zurückzuführen. Diese Schätzungen wurden mit Hilfe multiplikativer Datenerhebungen aus Daten über Klient_innen niederschwelliger Einrichtungen ermittelt. Derartige Datenerhebungen werden in Tschechien jedes Jahr durchgeführt und gelten als Standardmethode (Mravčík et al. 2016b) (Tabelle 3).

	Problematisch Konsumierende insgesamt		**Konsumierende von Opioiden**					**Konsumierende von Crystal Meth**		**Injizierend Konsumierende**	
Jahr	Anzahl	auf 1.000 Personen 15–64 Jahre	Kons. von Heroin	Kons. von Buprenorphin	Kons. anderer Opioide*	Summe	auf 1.000 Personen 15–64 Jahre	Anzahl	auf 1.000Personen 15–64 Jahre	Anzahl	auf1.000 Personen 15–64 Jahre
2002	35 100	4,89	–	–	–	13 300	1,85	21 800	3,04	31 700	4,41
2003	29 000	4,02	–	–	–	10 200	1,41	18 800	2,61	27 800	3,86
2004	30 000	4,14	–	–	–	9 700	1,34	20 300	2,80	27 000	3,73
2005	31 800	4,37	–	–	–	11 300	1,55	20 500	2,82	29 800	4,10
2006	30 200	4,13	6 200	4 300	–	10 500	1,44	19 700	2,69	29 000	3,97
2007	30 900	4,20	5 750	4 250	–	10 000	1,36	20 900	2,84	29 500	4,01
2008	32 500	4,39	6 400	4 900	–	11 300	1,52	21 200	2,87	31 200	4,21
2009	37 400	5,04	7 100	5 100	–	12 100	1,63	25 300	3,40	35 300	4,75
2010	39 200	5,30	6 000	5 000	–	11 000	1,48	28 200	3,81	37 200	5,03
2011	40 200	5,51	4 700	4 600	–	9 300	1,27	30 900	4,24	38 600	5,29
2012	41 300	5,71	4 300	6 300	–	10 600	1,47	30 700	4,25	38 700	5,35
2013	45 200	6,32	3 500	7 200	–	10 700	1,50	34 500	4,82	44 400	6,22
2014	47 700	6,73	4 100	7 200	–	11 300	1,59	36 400	5,13	45 600	6,43
2015	46 900	6,68	4 500	7 100	1 150	12 700	1,81	34 200	4,87	43 900	6,25

Anm.: * Für 2015 gibt es eine neue Schätzung problematischer Konsumenten anderer Opioide als Heroin und Buprenorphin (Opium, Morphium, Fentanyl, Tramadol u. ä.), da sich die Struktur der Abschlussberichte der Projekte, die als Datenquellen dienen, geändert hat.
Quelle: Mravčík et al. (2016b)

Tabelle 3: Mittelwerte der Prävalenzschätzungen des problematischen Konsums von Crystal Meth und Opioiden, die unter Anwendung multiplikativer Datenerhebungen aus niederschwelligen Programmen im Zeitraum 2002–2015 festgestellt wurden

Die höchste relative Anzahl problematischer Drogenkonsument_innen wird traditionell in Prag und im Bezirk Ústí nad Labem geschätzt, d.h. in Regionen, in denen es zugleich auch ein hohes Aufkommen an problematischen Opioid-Konsument_innen gibt. Eine überdurchschnittlich hohe PDU-Prävalenz, umgerechnet auf die Einwohner_innenzahl, gab es 2015 auch in den Bezirken Karlovy Vary, Liberec und Südböhmen (Mravčík et al. 2016b) (Karte 1 und Karte 2).

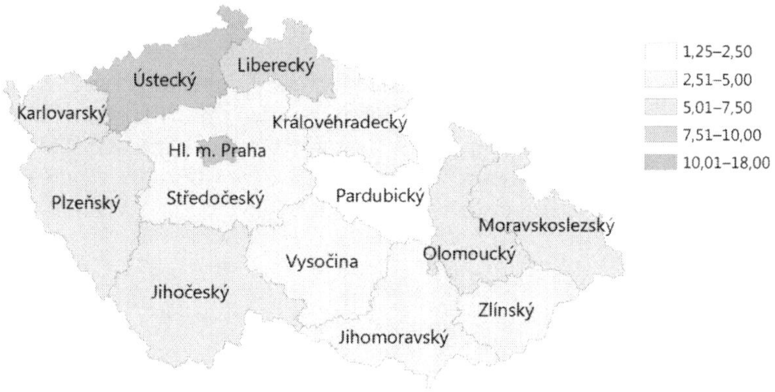

Quelle: Mravčík et al. (2016b)

Karte 1: Geschätzte Anzahl problematischer Drogenkonsumenten auf 1.000 Einwohner im Alter zwischen 15 und 64 Jahren 2015 in Tschechien, aufgeteilt nach Bezirken – Mittelwerte

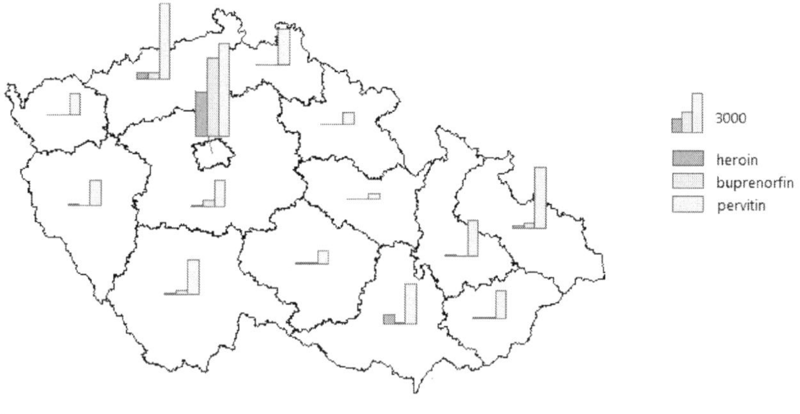

Quelle: Mravčík et al. (2016b)

Karte 2: Geschätzte Anzahl problematischer Drogenkonsumenten 2015, aufgeteilt nach Drogen und Bezirken

Im Hinblick auf die demografische Verteilung kann festgestellt werden, dass Frauen langfristig etwa 30 % der Population problematischer Drogenkonsument_innen ausmachen. Das Durchschnittsalter lag 2015 bei etwa 34 Jahren (die Frauen sind im Durchschnitt um 3 Jahre jünger). Das Durchschnittsalter problematischer Drogenkonsument_innen ist in den letzten Jahren in Tschechien im Ansteigen begriffen. Die meisten problematischen Drogenkonsument_innen haben einen Grund- oder Mittelschulabschluss. Hinsichtlich ihrer sozialen Situation überwiegen unbeständiger Wohnort oder Obdachlosigkeit. Ein Viertel von ihnen gibt illegale Einkommensquellen an (Nationale Beobachtungstelle für Drogen und Drogensucht 2016, Mravčík et al. 2016b). Die dominierende Konsumform von Crystal Meth und Opiaten ist die injizierende Applikation. Unter den in Hilfeprogrammen erfassten Klienten bewegt sich der Anteil der injizierenden Applizierenden zwischen 60 % in psychiatrischen Ambulanzen und 95 % in niederschwelligen Programmen (Füleová et al. 2015, Studničková/Petrášová 2012, Mravčík et al. 2011a, Mravčík et al. 2016b).

Gesundheitliche und soziale Auswirkungen des Methamphetamin-Konsums

Psychiatrische Komorbidität

Der langfristige Konsum zentraler Stimulanzien vom Amphetamin-Typ führt bei den Konsument_innen zu Störungen der kognitiven Funktionen und stereotypen Verhaltensweisen wie Hyperaktivität, repetitives Verhalten, stereotype motorische Reaktionen (z. B. Zähneknirschen). Es treten Persönlichkeitsstörungen und Stimmungsstörungen wie z. B. Gereiztheit, Unruhe, Argwohn, Ängstlichkeit, Depression, Depersonalisation, Lethargie und die für zentrale Stimulanzien charakteristische (toxische) Psychose auf (Best et al. 2003).

Mit der psychiatrischen Komorbidität bei Methamphetamin-Konsument_innen haben sich Orlíková und Csémy (2016) in ihrer jüngsten Übersichtsarbeit beschäftigt. Sie zählen zu den komorbiden psychiatrischen Störungen, die bei problematischen Methamphetamin-Konsument_innen festgestellt wurden, vor allem depressive Störungen und Angststörungen, Persönlichkeitsstörungen, psychotische Störungen, ADHS und in geringerem Maße auch Essstörungen. Einige der Störungen sind primärer Art, d.h. nicht durch den problematischen Drogenkonsum hervorgerufen (vor allem Angststörungen und depressive Störungen). Bei Psychosen wird von den Autoren ein primäres Auftreten von ca. 20 % angegeben. Einige andere psychiatrische Störungen sind jedoch auf den Konsum von Methamphetamin zurückzuführen (vor allem psychotische Zustände, zum Teil auch Depressionen). Der Konsum von Methamphetamin führt ebenfalls zu schwerwiegenden neurokognitiven Beeinträchtigungen (Aufmerksamkeits-, Gedächtnis- und Lerndefizite, Störung der Kontroll-, Plan- und Entscheidungsfähigkeit).

Eine Methamphetamin-bedingte psychotische Störung ähnelt einem akuten schizophrenen Schub mit paranoid-halluzinatorischer Symptomatik. Sie beginnt schleichend, mit sensitivem Beziehungswahn und Verlust des Bezugs zur Realität. Charakteristische Merkmale sind Störungen der Sinneswahrnehmungen in Form von lebendigen Halluzinationen, typisch sind akustische Halluzinationen oder Halluzinationen auf mehr als einem Sinnesgebiet, Verwechseln von Personen, Wahnvorstellungen, Beziehungswahn, psychomotorische Störungen, abnormale und unangemessene Emotionen. Auf die Ätiologie solcher Psychosen nehmen – neben genetischen Faktoren und einer prämorbiden Persönlichkeit – auch neurotoxische und neuropathophysiologische Wirkungen von Drogen Einfluss. Unter den Methamphetamin-Konsumierenden treten Psychosen etwa elfmal häufiger auf als in der allgemeinen Population. Die meisten Symptome einer Methamphetamin-induzierten Psychose klingen innerhalb von einer Woche ab. Bei 40 % der Personen können sie jedoch auch über mehrere Monate andauern. Die Störung ist mit Antipsychotika gut behandelbar. Bedingung für eine erfolgreiche Rekonvaleszenz ist jedoch Abstinenz und Vermeidung von Stress (Hosák u. a., 2009, Palkovič u. a., 2011, Minařík, 2003).

2006 wurde in Tschechien unter den im Zeitraum von 2001 bis 2005 stationär behandelten Drogenkonsumenten eine Analyse der Komorbidität vorgenommen (Mravčík et al. 2006, Mravčík et al. 2009a). Dabei wurden alle Patienten einbezogen, die in diesem Zeitraum mit der Diagnose einer drogeninduzierten Störung als Haupt- oder Nebendiagnose stationär behandelt wurden (d.h. mit Diagnose nach ICD 10 F11 – F19 ohne F17). Bei den Konsumenten anderer Stimulanzien (Dg. F15) bzw. von Crystal Meth, gehörten, abgesehen von den Suchterkrankungen, zu den drei weiteren am häufigsten auftretenden diagnostischen Gruppen psychische und Verhaltensstörungen (Dg. F00–F99 ohne Dg. F10–F19). Diese wurden bei 30,2 % der Crystal Meth konsumierenden Patienten festgestellt. Des Weiteren trat bei 29,2 % der Patienten die Diagnose Verletzungen, Vergiftungen und bestimmte andere Folgen äußerer Ursachen (Dg. S00–T98) auf. Bei 19,8 % der stationär behandelten Crystal-Meth-Konsumenten wurden bestimmte infektiöse und parasitäre Krankheiten (Dg. A00–B99) diagnostiziert. Im Vergleich zu den Konsumenten von Opioiden (Dg. F11) war bei den Crystal-Meth-Konsumierenden das Auftreten äußerer Erkrankungsursachen etwa auf dem gleichen Niveau und das Auftreten infektiöser Krankheiten niedriger. Dem gegenüber lag jedoch das Auftreten psychischer Störungen höher als bei Heroin-Konsumenten. Bei den Konsumenten von Stimulanzien kamen die häufigsten psychiatrischen Diagnosen aus der Gruppe der Persönlichkeits- und Verhaltensstörungen (14,4 %). Im Vergleich zu den Konsumenten anderer

Drogengruppen wurde unter den Crystal-Meth-Konsumenten ebenfalls ein hohes Vorkommen psychotischer Störungen (d.h. Dg. F1X.5 - psychotische Störung durch Substanzgebrauch und F1X.7 - Restzustand und verzögert auftretende psychotische Störung) nachgewiesen (Tabelle 4).

Diagnose (Drogentyp)	Psychotische Störung		Residuale psychotische Störung		Toxische Psychosen insgesamt		Summe der Personen
	Anzahl	%	Anzahl	%	Anzahl	%	
F11 (Opiate)	99	1,7	27	0,5	126	2,2	5 723
F12 (Cannabinoide)	160	8,9	27	1,5	187	10,4	1 800
F13 (Sedativa/Hypnotika)	35	1,4	16	0,6	51	2,0	2 545
F14 (Kokain)	14	6,2	2	0,9	16	7,0	227
F15 (Stimulanzien)	565	12,1	67	1,4	632	13,5	4 688
F16 (Halluzinogene)	35	8,0	11	2,5	46	10,5	438
F17 (flüchtige Substanzen)	43	5,7	17	2,2	60	7,9	756
F19 (multipler Substanzgebrauch)	691	8,6	166	2,1	857	10,6	8 075
Summe	**1 163**	**5,9**	**235**	**1,2**	**1 398**	**7,1**	**19 795**

Quelle: Mravčík u. a. (2009a)

Tabelle 4: Auftreten toxischer Psychosen bei Patienten, die im Zeitraum 2001–2005 wegen drogeninduzierten Störungen stationär behandelt wurden, nach Drogen

Somatische Komorbidität

HIV/AIDS und Hepatitis C

2015 wurden in Tschechien drei HIV-positive Personen neu diagnostiziert, bei denen die Infektion mit hoher Wahrscheinlichkeit durch injizierende Drogenapplikation erfolgt ist. Langfristig gesehen ist die Lage also sehr positiv (Tabelle 5) Die HIV-Seroprävalenz unter den injizierenden Drogenkonsumenten ist in Tschechien weiterhin sehr gering und liegt in allen zugänglichen Beobachtungs- und Meldesystemen praktisch unter 1 %. Die Anzahl der neu gemeldeten Fälle von Hepatitis C (HCV) bei injizierend Konsumierenden belief sich in den letzten drei Jahren auf etwa 560 jährlich. Injizierend Konsumierende machen langfristig mehr als die Hälfte aller neu gemeldeten HCV-Fälle aus. Die HCV-Prävalenz liegt bei IDUs ca. zwischen 15 und 50 %, je nach den Charakteristiken der untersuchten Gruppen (Mravčík et al. 2016b).

Art der Übertragung	1985–2005	2006	2007	2008	2009	2010	2011	2012	2013	2014	2015	Summe
IDU	37	5	12	8	4	4	7	5	6	9	3	**100**
Männer	30	4	5	7	4	3	7	2	4	4	3	**73**
Frauen	7	1	7	1	0	1	0	3	2	5	0	**27**
MSM/IDU	13	2	5	4	3	3	5	5	4	6	6	**56**
andere mit IDU in der Anamnese	29	2	5	2	3	5	3	2	3	6	6	**66**
Andere ohne IDU in der Anamnese	747	82	99	134	146	168	138	200	222	211	251	**2 398**
Summe	**826**	**91**	**121**	**148**	**156**	**180**	**153**	**212**	**235**	**232**	**266**	**2 620**

Quelle: Staatliches Gesundheitsinstitut Prag (2016)

Tabelle 5: Anzahl neu festgestellter Fälle von HIV in Tschechien bis 2015, nach Art der Übertragung

Es scheint, dass zwischen den Konsumierenden von Crystal Meth und Opioiden hinsichtlich der Ansteckungsgefahr mit dem Hepatitis-C-Virus kein Unterschied besteht. In einer 2002-2003 unter Klienten von Kontaktzentren durchgeführten nationalen Studie zur HCV-Seroprävalenz wurde unter injizierenden Konsumierenden eine HCV-Seroprävalenz von 35 % festgestellt (95 % KI: 31,6 – 38,3). Unter Berücksichtigung von Alter, Dauer der injizierenden Konsumform, Region, lokaler Situation bezüglich des Auftretens von HCV, Tätowierungen und gemeinsamer Benutzung von Nadeln wurde im Auftreten des HCV bei Konsumenten von Crystal Meth und Heroin kein statistisch bedeutsamer Unterschied festgestellt (Zábranský et al. 2006, Mravčík et al. 2009b).

Andere somatische Komorbidität

Mit der somatischen Komorbidität bei PDUs hat sich eine Studie beschäftigt, die Ende 2013 unter den Klienten von vier niederschwelligen Programmen für Drogenkonsument_innen in Prag durchgeführt wurde (Mravčík/Nečas 2014, Mravčík et al. 2016a). Diese Studie bestand aus drei Teilen: Face-to-face-Befragung (F2F), Untersuchung eines Teils der Befragten durch einen praktischen Arzt, und zwei Fokusgruppen. An der F2F-Befragung nahmen 240 PDUs teil. Von diesen gaben 198 Personen (82,5 %) den Gebrauch von Crystal Meth, 101 (42,1 %) die injizierende Anwendung von Buprenorphin und 44 (18,3 %) den Konsum von Heroin an. 46 Personen (19,2 %) gaben den Konsum von Marihuana an, 7 Personen davon als primäre Droge. Die Verwendung anderer Drogen wurde von weniger als 5 % der Befragten angegeben.

37,2 % der Konsument_innen gaben an, im letzten Monat Symptome von Muskel- und Knochenerkrankungen festgestellt zu haben (vor allem Gelenk- und Gliedersteifheit und -schmerzen). Allgemeine gesundheitliche Probleme (Müdigkeit, Gewichtsverlust, Schlafprobleme, Zahnprobleme) wurden von 36,8 % der Befragten eingeräumt. 34,6 % der Frauen führten gynäkologische Beschwerden an (vor allem unregelmäßiger Menstruationszyklus). 12–30 % der PDUs gaben an, aktuell auch Symptome neurologischer Art sowie Symptome von Herz-Kreislauf- und Atemwegserkrankungen, Verdauungserkrankungen, Geschlechtskrankheiten, Ausscheidungserkrankungen und Probleme in Verbindung mit der injizierenden Drogenanwendung zu haben. Im Vergleich zu den Konsument_innen von Crystal Meth oder anderen Drogen war dabei bei den Konsumierenden von Heroin ein deutlich höheres Vorkommen (fast) aller Probleme festzustellen.

Die häufigsten Diagnosen, die die Befragten im Laufe ihres Lebens vom Arzt mitgeteilt bekamen, waren – neben Hepatitis C – Zahnschäden (54,6 %), Abszesse an der Einstichstelle (39,6 %), Lungenentzündung (33,8 %), HBV (29,6 %), Abszesse an anderen Körperstellen (16,7 %), Nierenentzündung (13,3 %) und Leberzirrhose (10,0 %).

Es wurden 40 PUDs (30 Männer, 10 Frauen) ärztlich untersucht. Von ihnen wendeten 32 (86,5 %) Methamphetamin (Crystal Meth), 2 (5,4 %) Heroin und 11 (29,7 %) Buprenorphin, das sie sich am Schwarzmarkt beschafften, an. Einen multiplen Drogengebrauch gaben 9 Personen an (22,5 %), wobei es sich in den meisten Fällen um die Kombination von Methamphetamin und Buprenorphin handelte. Die meisten untersuchten Personen waren Raucher_innen. Der Gesundheitszustand von 35 Personen wurde vom Arzt als gut oder zufriedenstellend befunden. Der Gesundheitszustand der restlichen 5 Personen (12,5 %) war unbefriedigend. Das höchste Auftreten pathologischer Befunde wurde hinsichtlich des Zustandes des Gebisses (36 Personen, d. h. 90,0 %) und der Haut (15,0 %) festgestellt. Bei den Zahnschäden handelte es sich in den meisten Fällen um Karies. Bei den Hautproblemen waren es vor allem trophische Veränderungen an den Unterschenkeln, Unterschenkelgeschwüre und Infektionen an der Einstichstelle. Bei 2 von 10 Frauen wurde ein pathologischer gynäkologischer Befund festgestellt. Die häufigste Diagnose lautete (chronische) Hepatitis C, Zustand nach Hepatitis A (HAV) und Hepatitis B (HBV), chronische Zahnkaries, inkomplettes Gebiss, Schwellungen an den Unterschenkeln und trophische Veränderungen an den Unterschenkeln nach Thrombophlebitis, eiternde Hautdefekte und gastroduodenale Ulzera. Alle untersuchten Personen wurden vom Arzt zu weiteren Untersuchungen oder zur Weiterbehandlung an andere Fachärzte überwiesen, in den meisten Fällen an die Stomatologie, aber auch an die Hepatologie, Gastroenterologie und innere Medizin oder Allgemeinmedizin.

Aufgrund einer ganzen Reihe spezifischer Faktoren und Bedürfnisse im Zusammenhang mit dem Drogenkonsum, die die Erreichbarkeit der Behandlung erschweren, ist die Teilnahme an der Behandlung bei dieser Gruppe – realistisch gesehen – jedoch gering.

Drogentod und Mortalität

Daten zu Todesfällen, die aus dem Drogenkonsum unmittelbar resultieren (tödliche Überdosierung), können aus zwei Quellen bezogen werden: zum einen aus dem allgemeinen Mortalitätsregister und zum anderen aus dem Nationalen Register der in den Abteilungen für Gerichtsmedizin durchgeführten Obduktionen und toxikologischen Untersuchungen (NRPATV), in dem auch toxikologische Informationen zu finden sind (Mravčík et al. 2016b).

2015 waren im allgemeinen Mortalitätsregister 57 Todesfälle infolge Überdosierung mit illegalen Drogen und flüchtigen Substanzen erfasst (2014 waren es 48 Fälle), davon waren 27 Fälle Überdosierungen mit Opioiden (2014 waren es 14 Fälle), 16 Fälle Überdosierungen mit Stimulanzien, außer Kokain, wahrscheinlich überwiegend mit Crystal Meth (2014 waren es 10 Fälle), 4 Fälle Überdosierungen mit flüchtigen Stoffen (2014 waren es 13 Fälle) und 10 Fälle von Überdosierungen mit nicht näher bestimmten Substanzen (2014 waren es 11 Fälle).

In dem Register NRPATV wurden 44 Todesfälle infolge Überdosierung mit illegalen Drogen und flüchtigen Substanzen identifiziert. Von den 44 Todesfällen, die direkt auf den Drogenkonsum zurückzuführen waren, wurden 20 Fälle durch Opioide, 15 durch Crystal Meth, 7 durch flüchtige Substanzen und 1 durch Kokain verursacht (Abbildung 4).

2015 wurden im Register NRPATV 99 Todesfälle erfasst, die unter Drogeneinfluss, jedoch aus anderen Ursachen als Überdosierung, eingetreten sind. Bei den meisten dieser Todesfälle war – ebenso wie in der Vergangenheit – Todesursache Unfall oder Selbstmord. Was die illegalen Drogen angeht, so sind die meisten Todesfälle unter dem Einfluss von Crystal Meth (27) und Cannabinoiden (13) entstanden. Abbildung 5 zeigt den langfristigen Trend.

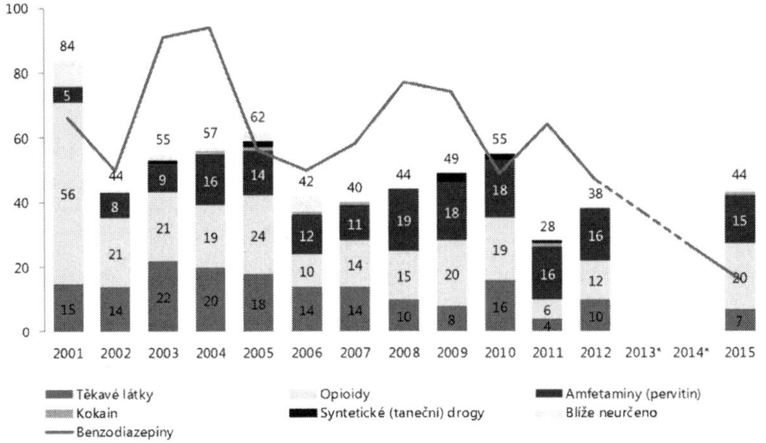

Anm.: * Die Daten für die Jahre 2013 und 2014 stehen nicht zur Verfügung. 2015 wurde das bis dahin geltende Informationssystem des Spezialregisters für Drogentodesfälle in das Nationale Register der in den Abteilungen für Gerichtsmedizin durchgeführten Obduktionen und toxikologischen Untersuchungen transformiert.

Quelle: Institut für Informationen und Statistiken des Gesundheitswesens (2016)

Abbildung 4: Tödliche Überdosierung mit Benzodiazepin, illegalen Drogen und flüchtigen Substanzen im Zeitraum 2001–2015

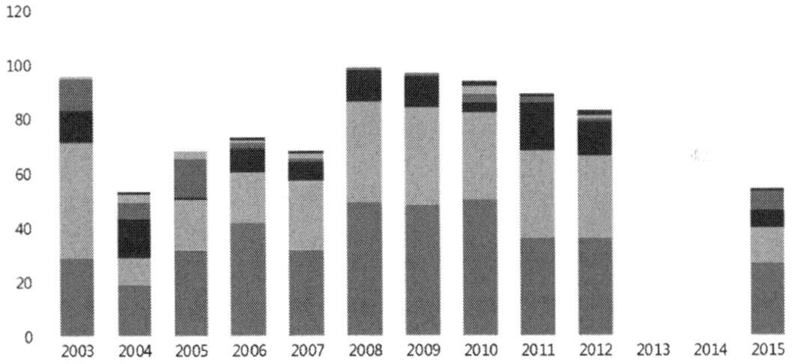

	2003	2004	2005	2006	2007	2008	2009	2010	2011	2012	2013	2014	2015
Kokain	0	1	0	1	1	0	0	2	1	2	-	-	1
MDMA	1	3	3	1	2	0	0	3	0	1	-	-	0
Těkavé látky	12	6	14	2	1	1	1	3	2	1	-	-	7
Opioidy	12	14	1	9	7	12	12	4	18	13	-	-	6
THC	42	10	18	18	25	37	36	32	32	30	-	-	13
Pervitin	29	19	32	42	32	49	48	50	36	36	-	-	27

Anm.: 2015 wurde das bis dahin geltende Informationssystem des Spezialregisters für Drogentodesfälle in das Nationale Register der in den Abteilungen für Gerichtsmedizin durchgeführten Obduktionen und toxikologischen Untersuchungen transformiert. Die Daten für die Jahre 2013 und 2014 stehen nicht zur Verfügung.

Quelle: Institut für Informationen und Statistiken des Gesundheitswesens (2016)

Abbildung 5 : Todesfälle unter Drogeneinfluss, die in Tschechien im Zeitraum 2003–2015 in den Abteilungen der Gerichtsmedizin festgestellt wurden

Im Zeitraum zwischen 2005 und 2010 wurden in Tschechien mehrere retrospektive Kohortenstudien zur Mortalität problematischer Drogenkonsumenten durchgeführt. In den Studien anhand einer Stichprobe von Personen, die in den Jahren 1997 bis 2002 wegen drogenbedingter Störungen stationär behandelt waren, lag die Sterblichkeit der Konsumenten von Stimulanzien (vor allem von Crystal Meth) annähernd zweimal niedriger als bei Konsumenten von Heroin (4,9 Fälle auf 1000 Personen im Beobachtungszeitraum vs. 8,6 Fälle) (Lejčková/Mravčík 2007, 2009).

2008 wurde eine Studie an einer Kohorte von Personen, die in den Jahren 1997 bis 2007 wegen drogenbedingter Störungen in stationären Behandlung waren, und Personen, die sich in substitutionsgestützter Behandlung der Opiatabhängigkeit befunden haben, durchgeführt. Die Gesamtsterblichkeit der Konsument_innen von Stimulanzien (Crystal Meth) belief sich auf 4,8 Fälle auf 1000 Personen pro Jahr. Bei den Konsumierenden von Opiaten lag die Rate bei 7,1 Fällen (Zábranský u. a., 2010). In der dritten prospektiven Studie wurden nur Todesfälle von Männern betrachtet. Hier lag die Sterberate bei Crystal-Meth-Konsumierenden bei 3,5 Todesfällen auf 1000 Personen pro Jahr und bei Opiate-Konsumierenden bei 7,2 (Zábranský et al. 2011).

Anhand des standardisierten Sterblichkeitsindex (SMR) als Kennziffer zum Vergleich der Sterblichkeit in der Gruppe der Drogenkonsumenten mit der Sterblichkeit von Personen gleichen Geschlechts und Alters in der Standardpopulation wurde in allen Studien durchgehend gezeigt, dass das Todesrisiko für Crystal-Meth-Konsumenten ungefähr um das Vier- bis Achtfache, und bei Heroin-Konsumenten sogar um das Neun- bis Vierzehnfache höher ist, als das Todesrisiko von Personen des gleichen Geschlechts und Alters in der Standardpopulation. Die Konsumenten von Crystal Meth und Heroin weisen jedoch eine unterschiedliche Mortalitätsstruktur auf: Unter den Konsumierenden von Crystal Meth ist der Anteil der Todesfälle aufgrund äußerer Ursachen, vor allem durch Unfälle oder Selbstmord, höher (Zábranský et al. 2010) (Tabelle 6).

Todesursache	**Stimulanzien (%)**	**Opioide (%)**
HBV	0,0	0,3
HCV	0,5	0,7
HIV/AIDS	0,0	0,0
Tuberkulose	0,0	0,0
Septikämie/Virämie	0,0	0,0
Endokarditis	0,5	2,4
Erkrankungen der Leber und Leberkarzinom	2,0	3,0
Andere Krankheiten	15,8	24,6
Krankheiten insgesamt	**18,8**	**31,0**
Selbstmorde	37,6	16,2
Verkehrsunfälle	13,4	3,0
Andere Unfälle	18,8	34,0
Überfall	1,0	2,0
Andere äußere Ursachen	10,4	13,8
Äußere Ursachen insgesamt	**81,2**	**69,0**
Summe	**100,0**	**100,0**

Quelle: Zábranský et al. 2010

Tabelle 6: Todesursachen bei Konsumenten von Crystal Meth und Opioiden, die in den Jahren zwischen 1997 und 2007 in stationärer Behandlung waren oder sich in Substitutionsbehandlung der Opiatabhängigkeit befanden, in %

Schadensminimierung und therapeutische Intervention

Auf der Grundlage aktueller Informationen aus verschiedenen Quellen wird geschätzt, dass in Tschechien gegenwärtig 250–270 spezialisierte addiktologische Einrichtungen betrieben werden, davon 55–60 niederschwellige Kontaktzentren, 90–100 ambulante Therapieprogramme, 25–30 Programme der stationären kurativen Gesundheitsversorgung, 15–20 therapeutische Gemeinschaften, 5 spezialisierte Einrichtungen des Suchthilfesystems, 6 Einrichtungen des Sonderschulwesens und 35–45 ambulante Nachsorgeprogramme (von diesen ca. 20 mit betreuten Wohngruppen mit einer Gesamtkapazität von ca. 200 Plätzen). Dazu kommen noch etwa 50 Programme der aufsuchenden

Sozialarbeit und über 80 zertifizierte Präventionsprogramme. In 11 von 35 Strafvollzugsanstalten werden Suchttherapien angeboten, in 7 Gefängnissen gibt es die Möglichkeit der Substitutionsbehandlung (Mravčík et al. 2016b).

Die Behandlung von Crystal-Meth-Konsumierenden ist in das allgemeine Drogenhilfesystem integriert. Es werden – bis auf Ausnahmen – keine Programme angeboten, die ausschließlich für Konsumierende von Crystal Meth bestimmt wären. Die Behandlung von Crystal-Meth-Konsumierende erfolgt weder in separaten Abläufen noch separaten Programmen. Unterschiede bestehen allerdings in der Therapie, hier insbesondere in der Pharmakotherapie. Diese sind zurückzuführen auf den speziellen Entwöhnungs- und Entgiftungsverlauf, auf das spezielle Auftreten psychischer Komplikationen und vor allem auf die Entwicklung der psychotischen Symptomatologie und Psychosen. Das im Rahmen der stationären Behandlung vorherrschende Prinzip sind dynamische Gruppenpsychotherapien unter Anwendung von Elementen der kognitiven Verhaltenstherapie. Grundbedingung bei der stationären Behandlung ist die Einhaltung des Behandlungsplanes und ein an die Einhaltung bzw. die Nichteinhaltung gebundenes Belohnungs- und Sanktionssystem.

Eine spezielle Form der Intervention, die in den letzten Jahren gezielt für Crystal Meth injizierend Konsumierende angewendet wird, sind Programme zur Verteilung von Gelatinekapseln. Dabei handelt es sich um die peroral zu applizierende Alternative zur injizierenden Crystal Meth-Anwendung, mit der erreicht werden soll, dass die gesamte Dosis Crystal Meth auf einmal eingenommen und der gesamte Bolus im Magen freigesetzt wird, wodurch sich die eintretende Drogenwirkung in Stärke und Intensität erhöht. Inspiriert wurde die Verteilung von Kapseln durch das sog. Parachuting, d.h. den Konsum von in Papier oder anderes Material verpackten Drogendosen. 2009 wurde zur Problematik der Gelatinekapseln eine Studie gemacht, in deren Rahmen eine on-line-Befragung in 52 niederschwelligen Programmen, eine Fokusgruppe mit Vertretern von Einrichtungen und ein Gruppengespräch mit Klienten eines Streetwork-Programms durchgeführt wurden. Dabei hat sich gezeigt, dass Gelatinekapseln sowohl das Potenzial haben, die Intensität der injizierenden Anwendung zu reduzieren oder diese bei entsprechend motivierten injizierend Konsumierenden oder bei Konsumierenden mit geschädigtem Adersystem sogar ganz abzustellen, als auch ermöglichen, ansonsten schwer erreichbare oder verdeckte Crystal-Meth-Konsumenten zu kontaktieren (Mravčík et al. 2011b). Die Verteilung von Gelatinekapseln hat sich nach und nach zu einem Standardbestandteil des Angebots niederschwelliger Hilfsprogramme für Drogenkonsumenten in Tschechien entwickelt. Im Rahmen der Zählung Suchhilfedienste 2014 wurde die Verteilung von Gelatinekapseln von insgesamt 84 (66 %) von 128 niederschwelligen Einrichtungen angegeben. Jährlich werden ca. 200 Tsd. Kapseln verteilt (Mravčík et al. 2016b).

Des Weiteren bestehen vereinzelt langfristige Erfahrungen mit der Substitutionsbehandlung von Crystal-Meth-Abhängigen mit Hilfe verschiedener Psychostimulanzien wie Phenmetrazin, Dexphenmetrazin (in Tschechien sind sie nicht mehr auf dem Markt), Phentermin, gegenwärtig vor allem jedoch mit Methylphenidat (Ritalin®). Hampl (2004) publizierte die erste Arbeit über die von ihm seit 1995 angewendete perorale Crystal-Meth-Substitution durch Methylphenidat. Auf der Grundlage der Ergebnisse der Studie definierte er Regeln für eine sichere Therapie, nämlich: richtige Indikation, Einwilligungserklärung nach erfolgter Aufklärung, niedrige Dosierung von 10–20 mg pro Tag, komplexe Behandlung einschließlich Psychotherapie, Kontrolle der Behandlung, Bedingungen für die Beendigung der Behandlung und Nachsorge. In der Arbeit wird im Fazit festgestellt, dass bei der Einnahme von Arzneimitteln mit stimulierender Wirkung Abstinenz erreicht werden kann, die auch nach Abschluss der Behandlung anhält.

Von Minařík et al. (2015) wurden die Ergebnisse einer Studie veröffentlicht, die sich mit den Erfahrungen von 24 injizierenden Crystal-Meth-Konsumierende, die von 2007 bis 2013 im Zentrum für ambulante und substitutionsgestützte Therapie in Prag in Behandlung waren, mit der Substitutionsbehandlung mit Methylphenidat beschäftigt hat. Die durchschnittliche Behandlungsdauer betrug 8 Monate (<1–31). Bei 10 Personen führte die Behandlung zur vollständigen Abstinenz. Regelmäßige Crystal-Meth-Konsument_innen, Frauen und solche Patient_innen, deren psychiatrische Komorbidität gut auf die Behandlung ansprach, wiesen eine höhere Adhärenz (Verweildauer in der Therapie länger als 1 Monat und Crystal-Meth-Abstinenz) sowie eine größere Wahrscheinlichkeit der Verbesserung ihres Gesundheitszustandes auf. Außer einem Fall von Alkoholvergiftung wurden keine unerwünschten Auswirkungen gemeldet. Es hat sich erwiesen, dass die ersten 4 Wochen der Behandlung besonders kritisch sind, und dass die Behandlung von Crystal-Meth-Konsument_innen mit zentralen Stimulanzien eine Präzisierung der Indikationskriterien in Bezug auf intensivere Konsument_innen mit höherer Komorbidität erfordert.

Crystal-Meth-Angebot und Drogenkriminalität in der Tschechischen Republik

Ein kurzer Abriss der Geschichte von Herstellung und Vertrieb von Crystal Meth in Tschechien befindet sich im ersten Teil dieser Abhandlung.

Zur gegenwärtigen Situation hinsichtlich der Herstellung und Verteilung von Crystal Meth ist festzustellen, dass die Herstellung vorwiegend in kleinen hauseigenen Drogenküchen erfolgt, und die Verteilung direkt von hier aus anschließt

(Bild 1). 2015 wurden in Tschechien 263 Drogenküchen entdeckt. Das waren um 9 weniger als im Vorjahr. Die Menge der sichergestellten Substanzen war jedoch mehr als doppelt so groß und stellte damit die größte in einem Jahr sichergestellte Menge an Crystal Meth in Tschechien überhaupt dar. Zur Einrichtung von Drogenküchen werden vor allem Einfamilienhäuser oder Lagerräume vorübergehend angemietet, wobei nach mehreren Herstellungszyklen die Produktion an einen anderen Ort verlagert wird. 2015 wurden auch diverse Produktionsverlagerungen nach Polen festgestellt, die vorgenommen wurden, um das Risiko der Entdeckung der Drogenküchen zu eliminieren (Nationale Anti-Drogen-Zentrale der Kriminalpolizei und des Ermittlungsdienstes (SKPV) der Polizei der Tschechischen Republik 2016b).

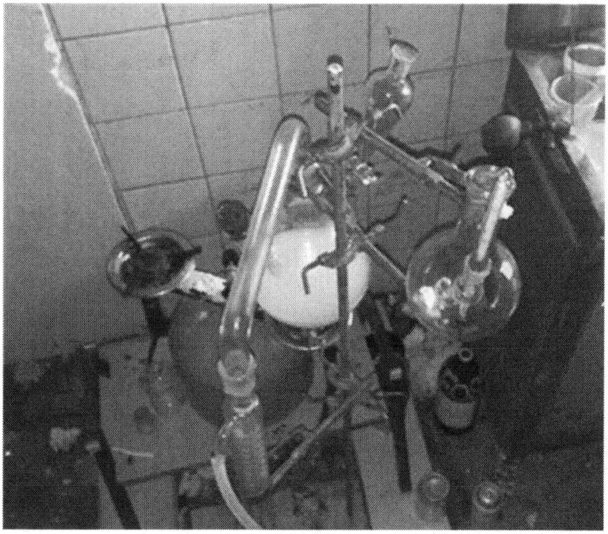

Quelle: http://prostejovsky.denik.cz/zpravy_region/policiste-objevili-dalsi-varnu-pervitinu20081209.html

Bild 1: Hauseigenes Labor zur Herstellung von Methamphetamin (Drogenküche)

Der Trend zur Erhöhung des Produktionsvolumens in großen Drogenküchen, in denen in einem Produktionszyklus bis zu hundert Kilogramm Crystal Meth hergestellt werden können, setzt sich fort. Die Großproduktion von Crystal Meth, die sich durch eine ausgeklügelte Arbeitsteilung auszeichnet, ist schon seit mehreren Jahren Domäne organisierter Gruppen, deren Mitglieder vorrangig aus Vietnam stammen. Die Produktion der industriellen Drogenküchen ist vorwiegend für den Export bestimmt, vor allem nach Deutschland und Österreich, aber auch in die Slowakei, nach Polen und Skandinavien. In den grenznahen Gebieten zu Deutschland und Österreich wird Crystal Meth auf den sog. Asia-Märkten, in Spielcasinos, Bars und anderen Einrichtungen angeboten, oder es wird mit Hilfe von Kurieren in die Nachbarländer geschmuggelt (Nationale Anti-Drogen-Zentrale der SKPV der Polizei der Tschechischen Republik, 2016b).

2015 wurden im Rahmen von Strafverfahren mehr als 538 Sicherstellungen mit einer Menge von 106,9 kg Crystal Meth in kristalliner Form erfasst. Das ist im Vergleich zum Vorjahr mehr als das Doppelte (2014 gab es insgesamt 596 Sicherstellungen mit Mengen von 10 l in flüssiger Form und 49,8 kg in kristalliner Form). Die größte aufgefundene Menge betrug 57,0 kg. Den größten Anteil (38 %) machten Sicherstellungen in Mengen von 2–10 g aus. Im Rahmen von Ermittlungs- und Strafverfahren wurden 519 Sichterstellungen von Crystal Meth mit einer Gesamtmenge von 448 g erfasst. In 58 % waren die aufgefundenen Mengen geringer als 0,5 g (Nationale Anti-Drogen-Zentrale der SKPV der Polizei der Tschechischen Republik 2016b).

Hauptausgangsstoff für die Herstellung ist aus Arzneimitteln extrahiertes Pseudoephedrin. In Tschechien ist der Verkauf von Arzneimitteln, die Pseudoephedrin enthalten, seit 2009 reguliert,[5] was in der Folge zu geringem Verbrauch geführt hat (Abbildung 7). Die Regulierung hat jedoch in der Praxis keinerlei Auswirkungen auf die Crystal-Meth-Herstellung gehabt, da der Stoff illegal vor allem aus Polen eingeführt wird. Zu den am häufigsten sichergestellten Arzneimitteln gehörte – ebenso wie im Vorjahr – Cirrus®, bei dem in einer Tablette 120 mg Pseudoephedrin enthalten sind (die in Tschechien nicht verschreibungspflichtigen Arzneimittel dürfen maximal 30 mg in einer Tablette enthalten). Häufig werden Pseudoephedrin enthaltende Arzneimittel auch aus der Türkei über Bulgarien und Polen nach Tschechien geschmuggelt. Von den Strafverfolgungsbehörden der Tschechischen Republik wurden 2015 insgesamt 657,1 Tsd. Tabletten unterschiedlicher Arzneimittel mit Pseudoephedrin-Gehalt sichergestellt. Aus Abbildung 8 geht hervor, dass sich seit 2009, d.h. seit der Einführung des regulierten Verkaufs von pseudoephedrinhaltigen Arzneimitteln die Anzahl der Beschlagnahme beim Import in die Tschechische Republik deutlich erhöht hat (Nationale Anti-Drogen-Zentrale der SKPV der Polizei der Tschechischen Republik 2016b).

---

5 Der einmalige Verkauf von Arzneimitteln, die Pseudoephedrin enthalten, ist auf max. 900 mg Pseudoephedrin beschränkt. Das entspricht der Menge von 30 Tabletten oder Beutel mit 30 mg Pseudoephedrin.

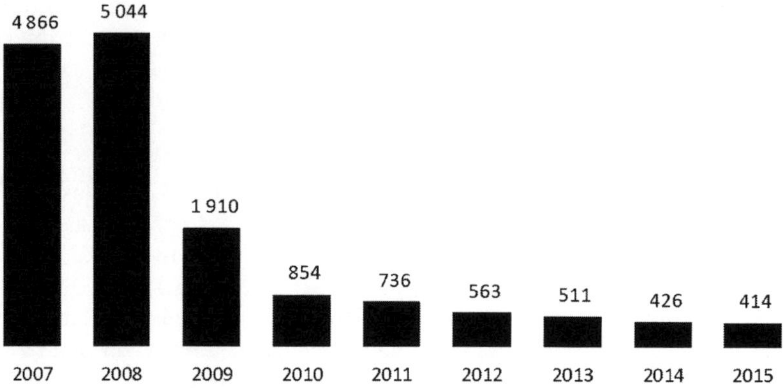

Quelle: Mravčík et al. (2015), Staatliches Institut für Arzneimittelkontrolle (2016)

Abbildung 6: Verkauf von Arzneimitteln, die Pseudoephedrin enthalten, im Zeitraum 2007–2015 in Tschechien, in Tsd. Packungen

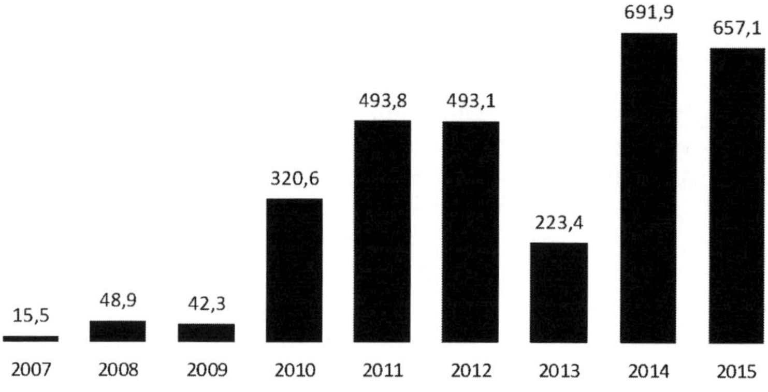

Quelle: Mravčík et al. 2015, Nationale Drogen-Zentrale, Spezialeinheit der Kriminalpolizei und des kriminalpolizeilichen Ermittlungsdienstes der Polizei der Tschechischen Republik, 2016b

Abbildung 7: Arzneimittelmengen mit Pseudoephedrin-Gehalt, die im Zeitraum 2007–2015 von den Strafverfolgungsbehörden sichergestellt wurden, in Tsd. Tabletten

Die Methamphetamin-Reinheit liegt bei einem Anteil von rund 70 % des Wirkstoffes am gesamten Stoffgemisch. 2015 wurden im Rahmen von Strafverfahren insgesamt 261 Methamphetaminproben analysiert. Der niedrigste festgestellte Anteil des Wirkstoffs betrug 15,4 %, der höchste 87,4 %. Bei 698 Proben war der Preis bekannt. Der niedrigste festgestellte Preis für 1 g Methamphetamin betrug 400 CZK, der höchste 3000 CZK, der häufigste 1000 CZK (entspricht ca. 37 €) (Mravčík et al. 2016b).

In den letzten Jahren gibt es Schätzungen zu Drogenherstellung und -konsum, die auf Daten über Maß und Frequenz des Konsums aus Bevölkerungssurveys und Schätzungen zum problematischen Drogenkonsum basieren und die auf die Angaben über die durchschnittlichen Drogendosen und Informationen über den Import und Export der sichergestellten Drogen angewandt wurden. Den letzten Schätzungen zufolge wurden 2013 in Tschechien 6,5 t Crystal Meth hergestellt, davon 0,5 t exportiert, und 6,0 t in Tschechien konsumiert (Vopravil 2014). Der Trend des Konsums ausgewählter illegaler Drogen ist aus Tabelle 7 ersichtlich.

Droge	2003	2004	2005	2006	2007	2008	2009	2010	2011	2012	2013
Cannabis-Drogen (t)	24,8	26,5	27,5	28,4	29,4	27,5	26,3	25,1	23,8	22,6	21,4
Crystal Meth (t)	3,6	3,8	3,9	4,0	4,2	4,3	4,6	5,0	5,3	5,7	6,0
Heroin (t)	2,2	2,0	1,8	1,7	1,5	1,3	1,2	1,1	1,0	0,9	0,8
Kokain (t)	0,0	0,1	0,2	0,3	0,5	0,5	0,6	0,6	0,7	0,8	0,8
Ecstasy (Mio. St.)	4,8	6,3	7,3	6,2	5,2	3,6	3,1	2,6	2,1	1,6	1,1
LSD (Mio. St.)	0,3	0,4	0,5	0,5	0,6	0,6	0,5	0,4	0,3	0,2	0,1

Quelle: Vopravil (2014)

Tabelle 7: Entwicklung des Verbrauchs ausgewählter Drogen im Zeitraum 2003–2013 in Tschechien

Im Rahmen der primär drogenbezogenen Kriminalität, d.h. Herstellung, Verteilung und unerlaubter Besitz von Drogen, machen die Straftaten im Zusammenhang mit Methamphetamin den größten Anteil aus. In den letzten zehn Jahren machen die Personen, die im Zusammenhang mit Crystal Meth festgenommen wurden, im Durchschnitt 55 % aller wegen primärer Rauschgiftdelikte festgenommener Personen aus Abbildung 8.

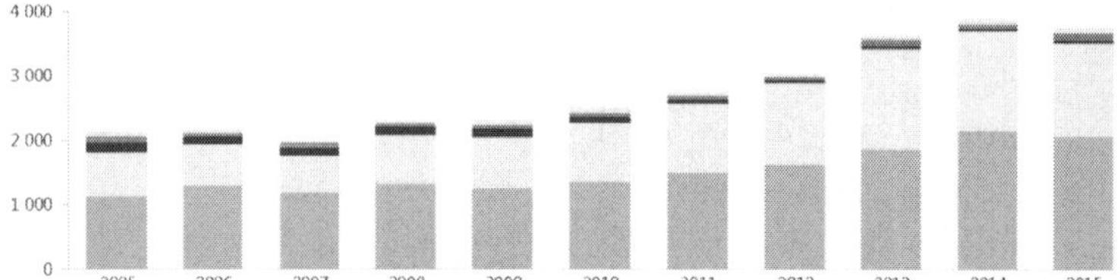

	2005	2006	2007	2008	2009	2010	2011	2012	2013	2014	2015
Celkem	2 128	2 165	1 996	2 297	2 329	2 516	2 745	3 050	3 621	3 888	3 742
Ostatni	62	66	30	36	75	98	65	58	53	79	74
LSD	9	4	4	2	5	1	1	3	1	2	1
Kokain	50	13	50	23	47	50	56	38	56	48	45
Extáze	55	35	38	18	5	14	4	11	43	33	66
Heroin	145	116	127	151	136	95	61	69	55	32	46
Konopné látky	682	638	569	746	786	896	1063	1 242	1 552	1 552	1449
Pervitin	1 125	1 293	1 178	1 320	1 257	1362	1 495	1 629	1 861	2 142	2061

Quelle: Nationale Drogen-Zentrale, Spezialeinheit der Kriminalpolizei und des kriminalpolizeilichen Ermittlungsdienstes der Polizei der Tschechischen Republik, 2016b

Abbildung 8: Anzahl der Personen, die im Zeitraum 2005–2015 wegen Straftaten des illegalen Umgangs mit Betäubungs- und Suchtmitteln, Giften und Gegenständen zu deren Herstellung festgenommen wurden, nach Drogen

Fazit

Methamphetamin (Crystal Meth) steht in Tschechien langfristig im Mittelpunkt der Drogenproblematik. Es gilt als Hauptdroge unter den problematischen (d.h. injizierend applizierenden) Drogenkonsumenten, und in den letzten Jahren hat es auch in der Ausgeh- und Partyszene Fuß gefasst. Der problematische Crystal-Meth-Konsum zieht in beträchtlichem Maße negative gesundheitliche und soziale Folgen sowie Kriminalität nach sich. Das Ausmaß des Crystal-Meth-Konsums ist in der allgemeinen Population und unter der Jugend relativ niedrig. Drogenhilfedienste für Crystal-Meth-Konsumierende sind langfristig fest in das Drogenhilfesystem für Drogenkonsumenten integriert. Das tschechische Suchthilfesystem ist seit langem schwerpunktmäßig auf Crystal-Meth-Konsumierende ausgerichtet. Die für diese Zielgruppe angewandten Behandlungsverfahren unterscheiden sich im Wesentlichen nicht von denen, die z.B. für Heroin-Konsumierende angewendet werden. Eine Ausnahme bilden nur die Programme zur Verteilung von Gelatinekapseln als perorale Alternative zur injizierenden Applikationsform oder die Substitutionsbehandlung. Während sich die substitutionsgestützte Behandlung bei Konsumenten von Opioiden zu einem Grundbestandteil des angebotenen Dienstleistungsspektrums entwickelt hat, wird sie bei Crystal-Meth-Konsumierenden nur in Ausnahmefällen als sog. »off-label-Therapie« angewandt.

Literatur

Běláčková, V., Ivanovová, L., Drápalová, E. & Zábranský, T. 2015. Nové drogy – analýzy trhu, epidemiologie užívání a identifikace možností pro snižování škod: předběžné výsledky projektu Klinika adiktologie 1. LF UK v Praze.

Best, D., Gross, S., Vingoe, L., Witton, J. & Strang, J. 2003. Dangerousness of Drugs A Guide To The Risks And Harms Associated With Substance Misuse. London: National Addiction Centre and Department of Health.

Dvořák, J. 1956. Yastilismus. Prakt. Lék., 36(1), 19-20.

European Monitoring Centre for Drugs and Drug Addiction 2009. An overview of the problem drug use (PDU) key indicator. Lisbon: European Monitoring Centre for Drugs and drug Addiction.

European Monitoring Centre for Drugs and Drug Addiction 2014. Exploring methamphetamine trends in Europe, EMCDDA Papers, Luxembourg: Publications Office of the European Union.

Füleová, A., Zónová, J. & Petrášová, B. 2015. Výroční zpráva: Incidence, prevalence, zdravotní dopady a trendy léčených uživatelů drog v České republice v roce 2014, Praha: Hygienická stanice hl. m. Prahy, referát drogové epidemiologie.

Griffiths, P., Mravčík, V., Lopez, D. & Klempova, D. 2008. Quite a lot of smoke but very limited fire-the use of methamphetamine in Europe. Drug and Alcohol Review, 27(5), 236-42.

Hampl, K. 1994. Substance abuse in the Czech Republic. In: Skála, J., Kalina, K. & Bém, P. (eds.) Substance abuse in the Czech Republic. Prague: International institutes on the prevention and treatment of alcoholism and drug dependence.

Hampl, K. 2004. Substituční léčba závislosti na pervitinu. Čes. slov. Psychiat., 100 (5), 274-278.

Helcl, I. 1957. Naše zkušenosti s yastilismem. Praktický lékař, 37 (3), 123.

Hosák, L., Maixnerová, R. & Valešová, D. 2009. Psychotické změny u závislých na Methamphetaminu. Psychiatrie, 13, 11.

Chomynová, P., Csémy, L. & Mravčík, V. 2016. Evropská školní studie o alkoholu a jiných drogách (ESPAD) 2015. Zaostřeno, 14, 1-16.

Janota, O. 1941. Psychotonismus (narkomanie sulfátu beta-phenylsopropylaminu). Čs. Neurol. Psychiat, 4 (1), 57-68.

Kalina, K. & Bém, P. 1994. Drug problems and drug policy in the Czech Republic. In: Skála, J., Kalina, K. & Bém, P. (eds.) Substance abuse in the Czech Republic. Prague: International institutes on the prevention and treatment of alcoholism and drug dependence.

Kubu, P., Škařupová, K. & Csémy, L. 2006. Tanec a drogy 2000 a 2003. Výsledky dotazníkové studie s příznivci elektronické taneční hudby v České republice, Praha: Úřad vlády České republiky.

Lejčková, P. & Mravčík, V. 2007. Mortality of Hospitalized Drug Users in the Czech Republic. Journal of Drug Issues, 37 (1), 103-118.

Lejčková, P. & Mravčík, V. 2009. Mortality of Hospitalized Drug Users in the Czech Republic. Adiktologie, 9 (1), 20-28.

Melendez-Torres, G. J. & Bourne, A. 2016. Illicit drug use and its association with sexual risk behaviour among MSM: more questions than answers? Curr Opin Infect Dis, 29, 58-63.

Minařík, J. 2003. Stimulancia. In: Kalina, K. (ed.) Drogy a drogové závislosti 1. Mezioborový přístup. Praha: Úřad vlády České republiky, Národní monitorovací středisko pro drogy a drogové závislosti.

Minařík, J., Gabrhelík, R., Malcolm, R., Pavlovská, A. & Miller, P. 2015. Methylphenidate substitution for methamphetamine addiction and implications for future randomized clinical trials: a unique case series. Journal of Substance Use, 1-4.

Miosvký, M. 2007. Changing Patterns of Drug Use in the Czech Republic During the Post-Communist Era: A Qualitative Study. Journal of Drug Issues, 37 (1), 73-102.

Mravčík, V., Florían, Z., Nečas, V. & Štolfa, J. 2016a. Infekční a další somatická komorbidita problémových uživatelů drog – výsledky průřezové studie s lékařským vyšetřením. Epidemiologie, Mikrobiologie, Imunologie, 1 (65), 56-62.

Mravčík, V., Chomynová, P., Grohmannová, K., Janíková, B., Grolmusová, L., Tion Leštinová, Z., Rous, Z., Kiššová, L., Nechanská, B., Sopko, B., Vlach, T., Fidesová, H., Jurystová, L. & Vopravil, J. 2015. Výroční zpráva o stavu ve věcech drog v České republice v roce 2014, Praha: Úřad vlády České republiky.

Mravčík, V., Chomynová, P., Grohmannová, K., Janíková, B., Grolmusová, L., Tion Lečtinová, Z., Rous, Z., Kiššová, L., Nechanská, B., Sopko, B., Vlach, T., Fidesová, H., Jurystová, L. & Vopravil, J. 2016b. Výroční zpráva o stavu ve věcech drog v České republice v roce 2015 [Annual Report on Drug Situation 2015 – the Czech Republic], Praha: Úřad vlády České republiky.

Mravčík, V., Lejčková, P. & Korčišová, B. 2005a. Prevalenční odhady problémových uživatelů drog v ČR – souhrnný článek. Adiktologie, 5(1), 13-20.

Mravčík, V., Lejčková, P., Orlíková, B., Petrošová, B., Škrdlantová, E., Trojáčková, A., Petroš, O., Sklenář, V. & Vopravil, J. 2006. Annual report The Czech Republic 2005 Drug Situation, Prague: Government of the Czech Republic.

Mravčík, V. & Nečas, V. 2014. Somatická komorbidita uživatelů drog. Zaostřeno na drogy, 12.

Mravčík, V., Nechanská, B. & Štastná, L. 2011a. Ambulantní péče o uživatele a závislé na návykových látkách v ČR ve zdravotnické statistice od r. 1963. Epidemiologie, Mikrobiologie, Imunologie, 60 (2), 64-73.

Mravčík, V., Pešk, R., Škařupová, K., Orlíková, B., Škrdlantová, E., Štastna, L., Kiššová, L., Běláčková, V., Gajdošíková, H. & Vopravil, J. 2009a. Annual Report

The Czech Republic 2008 Drug Situation, Prague: Office of the Government of the Czech Republic, National monitoring centre for drugs and drug addiction.
Mravčík, V., Petrošová, B., Zábranský, T., Coufalová, M. & Řehák, V. 2009b. Výskyt VHC u injekčních uživatelů drog. Výsledky studie prováděné mezi klienty nízkoprahových zařízení v letech 2002-2005, Praha: Úřad vlády ČR.
Mravčík, V., Škařupová, K., Orlíková, B., Zábranský, T., Karachaliou, K. & Schulte, B. 2011b. Use of gelatine capsules for application of methamphetamine: A new harm reduction approach. International Journal of Drug Policy, 22(2), 172-73.
Mravčík, V., Valnoha, J. & Škařupová, K. 2005b. Užívání drog a výskyt zdravotních komplikací mezi účastníky tanečních drog. Čes. slov. Psychiat., 101, 135 – 141.
Národni Monitorovací Středisko Pro Drogy A Drogové Závislosti 2008. Studie Tanec a drogy 2007 – souhrn hlavních výsledků. Praha: Úřad vlády ČR.
Národni Monitorovací Středisko Pro Drogy A Drogové Závislosti 2011. Studie Tanec a drogy 2010 – předběžné výsledky.
Národni Monitorovací Středisko Pro Drogy A Drogové Závislosti 2016. Multiplikátor 2016: průzkum mezi klienty nízkoprahových programů. Nepublikováno.
Národni Protidrogová Centrála SKPV Policie ČR 2016a. Údaje pro standardní tabulky EMCDDA za r. 2015. Nepublikováno.
Národni Protidrogová Centrála SKPV Policie ČR 2016b. Výroční zpráva 2015. Praha: Národní protidrogová centrála.
Orlíková, B. & Csémy, L. 2016. Psychiatric comorbidity in metamphetamine users. Adiktologie, 16, 26-35.
Palkovič, P., Alexanderčíková, Z., Slezáková, S., Vojtková, D. & Okruhlica, L. 2011. Kombinovaná diagnóza: závislosť od metamfetamínov a psychóza. Alkoholizmus a drogové závislosti, 46, 175-183.
Petráň, V. 1960. Některé připomínky k toxikomániím. Časobis lékařů českých, 99(34), 1079-82.
Státní Ústav Pro Kontrolu Léčiv 2016. Vývoj prodeje léčiv obsahujících pseudoefedrin v ČR 2007-2015. Nepublikováno.
Státní Zdravotní Ústav Praha2016. Výskyt a šíření HIV/AIDS v ČR v roce 2015 – analýza pro účely VZ 2015 zpracovaná NRL pro AIDS. Nepublikováno.
Studničková, B. & Petrášová, B. 2012. Výroční zpráva ČR – 2011. Incidence, prevalence, zdravotní dopady a trendy léčených uživatelů drog, Praha: Hygienická stanice hl. m. Prahy, referát drogové epidemiologie.
Thanki, D. & Vicente, J. 2013. PDU (Problem drug use) revision summary. Lisbon: European Monitoring Centre for Drugs and Drug Addiction.
Urban, E. 1973. Toxikománie, Praha: Avicenum.
Ústav Zdravotnických Informací a Statistiky 2016. Údaje z Národního registru pitev a toxikologických vyšetření prováděných na oddělení soudního lékařství – extrakce případů drogových úmrtí. Nepublikováno.
Vondráček, V., Prokůpek, J., Fischer, R. & Ahrenbergová, M. 1968. Recent Patterns of Addiction in Czechoslovakia. Brit. J. Psychiat., 114, 285-92.

Vopravil, J. 2014. Odhad drogových trhů a spotřeby drog v r. 2013. unpublished.
Zábranský, T. 2007. Methamphetamine in the Czech Republic. Journal of Drug Issues, 37 (1), 155-80.
Zábranský, T., Csémy, L., Grohmannová, K., Janíková, B. & Brenza, J. 2011. Mortality of cohort of very young injecting drug users in Prague, 1996-2010. Central European Journal of Public Health, 19 (3), 152-157.
Zábranský, T., Mravčík, V., Chomynová, P. & Klempová, D. 2010. Overal Mortality of Drug Users in the Czech Republic 1997-2007.
Zábranský, T., Mravčík, V., Korčišová, B. & Řehák, V. 2006. Hepatitis C Virus Infection among Injecting Drug Users in the Czech Republic – Prevalence and Associated Factors. European Addiction Research, 12 (3), 151-160.

MYTHEN UND MEDIEN

Mythen über Crystal-Meth … und deren Wirkungen auf Konsumierende, Behandelnde und die Öffentlichkeit

Roland Härtel-Petri

Einleitung

Die von mir als klinischem Psychiater vorgenommene Unterteilung von Mythos/Propaganda/Image mag soziologisch strengen Kriterien nicht perfekt genügen, half mir jedoch bei der Annäherung an das Thema.
Der Begriff Mythos wurde anthropologisch und religionswissenschaftlich ursprünglich benutzt, um die kollektiven Schöpfungsmythen verschiedener Kulturen zu beschreiben. Verschiedenste Ethnolog_innen, Soziolog_innen, Philosoph_innen und auch Psycholog_innen/Psychiater_innen (etwa Freud, Jung und Winnicott) haben sich dem Thema gewidmet.
Ein Mythos könnte als eine prälogische, nichtwissenschaftliche Erklärung für erklärungsbedürftige Phänomene definiert werden. Als rhetorisches Mittel kann die Feststellung, es »handele sich ja nur um einen Mythos«, das Argument eines Gegenübers nahe an die Unwahrheit oder eine überkommene Denkvorstellung rücken. Hierbei kann meist implizit davon ausgegangen werden, ich – der Kritiker – sei im Besitz der Wahrheit.
Betrachten wir manche klassische Mythen, so haben einige doch einen wahren Kern, manche decken sich mit dem eigenen (kollektiven?) Erleben, andere überhaupt nicht. Nun, der wissenschaftliche Beweis fehlt ja für manches »Erklärungsbedürftige« und dann werden Behauptungen aufgestellt, die als Mythen entlarvt oder als solche diffamiert werden können. Eigentlich nichts Neues – auch dass man mit Schlagzeilen Leser_innen binden oder diese täuschen kann …

Wenn von »Crystal« die Rede ist, reden wir zumeist von Menschengruppen bzw. von Individuen – und von deren Umgang mit der Substanz. Als Psychiater begegnet mir täglich das Individuum: Was sind das für Menschen und wieso nehmen die so eine gefährliche Droge?
Weil Suchtmittel haltbar gemacht (Gärungsprodukte wie Wein und Bier durch Kühlung etc.), hochprozentiger (stärker und schneller wirksam) und preiswerter (großindustrielle Produktion) werden konnten, besteht erst seit 150-200 Jahren die Notwendigkeit, »Vorstellungen« »Ideen« oder gar »Ideologien« darüber

zu entwickeln, ob und wie potenzielle Konsument_innen vor diesen abhängig machenden Substanzen geschützt werden können bzw. müssen.
Und bereits hier wird dem Leser/der Leserin evtl. bereits deutlich, dass es um unterschiedliche Menschenbilder, Grundannahmen über die Freiheit des Individuums geht – nämlich, indem ich es offen lasse, ob jemand geschützt werden müsse. Bei manchen plakativen Sätzen oder auch beim Verdacht bei einem, z.B. bildhaften, Argument handele sich um einen Mythos, kann ein jeweiliges Menschenbild (Freiheit des Individuums) erahnt werden.
Die Geschichte der Mythen in der Suchtbehandlung begann viel früher als bei Methamphetamin. Das Thema von Mythen vs. Fakten ist zwar nach dem Trump-Schock brandaktuell – gerade wurde ja in England behauptet, wir lebten bereits in einem »neuen« Zeitalter, einer Phase der »post-truth« oder des »Postfaktischen« im Deutschen. Für die USA beispielsweise gilt ja laut Trump »die Erderwärmung als chinesische Propaganda«.
So etwas kennen wir gut. Direkt zwischen »West« und »Ost« verlief doch der eiserne Vorhang: Kapitalismus/Kommunismus … zwei Systeme mit Ideologien und mit Propaganda, d. h. einer gezielten, die öffentliche Meinung verändernden Auswahl an wahren oder unwahren Informationen.

Mythen über Crystal

Es gilt, verschiedene Mythen über Crystal auf deren Wahrheitsgehalt hin zu untersuchen und evtl. finden wir dabei auch eigene Denkfehler in unseren Überzeugungen.
Also konkret zu Substanzen … Auch ich bin ja ein Mensch mit einer Konsumerfahrung für bestimmte, das »Erleben« verändernde Substanzen mit Suchtpotenzial – Sie auch?! Wie ist das in diesen Fällen mit den Fakten und den Mythen? Bei Alkohol, bei Nikotin. Wer erschafft da Mythen und warum?
Wie war das also mit den Zigaretten bei mir – wie bei Ihnen? In Deutschland haben wir in der Schule gelernt, dass man von Zigaretten abhängig werden kann, Lungenkrebs kriegen kann, Herzinfarkt etc. Hat mich das davon abgehalten, »das mal auszuprobieren«? »Ich werde nicht abhängig – das passiert nur den anderen…«! Mich hat das nicht abgehalten und ich war ein paar Jahre abhängiger Raucher…und zwar von Gauloises Blond, den blauen Zigarettenschachteln mit der Werbung mit den libertären, frei denkenden, attraktiven Männern, die von den hübschen Frauen angehimmelt wurden. Tja, so ein toller Typ wäre ich wohl gerne auch gewesen und dachte damals, es zu sein – die Zigarette in der Hand hat diese Eigenschaft auf mich im Moment des Rauchens übertragen. Es ging um das Image. Ein Mythos ist eine Erklärungsgeschichte, ein Narrativ. Das Image bezeichnet den Ruf eines Produktes – für die Konsument_innen von Zigaretten war dieser »Lifestyle« das Image. Und geraucht habe ich in den Kreisen, in denen das cool war. In Kreisen, in denen man

nicht dazu gehörte, wenn man »spießig gesundheitsbewusst« gewesen wäre. Mal ehrlich, eine tolle psychische Wirkung haben Zigaretten doch gar nicht im Vergleich zu Alkohol, zu Drogen. Also logisch, »faktisch« und rational abwägend war das nicht. Es geht noch heute bei Tabak und Alkohol um eine »Entglorifizierung«. Und Sie? Und wer von den Freund_innen ist abhängig geworden? Denken Sie an ihren Bekanntenkreis. Wer wurde abhängig? Alle kannten doch die Fakten, oder? Was war die Anziehungskraft? An welchem Image wollten Sie mit der Zigarette teilhaben? Wer hat da welches Image, welche Mythen kreiert? Aus welchen Motiven? Kommerziell geschaffene Bilder, um den Absatz zu steigern? Gegenfakten, die von der Tabakindustrie verleugnet wurden?
Deshalb haben wir jetzt all die »schönen« Bilder auf den Zigarettenschachteln – um uns an die möglichen Konsequenzen (Fakten) zu erinnern. Hier haben wir keinen Zweifel, wir wissen, die Bilder sind schon wahr – d.h. bei Suchtmitteln leben wir schon lange in einer Zeit des »Postfaktischen«. Der Mensch ist zwar ein vernunftbegabtes Wesen, aber wir neigen dazu den Verstand, die Vernunft auszuschalten – für leichte Lösungen.

Dies ist der erste Mythos: »Mit ausreichender Information kann der Konsument/die Konsumentin selbstbestimmt entscheiden, ob er/sie Substanzen einnimmt.« Mit einer Zigarette in der Hand kann man nun mal toll mit einer Frau flirten und sei es nur, weil man sich toll fühlt aufgrund des positiven Images der Substanz. »Hast Du mal Feuer?« Zählen die Fakten in diesem Moment noch?
Der wahre Kern: Manche Konsument_innen merken rechtzeitig, dass die Informationen doch stimmen, sie gar nicht frei waren bei der Entscheidung und hören vor der Entwicklung einer Abhängigkeit oder früh mit dem »Probierkonsum« wieder auf. Somit ist trotzdem die sich an Fakten orientierende, wahrheitsgemäße Informationsvermittlung in den sozialen Medien umso wichtiger, um diese nicht den rechtsgerichteten »Populist_innen« oder anderen »Lobbyist_innen« zu überlassen, die vielleicht ureigene wirtschaftliche oder ideologische Interessen haben.
Da ist kein Unterschied zwischen Methamphetamin und den anderen legalen oder illegalen Suchtmitteln. Geeignete Vermittlungsplattformen von Informationen an potenzielle Methkonsument_innen sind die Projekte im Internet und auf den Partys (peer to peer), weil sie glaubwürdig sind und die Scene-Credibility haben. Auch Drug Checking gehört als Möglichkeit der Schadensminimierung (Harm Reduction) dazu. Dies sind dann Projekte, die »tolerierend oder gar akzeptierend« sind und dies sein müssen.
Wieso erzähle ich das? Weil ich das genauso bei meinen Crystal-Meth-Patient_innen erlebe. Das sind/waren nämlich ganz normale Menschen, die meinten, »ich habe das im Griff – ich werde nicht abhängig« und die haben Vorbilder.

Also, wie ist das mit der Vernunft in der Pubertät – und bei Erwachsenen? Bei Crystal? Wie ist das mit dem Mythos/Image von Crystal-Meth, was hat es da in den letzten Jahren gegeben?

Der zweite Mythos: »Meth ist eine selbst von Politiker_innen zur Leistungssteigerung genutzte Substanz.«[1]
Dazu gehört der dritte Mythos: »Crystal Meth ist nur das Medikament Pervitin® – das ist wie d-amphetamin« und wird als Medikament für ADHS (Aufmerksamkeits-Defizit-Hyperaktivitäts-Syndrom), umgangssprachlich »Zappelphilipsyndrom«, verwendet.
Was war passiert? Der Bundestagsabgeordnete Michael Hartmann hat nach Angaben seiner Dealerin in 30 Tagen 3g, d.h. 3000mg, Crystal Meth bei ihr eingekauft. Er hat über seine Rechtsanwälte den Kauf von 1g, d. h. 1000mg, zugegeben (dabei war er fotografiert worden). Mit der schriftlichen Behauptung, er habe dies zur Leistungssteigerung in den Koalitionsverhandlungen eingenommen – und alle Medien haben das abgedruckt.
Wahr ist: Sowohl Pervitin, das Medikament, als auch kristallines Methamphetamin, Crystal Meth, sind Methamphetaminhydrochlorid. Das Medikament Pervitin wurde mit 3-5 mg pro Tag bis zu einer Tagesmaximaldosis von 30mg zunächst bei den deutschen Soldaten im Krieg als Kaffeeersatz von der Heeresführung »verordnet«. Es führte auch so niedrig dosiert zur Abhängigkeit und wurde deshalb mitten im Krieg dem Betäubungsmittelgesetz unterstellt.
Ja, Meth kann bei Tätigkeiten, die durch ständige Wiederholungen langweilig werden, helfen, trotz Übermüdung aufmerksam zu bleiben. Aber dann ist Erholung notwendig. Bei mehrmaliger Einnahme von z. B. 3 mal 10mg an drei aufeinanderfolgenden Tagen war bereits eine Toleranz bemerkbar. Dennoch: Es reduziert Müdigkeit, die z.B. durch Alkohol ausgelöst wird, und sie können mehr trinken, ohne dass es auffällt – passt also beispielsweise zum Bild (Image), ein toller Mann zu sein, wenn ich viel vertrage. Es reduziert den Schmerz durch sich wiederholende, langweilige, schwere körperliche Tätigkeiten, die zu Muskelkater führen. Für Fußsoldaten also geeignet, allerdings gepaart mit Abhängigkeit. Hiervon könnten sich also Angehörige körperlich anstrengender, langweiliger Berufe kurzfristig eine Leistungssteigerung erhoffen – nicht jedoch Politiker_innen mit komplexen Tätigkeiten und komplexen Themen. Da würden die kleinen Dosierungen wie im Zweiten Weltkrieg von 3-5mg bis zu 6 mal täglich einfach nur wie Kaffee dabei helfen, wacher zu bleiben – langweilig also. Und: wenn Sie eine Tablette (Medikament) einnehmen, dann braucht die 10-20 Minuten, bis die Substanz im Körper ankommt, in der Leber wird das »Medikament« bereits teilweise abgebaut. Es kommt daher nicht viel im Hirn an.

---

1 Ich verwende hier absichtlich den Begriff Substanz, um eine Klassifizierung wie sie die Begriffe Rauschmittel (neutral), Medikament (gut) oder Droge (böse) implizieren, zu vermeiden.

Das kristalline Methamphetamin wird aber in der als Droge verkauften Form in Deutschland beim ersten Konsum der meist ca. 80% reinen Substanz mit ca. 100mg durch die Nase geschnupft. 80mg auf einmal, ungefähr 20fach überdosiert, sofort vom Körper aufgenommen (resorbiert) und innerhalb von 1-2 Minuten im Hirn ... das führt zu dem Hochgefühl, Sie fühlen sich sofort phantastisch, unbesiegbar, leistungsstark. Alles, was Sie tun, tun Sie gerne, auch Schrauben sortieren, Kacheln mit der Zahnbürste putzen, stundenlang und so gewissenhaft, dass Sie in einer Stunde nur 2qm geputzt haben, also in einer Zeit, in der Sie eigentlich die ganze Wohnung einfach normal gereinigt hätten. Und Sie fühlen sich attraktiv, sind sexuell erregt, das Schmerzempfinden ist reduziert. Nette Werbung, oder? Würden Sie das nicht auch immer wieder haben wollen?
Pervitin, das Medikament, in normaler Dosis macht solche Glücksgefühle nicht ... Die Konsumform (geschnupft) und Dosis (20fach überdosiert) machen für die Konsument_innen das ehemalige Medikament zur Droge.
Ein wenig Mathematik: in 30 Tagen 3000mg bei 3g (wie Kaffee) sind 1000 Kaffee-Konsumeinheiten! Bei 30 Konsumeinheiten à 100mg in 30 Tagen tritt hingegen Rauschwirkung ein. Dies wäre typisch für täglichen, abhängigen Konsum, um das Entzugssyndrom mit Erschöpfung, Lethargie und Antriebslosigkeit zu verhindern, damit die Grundleistungsfähigkeit erhalten bleibt. Jede/r Alkoholabhängige tut dies tagsüber, um nicht zu zittern.
Verzeihen Sie, dass ich Herrn Hartmann bloßstelle, auf ihm »rumhacke«. Genau weiß ich es ja auch nicht – ich habe als Arzt Mitgefühl mit dem Menschen Hartmann, er ist vermutlich selbst diesem Mythos erlegen, hilflos gewesen. Aber als Person des öffentlichen Interesses hat er durch diese Schutzbehauptung diesen Mythos – das positive Image der Leistungsdroge – verstärkt und weitergetragen (möglicherweise aus persönlichen Interessen, um nicht als Abhängiger dazustehen?).
Es besteht also Handlungsbedarf. Das Image ist positiv: Wenn selbst die wichtigen Politiker_innen so etwas für die Arbeit nehmen, dann muss das kontrollierbar und hilfreich sein ... – »dann nehme ich das auch in meiner schwieriger werdenden Jobsituation.«
In einem Buch der BZgA wird versucht, Lehrer_innen für den Schulunterricht Material an die Hand zu geben, um das Thema der Leistungssteigerung den Schüler_innen kritisch nahe bringen zu können. Hier wären wir also bei der Frage, ob auch beim kristallinen Methamphetamin, wie bei Zigaretten, eine Entglorifizierung in der Sprache und damit in der öffentlichen Wahrnehmung notwendig wäre.

Der vierte Mythos lautet: »Crystal ist die gefährlichste Droge der Welt.«
Nun, meine Patient_innen starben meist, wenn sie von der Methabhängigkeit nicht weg gekommen sind, nicht schlafen konnten oder Verfolgungswahn hat-

ten – durch Opiate, die sie eingenommen hatten, um ihre Probleme mit Meth selbst zu »behandeln«.
Opiate wie das Schmerzmittel Fentanyl oder das klassische Heroin sind die »Killer«, weil viele Methkonsument_innen im Verlauf der Drogenkarriere von Opiaten abhängig werden – wenn sie keine rechtzeitige Hilfe durch Profis bekommen.
Wahrer Kern ist dennoch: Methamphetamin ist weltweit nach Cannabis die am häufigsten gehandelte Droge, mit zunehmender Prävalenz. Nach wie vor sind aber insgesamt Tabak und Alkohol die Hauptkiller. Ich warte immer noch darauf, dass das erste Bier, welches auf dem Oktoberfest angestochen wird, alkoholfrei ist. Aber das würde vermutlich die Manneskraft des Politikers infrage stellen, oder?

Der fünfte Mythos lautet: »Nach drei Monaten bis zu einem Jahr Konsum sieht man aus wie ein Wrack, hat ausgefallene Zähne und Pickel.«
Diese Wahrnehmung trifft in unserem Gesundheitssystem meist nicht zu; diese Bilder stammen aus den USA mit unzureichendem Gesundheitssystem und unzureichender sozialer Absicherung. Der wahre Kern ist, dass es in der ersten Phase eines täglichen Konsums bei ständiger Wachheit und Appetitzügelung zu einem Gewichtsverlust kommt. Allerdings können die Konsumierenden mit der Entwicklung einer Toleranz wieder normal essen und nehmen wieder zu. Auch die aufgekratzten Gesichter sind typisch, aber nicht jede/r entwickelt diese zwanghaften Verhaltensweisen – und die meisten Langzeitkonsument_innen lernen, dies zu verhindern. Die Zähne sind anfälliger für Karies, sie fallen dann häufiger aus als in dem jungen Alter üblich. Mit guter Zahnpflege kann dies verhindert werden und in Gesundheitssystemen mit kassen- oder staatsfinanzierter Zahnversorgung können Konsumierende all dies reparieren lassen. So wird ein Fakt als Mythos abgetan, weil er nicht direkt »evident« bzw. in der Realität überprüfbar ist. Nur wenige stürzen so schnell so schwer ab. Es kriegt ja auch nicht jede/r das Raucherbein auf der Zigarettenschachtel. Aber realistisch ist es trotzdem.

Soweit zur Frage der Informationen für die Prävention.

Und abhängig Gewordene? Die brauchen Therapie – Therapie statt Strafe, womit wir bei einem weiteren Mythos wären. Dieser sechste Mythos lautet: »Die Abhängigen sind nicht behandelbar und haben eine Rückfallquote von 90%« (habe ich mal gelesen).
Die Wahrheit ist, dass einzelne Therapiestudien aus den USA ähnlich gute oder schlechte Behandlungsergebnisse aufzeigen wie beim Alkohol mit einer Abstinenz von bis zu 60% nach einem Jahr. Und danach? Langzeitstudien gibt es leider fast nicht.

Ich überblicke 17 Jahre Arbeit mit Crystal-Abhängigen. Ich bin überhaupt nicht frustriert. Ich lebe in einer Kleinstadt, die ehemals Abhängigen treffen mich auf der Straße (ich erkenne sie meist nicht) und erzählen immer mal wieder, wie es ihnen ergangen ist. Aber ja, es gibt wie bei allen Krankheiten Menschen, die so lange unbehandelt geblieben sind, dass es (fast) zu spät ist und es nur noch um Überlebenssicherung geht – unentdeckte, unbehandelte, besonders schwere Krebserkrankungen oder eben Suchterkrankungen. Und diese Personen brauchen andere Hilfe als jemand mit einer weniger weit fortgeschrittenen Erkrankung.
Hilfe hätte also evtl. für diese Menschen anders und frühzeitiger angeboten bzw. zugänglich gemacht werden müssen – das ist das gleiche bei Krebserkrankungen oder Suchterkrankungen. Die Betroffenen brauchen zu jeder Zeit die für ihr Krankheitsstadium angemessene Hilfe (Beratung/Behandlung). Dies beinhaltet sowohl nachgehende (street work), niedrigschwellige und schadensminimierende Maßnahmen als auch ambulante-stationäre Entgiftungen und Rehabilitation sowie Selbsthilfe. Auch Substitution wäre angebracht, wobei in Studien noch geprüft werden müsste, ob dies bei Amphetaminen auch etwas bringt. Bei den Opiaten gibt es hierzu viele eindeutige Studien – bei Methamphetamin und Amphetamin existieren noch widersprüchliche Befunde und es fehlt die medizinische Evidenz, aber beforscht werden sollte diese Thematik. Ich halte es für erfolgversprechend – habe es in England bereits kennengelernt –, aber das soll kein falscher Mythos werden.

Noch so eine kaum mit Fakten zu belegende Aussage: Selbsthilfe funktioniert bei Drogenabhängigen nicht.
Einige Suchttherapeut_innen haben dies bei den intravenös Heroingebrauchenden der 1990er Jahre erlebt und dies nicht ideologisch, aber trotzdem unwissenschaftlich auf Stimulanziengebrauchende im Allgemeinen übertragen. Wir haben auch mal eine Befragung zu den Ausstiegsstrategien gemacht, wie das jemand ohne unsere professionelle Hilfe schafft ...
Aber geht es mit Freund_innen und vor allem mit der Selbsthilfe? AA-Gruppen, NA-Gruppen, in den USA gibt es sogar schon CMA-Gruppen. Diese sollten nicht aus finanziellen Erwägungen (Einsparungen) unterstützt werden, aber ich glaube definitiv, dass ein empowerment stattfindet und die Selbstachtung wiederhergestellt wird.

Aber Studien habe ich nicht. Es könnte also auch ein Mythos sein, den ich als »alter Mann« in der Behandlung der deutschen Crystal-Szene »in die Welt setze«. Aber mal schauen, was als wahrer Kern übrig bleibt ... In diesem Punkt hören Sie von mir also keinen Fakt, sondern eine hoffnungsfrohe Überzeugung – keine Ideologie –, denn falls Studien zeigen, es ist nicht sinnvoll, dann sollte man es auch nicht tun. Natürlich gibt es noch mehr Mythen/Ideologien, aber

zusammenfassend kann festgehalten werden: Es gibt schon lange verschiedene Deutungen von Fakten – abhängig von religiös-ideologischen Motiven, aber auch von (ureigenen) wirtschaftlichen Interessen oder von intrapsychischen Mechanismen abhängig.
Welches Bild von der freien Entscheidungsfähigkeit und Mündigkeit der Konsumierenden haben wir? Wie bewerten wir Informationen über Suchtmittel und zu welchen Risikoeinschätzungen führt dies? Trifft das auf Sie zu? Trifft das auf mich zu? Trifft es auf die Bürger_innen zu?
Zu anderen, nicht weiter vertieften Mythen der Modernen gehört z. B. der Mythos vom Genuss ohne Reue, der Mythos der ewigen Jugend, der Mythos von der Überwindbarkeit der menschlichen Grenzen mit technischen Mitteln. Aber angeblich leben wir ja in der Postmoderne und in der postfaktischen Postmoderne dürfen Fakten wieder zu Mythen erklärt werden. In der Suchtmittelpolitik geht es leider immer wieder um Ideologien – von verschiedenen Seiten.

Die Zombie-Welle – Zur medialen Darstellung von Crystal Meth

Lisa Scheibe, Bernd Werse

Einleitung

Seit knapp zehn Jahren ist Crystal Meth hierzulande verstärkt in den medialen Fokus gerückt. Neben einer verstärkten Popularisierung der Droge, insbesondere durch die US-Fernsehserie »Breaking Bad«, ist dies vor allem auf Berichte über den Import der Substanz aus der Tschechischen Republik und eine erhöhte Verbreitung in entsprechenden grenznahen Regionen zurückzuführen. Betrachtet man die massenmediale Berichterstattung über diese Droge, zeichnet sich ab, dass sich diese vor allem an Ängste der Rezipient_innen richtet. Schlagzeilen wie die aus dem Stern »Crystal Meth – Das Gift, das sich durch Deutschland frisst« (Rosenkranz 2016) oder, noch eine Spur plakativer, »Neue Schock-Bilder. So sehen ›Crystal Meth‹-Zombies aus.« (Mopo 2012), zeigen deutlich, wie hoch die Gefahr, die von dieser Substanz ausgehen soll, eingeschätzt wird. Dem Trend aus Amerika folgend bedienen sich einige Medien bei der visuellen Darstellung von Meth-Konsument_innen dem Einheitsbild, welches durch Kampagnen wie Faces of Meth oder das Montana Meth Project importiert wurde. Einige dieser amerikanischen Schockbilder, die (vermeintliche) radikale physiologische Auswirkungen des Meth-Konsums dokumentieren, haben eine besondere Berühmtheit erlangt.

Das Ziel dieser drastischen Bilder und Schlagzeilen scheint recht offensichtlich: die Abschreckung der Öffentlichkeit vor der Droge. Was jedoch als Präventivmaßnahme zum Schutz von Nicht-Konsument_innen intendiert war, kann negative Auswirkungen auf Konsument_innen und die akzeptierende Drogenarbeit haben. Ziel dieser Ausarbeitung ist es, die Rhetorik dieser medialen Darstellung zu analysieren und die Konsequenzen der entsprechenden Visualisierungen zu zeigen.

Faces of Meth (FOM), Montana Meth Project (MMP) und andere Visualisierungen der Droge – von den USA nach Deutschland

Für Regionen im US-amerikanischen mittleren Westen (Anderson 2010), Mitteleuropa (Kistner 2014, Kulish 2007) und Südostasien (Degenhardt/ Topp 2002; McKetin et al. 2008) wurden die in den vergangenen Jahren teilweise dokumentierten Anstiege des Meth-Konsums als epidemisch, pandemisch oder sogar als Plague (Seuche) beschrieben. Deutsche Medien schließen sich dieser Rhetorik an und bezeichnen Crystal Meth als eine Droge, die sich »auf dem Vormarsch« (Focus Online 2014) befinde; eine nicht aufzuhaltende »Welle« (Welt/N24 2015), die sich wie ein »Lauffeuer« (Taff 2014) durch das Land »frisst« (Bayernkurier 2016) und »Drogen-Zombies« (Koch 2016) hinterlasse. Begleitet werden diese Schlagzeilen zum Teil von den Verbrecher_innenfotos der amerikanischen FOM-Kampagne, die den schnellen und drastischen körperlichen Zerfall des Meth-Konsums visualisieren soll.

FOM bezeichnet sich selbst als ein Drogen-Erziehungsprogramm und wurde 2004 von einem Sheriff aus dem Multnomah County im US-amerikanischen Bundestaat Oregon ins Leben gerufen. Deputy Bret King und seine Kolleg_innen wählten dabei sogenannte »mug shots« (Verbrecher_innenfotos) von Insassen mit einer Meth-Vorgeschichte aus, um mit ihnen eine Vorher-Nachher-Chronologie der körperlichen Auswirkungen des Meth-Konsums zu erstellen. Zusätzlich interviewten sie die Insassen um herauszufinden, wie sich ihr Meth-Konsum auf ihr Leben ausgewirkt hatte (Faces of Meth 2005). Aus den Ergebnissen der Interviews und den zusammengestellten Bildern ergab sich die besagte FOM-Kampagne, mit der Deputy King durch die Klassenzimmer der amerikanischen Schulen tourte, um Kinder und Jugendliche vor dem Konsum zu warnen (Linnemann & Wall 2013).

Einem ähnlichen Konzept folgt das MMP, eine Anti-Drogen-Kampagne, initiiert in Jahre 2005, die durch ihre bildgewaltigen Abschreckungsplakate und kurzen Videos eine hohe Relevanz im amerikanischen Kampf gegen Meth-Konsum erlangt hat (Erceg-Hurn 2008). Die inszenierten Bilder visualisieren dabei verschiedene Szenarien, die auf diverse grausige Konsequenzen des Konsums hinweisen sollen. Die Kernbotschaft dabei ist der Slogan »Meth – not even once«, in dem die alte Abschreckungsbotschaft der sofortigen Abhängigkeit reproduziert wird.

Auch in den deutschen Medien hat dieser amerikanische Stil der Visualisierung Anklang gefunden und wurde vielfach reproduziert. So übernahm der 2015 produzierte Kieler Tatort »Borowski und der Himmel über Kiel« (Schwochow 2015) diese Rhetorik beispielsweise an, und stellte seine Meth-abhängigen Protagonist_innen in Zombie-Manier dar.[1]

1 Bemerkenswert am besagten Tatort ist dabei nicht nur die plakative Darstellung der Meth-Konsumierenden, sondern auch die Narration von einem ganzen Dorf, das sich leichthin von einer die Droge herstellenden Person (vgl. »Breaking Bad«), respektive der ›Macht der Droge‹, zum regelmäßigen Konsum der selbigen hinreißen lässt – und das in einer Region, die nicht im geringsten für eine nennenswerte Prävalenz von Methamphetamin bekannt ist.

Während die öffentliche Wahrnehmung mit diesen Bildern geformt wird, bezeichnen Armstrong (2007), Hart et al. (2012, 2014), Jenkins (1994) und Linnemann (2009) die aktuelle Aufmerksamkeit, die dem Meth-Konsum zuteil wird, als eine ›moral panic‹,[2] vergleichbar mit der Crack-Hysterie der 1980er Jahre. Eine diskursive Analyse der visuellen und schriftlichen Darstellung kann dabei behilflich sein, die Methodik dieser Moralpanik aufzuschlüsseln und auf ihre Gefahren hinzuweisen. Die diskursive Forschung hat dabei ihren Fokus lange Zeit auf die Auseinandersetzung mit sprachlichen Texten gelegt. Erst in den letzten Jahren haben visuelle Methoden einen Einzug in die qualitative Forschung gefunden (Moser 2005), wobei ein zunehmendes Interesse der Sozialwissenschaften an sinngebenden Prozessen von Individuen und Gesellschaftsgruppen zu vermerken ist (Rose 2012). Der Prozess der sinnhaften Interpretation, so wird argumentiert, ist in westlichen Gesellschaften mittlerweile maßgeblich von der Visualität beeinflusst (Boyd 2002; Evans/Hall 1999; Fyfe/Law 1988; Hill/Helmers 2004; Jenks 1995; Kaszynski 2016; Kress/Van Leeuwen 2006; Rose 2012). Im jetzigen Zeitalter der Digitalisierung sind westliche Gesellschaften zunehmend von allgegenwärtigen visuellen Technologien, beispielweise Film und Fotografie, geprägt. Dabei bilden diese visuellen Technologien durchweg nur eine bestimmte Interpretation der Realität ab (Rose 2012). Deshalb sind diese visuellen Technologien nicht als transparente Fenster zu verstehen; ihre Art der Abbildung und das Gezeigte sind weder objektiv noch unschuldig. Es ist daher essenziell, diese Bilder und ihre Visualität zu hinterfragen.

Analyse der Rhetorik

In dieser Analyse wird auf die bereits erwähnten amerikanischen Anti-Drogen-Kampagnen FOM und MMP Bezug genommen, aber auch auf die deutsche mediale Darstellung am Beispiel des Kieler Tatort und der deutschen Medienberichterstattung. Der Methodik der visuellen Diskursanalyse nach Gillian Rose (2012) folgend, wird in einem ersten Schritt die Visualität rein deskriptiv beschrieben, um anschließend durch eine Kodierung wiederkehrende Elemente zu identifizieren. Dabei stechen folgenden Kategorien heraus:
1) das äußere Erscheinungsbild der Konsument_innen,
2) ihr Verhalten und
3) die Konsequenzen des Konsums für Außenstehende.

[2] Cohen definiert eine moral panic als eine extreme gesellschaftliche Reaktion auf ein aktuelles soziales Phänomen oder eine soziale Gruppe. Dieses Phänomen wird als eine Gefahr für die gesellschaftlichen Werte und Normen wahrgenommen und in einer besonderen stereotypen Darstellungsweise durch die Medien präsentiert (Cohen 1972).

Die verwendete Visualität in den Bildern und Videos zeichnet sich durch ausdrucksstarke Motive aus, wobei sich einer mehr oder minder einheitlichen Darstellungsweise der Meth-Konsument_innen bedient wird. Gezeigt werden Individuen, die durch ihr unhygienisches Äußeres und ihre Verhaltensweise auffallen. Ihre Gesichter sind blass mit tiefen Augenringen, womit auf den aufputschenden Effekt der Droge und den damit verbunden Schlafmangel hingewiesen werden soll (Anglin et al. 2000). Sie haben zum Teil offene oder verschorfte Wunden im Gesicht und auf ihren Körpern, die sie sich selbst durch ein psychotisches Kratzen zugefügt haben. Ihre Haut wirkt stark gealtert, die Haare sind fettig oder zerzaust, die Kleidung ist löchrig und schmutzig. Auf ihrer Stirn wird ein leichter Schweißfilm angedeutet, der auf durchgehende Entzugserscheinungen hinweist. Die Appetit hemmende Wirkung von Meth (ebd.) findet ihre Symbolik in der Verbildlichung von abgemagerten Körpern. Des Weiteren wird auf die schlechte Mundhygiene der Konsument_innen in Form von verrotteten und fehlenden Zähnen hingewiesen. Alles im allem erinnern die abgebildeten Konsument_innen stark an lebende Tote, respektive Zombies.

Neben dieser physischen Darstellung wird ebenfalls auf die psychische Verfassung der Konsumierenden Bezug genommen. Sie werden als psychotisch, teilweise abwesend, realitätsfern, manisch und gewalttätig dargestellt. Das psychotische Verhalten äußert sich dabei in Halluzinationen und unkontrollierbaren Gewaltausbrüchen. Besonders das MMP und der Kieler Tatort betonen die Gewaltbereitschaft der Konsument_innen, welche sich nicht nur gegen Fremde, sondern auch gegen Freund_innen und die eigene Familie richten kann. Beim Thema Gewalt ist vor allem MMPs Taktik der Opferwahl herauszustellen. Gezeigt werden alte, gebrechliche Männer, die blutend am Boden liegen, während schmutzige Meth-Konsumenten elektronische Geräte und Geld aus der Wohnung entwenden;[3] eine Mutter, die von ihrem wütenden Sohn geschlagen wurde und verzweifelt auf dem Küchenboden kauert;[4] oder ein kleiner Junge, der gewaltsam durch das Zimmer geworfen wird, weil sein Bruder manisch auf der Suche nach Geld ist.[5] Ältere, Frauen und Kinder, Personengruppen, denen sonst ein besonderer Schutz gewährt wird, sind in der Symbolik von MMP der unkontrollierbaren Tobsucht der Meth-Konsument_innen ausgesetzt. Auch der Kieler Tatort thematisiert diese Gewaltausbrüche mit der Hauptfigur Rita Holbeck, gespielt von Elisa Schlott, die, geplagt durch Entzugserscheinungen, ihren Freund angreift, da sie vermutet, dass er Meth vor ihr versteckt, oder eine Freundin in einem Eifersuchtsanfall »fast tot gehauen« (Borowski und der Himmel über Kiel, R: C. Schwochow, DE 2015. TC: 00: 39:59) haben soll.

---

3 Siehe: http://aotw-pd.s3.amazonaws.com/images/Beating.jpg
4 Siehe: https://www.youtube.com/watch?v=AU_Rrb8F_o0
5 Siehe: https://www.youtube.com/watch?v=sEIkTTLqMDQ

Sowohl das MMP und FOM als auch der Kieler Tatort kennzeichnen durch ihre visuelle Rhetorik Meth-Konsument_innen als Kriminelle. Während das MMP die devianten Handlungen sehr deutlich in ihren Videos und Bildern zeigt – und auf einen immerwährenden Beschaffungsdruck der Konsument_innen hinweist –, verzichtet die FOM-Kampagne auf die Visualisierung der kriminellen Tat und baut ihre Aussage rein auf der Symbolik der Verbrecher_innenfotos auf.

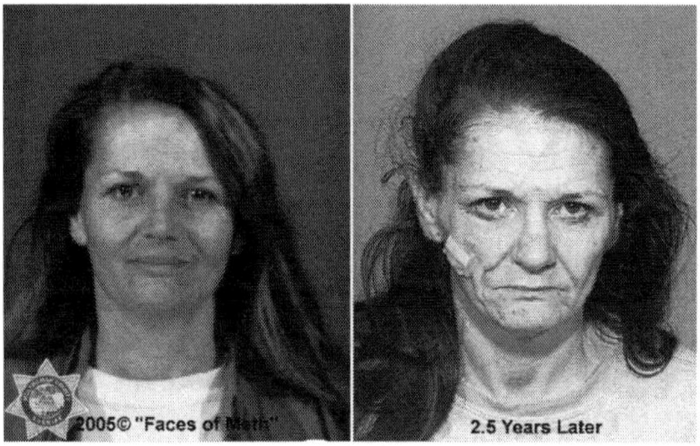

Abb.: Vorher-Nachher-Ansicht der FOM-Bilder (Faces of Meth 2005)

Die verwendeten Bilder der FOM-Kampagne zeigen dabei frontale Aufnahmen von Gesicht und Schultern. Der Blick ist direkt in die Kamera gerichtet, der Gesichtsausdruck wirkt emotionslos. Während auf dem linken Bild noch keine auffälligen physiologischen Merkmale feststellbar sind, zeigt das rechte Bild eine drastische Veränderung der Person. Erkennbar ist eine starke Gewichtsreduzierung; die Haut ist blass und teilweise übersät mit schorfigen Wunden; Falten deuten einen schnellen Alterungsprozess an; die Haare sind zerzaust und fettig; der Blick wirkt leer.

Die Bilder werden durch drei kurze Schriftzüge ergänzt. Auf dem unteren linken Rand der Abbildungen ist ein Sheriffstern des Multnomah County zu sehen, welcher dieses Bild als Verbrecher_innenfoto kennzeichnet. Auf dem linken Foto ist außerdem die Aussage »Faces of Meth« gedruckt, während auf dem rechten Foto eine Jahresangabe zu lesen ist, die den Zeitraum zwischen den beiden Abbildungen angeben soll. Obwohl es sich dabei gerade mal um insgesamt neun Worte handelt, zeigt sich, dass erst das Zusammenspiel von Bild- und Texteinheiten den Abbildungen ihren besonderen Kontext verleiht. Aus ihnen geht hervor, dass die abgebildeten Personen Meth-Konsument_innen sind, dass sich ihr Äußeres durch den Meth-Konsum drastisch verändert hat, und dass sie mehrfach aufgrund von kriminellen Handlungen verhaftet wurden, die mit ihrem Drogenkonsum im Zusammenhang stehen könnten. Indem in der FOM-Kampagne mehrere dieser Bilder exemplarisch verwendet werden, wird außerdem ein Anschein der quantitativen Beweislage erzeugt, der den Schluss nahelegt, dass der Meth-Konsum die Ursache dieser physiologischen Veränderungen gewesen ist. Beachtlich an dieser Vorgehensweise ist, dass der oder die Betrachtende in der Lage ist, diese Schlüsse selbst aus dem Gesehenen zu ziehen, ohne dass es einer weiteren Erklärung bedarf. Durch die chronologische Abfolge der Bilder und der Zusatzinformation der Texte wird der/die Betrachtende in die Lage versetzt, Informationen selbst zu generieren und erhält damit den Anschein der Eigenleistung.

Die Methodik der FOM beschränkt sich aber nicht nur auf die Visualisierung der physiologischen Veränderung; ihre ausdruckstarke Rhetorik zeichnet sich auch in der Wahl des Verbrecher_innenfotos ab. Die Einzigartigkeit der Fotos stecke laut Lashmar (2014) dabei in ihrem besonderen, stark eingegrenzten Kontext. Ihre Funktion sei von rein bürokratischer Natur, da das Bild keinen Regeln der Ästhetik folge. Das Porträt hätte lediglich eine sachdienliche Aufgabe, nämlich die Identifikation, Registrierung und Klassifikation des abgebildeten devianten Individuums. Der eingegrenzte Kontext des Verbrecher_innenfotos wird bei dieser Verwendung jedoch problematisch, da es dazu führt, dass das abgebildete Individuum völlig losgelöst von seinem relevanten sozialen und institutionellen Kontext gesehen wird (Hall 1973). Verbrecher_innenfotos blenden die Motive und den Hintergrund des devianten Verhaltens aus, sie thematisieren weder die Art des Verhaltens noch die Möglichkeit der Unschuld. Stattdessen wird das gezeigte Individuum als kriminelle Persönlichkeit zur Schau gestellt und stigmatisiert (Lashmar 2014). Das Verbrecher_innenfoto ist damit eine besondere Art der Abbildung, da seine Relevanz nicht aus dem abgebildeten Individuum selbst entsteht, sondern aus dem, was das Verbrecher_innenfoto an sich repräsentiert. Es ist nicht mehr nur ein Instrument zur Identifizierung von Kriminellen, vielmehr ist es ein Symbol, das für die Erfassung von Verdächtigen gilt und die Macht des Rechtstaates demonstriert. Eine mediale Veröffentlichung dieser Bilder ermöglicht eine konstante Erneuerung des kriminellen Stigmas, da die Anzahl der Betrachtenden vervielfacht wird und sich in der öffentlichen Wahrnehmung festsetzt (Carney 2010, Lashmar 2014). Diese Taktik und Symbolik macht sich auch die FOM-Kampagne zunutze und brandmarkt die abgebildeten Individuen als kriminelle Meth-Konsument_innen – hier wird also symbolisch die Figur des Meth-Konsumierenden mit der des/der Kriminellen gleichgesetzt. Ziel einer solchen Rhetorik ist daher nicht nur Abschreckung, sondern auch die Erzeugung von Angst.

Konsequenzen der Visualisierung

Die Konsequenzen dieser stereotypen Darstellungsweise sind vielschichtig und beziehen sich nicht nur auf die Konsument_innen selbst, sondern auch auf Außenstehende ohne Drogenerfahrungen und die akzeptierende Drogenarbeit.

Grundsätzlich ist festzustellen, dass sich die mediale Rhetorik einer eindimensionalen Darstellung des Drogenkonsums bedient. Drogenkonsum wird besonders in der MMP-Kampagne als ein einheitlicher Ablauf charakterisiert, in dem jeder Konsum mit einer Substanzabhängigkeit endet. Lediglich der Kieler Tatort unternimmt den Versuch, die Perspektive zu erweitern, indem er Personen zeigt, welche die Droge nicht regelmäßig konsumieren und keine spezifischen physiologischen Merkmale aufweisen. Dennoch versäumt auch der Tatort, über Gründe des Konsums und unterschiedliche Konsummuster zu reflektieren – letztlich wird eine Zwangsläufigkeit von Suchtverhalten suggeriert, die größtenteils mit der leichten Verfügbarkeit der Droge, Gruppenzwang und dem besonderen Rauscherlebnis begründet wird. Dabei wird jeglicher Bezug auf die physiologischen und psychologischen Vorbedingungen der Konsument_innen ignoriert; zudem werden keinerlei soziale, ökonomische oder politische Aspekte von Abhängigkeit reflektiert (Alexander 2010, Carnwath/Smith 2002, De Ridder 1991, Hari 2015, Hößelbarth 2014, Klein 2008, Robins et. al. 1977).

Schließlich wird – natürlich – die Möglichkeit eines nicht-abhängigen Genusskonsums der Droge komplett ausgeblendet. Schmidt-Semisch (1992) weist darauf hin, dass »Drogenkonsum [...] nicht per se negativ« ist, sondern schlichtweg dem Wunsch nach einem gelegentlichen Rauscherlebnis folgen kann (Korte 2007). Indem Meth-Konsum ausschließlich als pathologisch dargestellt wird, wird die Tatsache ausgeblendet, dass bei weitem nicht jeder Drogenkonsum in eine Abhängigkeit führt – was, im durch die mediale Darstellung geprägten ›common sense‹ kaum vorstellbar, auch auf Crystal Meth zutrifft. So findet sich z.B. bei Hart et.al (2014) die Angabe, dass weniger als 15% derjenigen, die Meth konsumiert haben, ein ›Suchtverhalten‹ aufweisen. Die überspitzte Darstellung der Risiken birgt dabei zwei Gefahren. Zum einen kann diese unreflektierte Visualisierung zu einer selbsterfüllenden Prophezeiung werden. So hat bereits Becker (1953) im Zusammenhang mit Cannabiskonsum argumentiert, dass Rauscherfahrungen vor dem Hintergrund sozialer und kultureller Konstruktionen zu betrachten sind. Becker kommt zu dem Schluss, dass wesentliche Aspekte des Rauscherlebens von den Informationen und Erwartungen, die an den Rausch gestellt werden, beeinflusst werden. Drogenerfahrungen unterliegen damit auch einer sozialen Komponente, womit sich transferiertes Wissen unterbewusst zu einer Erwartungshaltung bei dem/der Konsumierenden entwickeln kann. Wenn die Idee vermittelt wird, dass Meth-Konsum zu Halluzinationsschüben führen kann, die das Gefühl von Käfern unter der Haut erzeugen, so wurde diese Idee bereits in das Bewusstsein der Konsument_innen eingeschrieben, und ein einfaches Jucken kann zu einem psychotischen Anfall führen. Ähnlich verhält es sich mit den Aussagen über das hohe Suchtpotenzial dieser Substanz. So haben Warburton et al. (2005) bereits in ihrer Studie zum Genusskonsum von Heroin darauf hingewiesen, dass das Suchtpotenzial stark beeinflusst wird von sozialen Erwartungen und dem öffentlichen Image dieser Droge. Wünschenswert wäre daher, wenn die öffentliche Darstellung des Meth-Konsums nicht ausschließlich auf Abschreckung aufbauen würde, sondern z.B. den (potenziellen) Konsument_innen verdeutlichte, dass keine Droge bei Erstkonsum zu einer körperlichen Abhängigkeit führen kann, bzw. dass es im Falle, dass sich eine Abhängigkeit entwickelt, möglich ist, einen Weg heraus zu finden (Carnwath/Smith 2002).

Des Weiteren hat die aktuelle stereotype visuelle Darstellungsweise einen stigmatisierenden Effekt für die Konsument_innen. Indem diese mit einem unhygienischen Äußeren dargestellt werden, sie sich für wenig Geld prostituieren und in heruntergekommenen Räumlichkeiten hausen, laden diese Bilder den/die Betrachtende dazu ein, Abscheu und Ekel zu empfinden. Jedoch ist es nicht nur Ekel, sondern vor allem Angst, die geschürt werden soll: Angst vor der unkontrollierbaren Tobsucht der unmoralischen und kriminellen Konsument_innen. Dies ist in vielerlei Hinsicht problematisch. Konsumierende werden in dieser Darstellung lediglich auf ihren Drogenkonsum reduziert; das sonstige Leben dieser Menschen wird ausgeblendet. Die Gründe, die zu einem schädlichen Drogenkonsum führen können, werden nicht weiter reflektiert, da lediglich die ›Sucht‹ und das deviante Verhalten der Konsument_innen in den Vordergrund gerückt wird. Indem die persönlichen und sozialen Faktoren des Drogenkonsums außen vor gelassen werden, wird es dem/der Betrachter_in schwer gemacht, Empathie für die Konsument_innen und ihre Lage zu entwickeln. Damit wird ausgeblendet, dass Drogenabhängigkeit kein persönliches Versagen ist und auch sonstiges deviantes Verhalten, u.a. durch den Beschaffungsdruck, eine gesellschaftliche Komponente aufweist. Anstatt jedoch Empathie zu erzeugen, setzt die öffentliche Darstellung auf Angst. Symbolisch dafür sind nicht nur die Verbrecher_innenfotos der FOM oder die Darstellungsweise als gewalttätige Kriminelle im Kieler Tatort oder der MMP-Kampagne, sondern auch die Angst schürende Rhetorik der deutschen Schlagzeilen. Die Verbildlichung des Meth-Konsums mit einer ›Welle‹ oder dem ›Lauffeuer‹, oder die Umschreibung von Konsument_innen als ›Zombies‹, die sich auf dem ›Vormarsch‹ befänden, erzeugen das Gefühl, dass die Verbreitung des Meth-Konsums kaum noch aufgehalten werden kann. Gleichzeitig nimmt die mediale Darstellung gerne die Beobachtung, dass die Droge häufig auf tschechischen Vietnamesenmärkten gekauft würde, als Anlass dazu, die alte historische Angst der Gefahr aus dem

Osten zu beschwören (z.B. »Die Crystal Meth-Flut kommt aus Tschechien«; Welt/N24 2014).

Um Herr über diese Gefahr zu werden, gilt es, sie richtig zu erkennen. Durch die Reproduktion der physiologischen Merkmale des Konsums wird ein Profil der Meth-Konsument_innen erzeugt, durch das der Drogenkonsum für jede_n sichtbar gemacht wird. Diese Vorgehensweise erinnert stark an Lombrosos Vorstellungen des 19. Jahrhunderts, Verbrecher anhand ihrer Physiologie identifizieren zu können (Gibson 2002, Strasser 2005). Besonders kritisch an diesem Profil ist nicht nur die (angebliche) Möglichkeit, die Konsumierenden identifizieren zu können, sondern die Assoziation, dass diese kriminell und gefährlich sein könnten. Diese stereotype Darstellung stigmatisiert alle Konsument_innen und kann für jene, die Hilfe bedürfen, verheerende Konsequenzen haben. Laut Brown (2015) kann dieses soziale Stigma die Bereitschaft, bei einer Drogenabhängigkeit Hilfe in Anspruch zu nehmen, vermindern. Außerdem begünstige es einen Abbruch der Hilfemaßnahmen und verringere die soziale Unterstützung für Hilfesuchende. Zusätzlich vergrößere es das Gefühl der Scham, die Konsumierende gegenüber ihren Freund_innen und Familien verspüren.

Umgekehrt birgt diese stereotype Visualisierung aber auch die Gefahr, dass Konsument_innen mit einem problematischen Konsumverhalten sich selbst von diesen Bildern bewusst abgrenzen und keine Hilfe in Anspruch nehmen, solange sie keine entsprechenden körperlichen Veränderungen an sich feststellen können. Solch ein Verhalten würde zum einem dazu führen, dass weniger Konsument_innen Hilfe in Anspruch nehmen, gleichzeitig wirkt es sich aber auch negativ auf die Glaubwürdigkeit der Drogenhilfe und damit auch die akzeptierende Drogenarbeit aus (Hart et al. 2014). Neben der niedrigschwelligen Hilfe ist es das erklärte Ziel der akzeptierenden Drogenarbeit, die stringente Kategorisierung des *einen* Suchtverhaltens, des/der *einen* Drogenkonsumierenden, und der *einen* Suchtpersönlichkeit anzufechten (Journal of Drug Issues 2002). Die einseitige Darstellung, wie sie in amerikanischen Anti-Drogen-Kampagnen, aber auch in deutschen Medien stattfindet, reproduziert und rekonstituiert stereotype Vorstellungen und Drogen-Mythen, und schadet damit deutlich den Zielen von akzeptierender Drogenarbeit und pragmatischer Drogenpolitik, und verfehlt letztlich sogar das ursprünglich intendierte Ziel der Abschreckung: Wie in ähnlichen Anti-Drogen-Kampagnen, wie man sie bereits seit Jahrzehnten kennt, fühlen sich am ehesten diejenigen abgeschreckt, die ohnehin nicht gefährdet sind, während sich die eher Risikofreudigen aufgrund der extremen Darstellungsweise gar nicht erst angesprochen fühlen (vgl. auch Quensel 2004).

Schlussbetrachtung

Angst ist der Kernpunkt der derzeitigen medialen Darstellung von Meth-Konsument_innen. Die Angst vor den physischen und psychischen Schäden, die der Konsum hervorrufen kann, aber auch die Angst vor den Konsument_innen selbst. Sie werden als unkontrollierbar dargestellt, gewalttätig, lebende Tote, die als eine Welle über das Land hereinbrechen. Um sich vor diesen Lauffeuer zu schützen, gilt es also eine Gesellschaft vor dem Konsum abzuhalten. Dabei scheint die Welle über Deutschland nicht so recht einbrechen zu wollen. So beschreibt der Drogen- und Suchtbericht 2016:

> »... verlässliche Daten zum Konsum von Methamphetamin fehlten für Deutschland bislang. Laut dem ESA lag der Konsum (12-Monats-Prävalenz) in der gesamten Gruppe der Amphetamine unter 1 Prozent (...) Nach der aktuellen Drogenaffinitätsstudie der BZgA, die erstmals nach dem Konsum von Crystal Meth gefragt hat, gibt 1 Prozent der Männer im Alter von 18 bis 25 Jahren an, schon einmal Crystal Meth konsumiert zu haben.« (Die Drogenbeauftragte der Bundesregierung 2016).

In der lokalen Frankfurter Drogen-Monitoring-Studie MoSyD wird seit 2007 explizit nach Crystal-Meth-Konsum gefragt: weder in der jugendlichen Allgemeinbevölkerung noch in Partyszenen oder der ›harten‹ Drogenszene war seither eine nennenswerte Prävalenz der Droge zu verzeichnen (Werse et al. 2016).

Entsprechend der bislang recht spärlichen empirischen Daten zum Phänomen (z.B. Milin et al. 2014) und Berichten aus Drogenhilfe und Strafverfolgung ist die beschworene Welle rund hundert Kilometer hinter der tschechischen Grenze zum Erliegen gekommen. Aus dem Umstand, dass die Droge in manchen grenznahen Regionen eine nennenswerte Verbreitung aufweist und dabei zum Teil von ansonsten weitgehend sozial unauffälligen Menschen konsumiert wird, haben diverse Medien eine zweite, eigentlich mit dem Bild der Zombiedroge unvereinbare Narration geschaffen: die der Leistungsdroge, die scharenweise von ganz normalen Menschen zur Bewältigung des Alltags eingesetzt wird (z.B. »Crystal Meth wird Volksdroge – Die Modedroge ist in der Mitte der Gesellschaft angekommen«; FAZ 2014). Dieses Bild, gemeinsam mit steigenden Raten von Crystal-Meth-Konsumierenden in der Drogenhilfe, hat im Fall der Stadt Dresden seit dem Sommer 2015 zu einer Art 180°-Wende in der Präventionsstrategie geführt: es wird nicht mehr auf eine abschreckende Wirkung gesetzt, sondern es werden gesund wirkende Familien und Jugendliche auf Plakaten abgebildet und darauf hingewiesen, dass Karriere, Kinder und Haushalt auch ohne Crystal-Meth-Konsum gemeistert werden kann (Klasen 2015). Eine solche Herangehensweise ist einerseits zu begrüßen, da man sich somit von den Schockbildern distanziert. Andererseits transportieren diese Plakate ungewollt die Botschaft weiter, dass Crystal Meth für nicht wenige Menschen tatsächlich ein übliches Mittel zur Alltagsbewältigung sein könnte, was auch in der Grenzregion zu Tschechien trotz relativ höherer Verbreitung ein ausgesprochenes Randphänomen sein dürfte (vgl. Milin et al. 2014).

Insofern stellt sich der mediale Diskurs um Methamphetamin hierzulande geradezu als schizophren dar – wobei das Bild der Alltagsbewältigungsdroge (am Anfang der Konsumbiografie) auch durchaus mit dem der Zombiedroge (am Ende) kombiniert wird. Letztlich dominiert aber nach wie vor die Strategie der Erzeugung von Angst. Das Problem mit der Angst ist, dass sie sowohl rational als auch irrational sein kann, vor allem aber ist ihre Rhetorik einseitig. Indem die öffentliche Wahrnehmung auf Angst vor dieser Droge gepolt wird, bleibt es für die wissenschaftliche Drogenforschung und die akzeptierende Drogenarbeit schwierig, auf alle möglichen Facetten von Drogenkonsum und Drogenproblemen hinzuweisen. Damit blendet die Angst die Öffentlichkeit und erschwert die Sicht auf das ganze Bild.

Literatur

Alexander, B.K. (2010): Addiction: The View from Rat Park. Online: http://www.brucekalexander.com/articles-speeches/rat-park/148-addiction-the-view-from-rat-park (17.2.2016).

Anderson, M. (2010): Does information matter? The effect of the Meth Project on meth use among youths. Journal of Health Economics, 29: 732-742.

Anglin, D., Burke, C., Perrochet, B., Stamper, E., Dawud-Noursi, S. (2000): History of the Methamphetamine Problem. Journal of Psychoactive Drugs, 32(2): 137-141.

Armstrong, E. (2007): Moral Panic over Meth. Contemporary Justice Review: Issues in Criminal, Social, and Restorative Justice, 10(4): 427-442.

Bayernkurier (2016): Crystal Meth. Gefährliche Droge frisst sich durch Bayern. Online: https://www.bayernkurier.de/inland/12479-gefaehrliche-droge-frisst-sich -durch-bayern (18.12.2016).

Becker, H. (1953): Becoming a Marihuana User. American Journal of Sociology, 59(3): 235-242.

Boyd, S. (2002): Media constructions of illegal drugs, users, and sellers: a closer look at Traffic. International Journal of Drug Policy, 13: 397-407.

Brown, S. (2015): Stigma towards Marijuana Users and Heroin Users. Journal of Psychoactive Drugs, 47(3): 213-220.

Carney, P. (2010): Crime, punishment and the force of photographic spectacle. In: Hayward, K. & Presdee, M., ed., Framing Crime. Cultural Criminology and the Image. Abingdon: Routledge: 17-35.

Carnwath, T., Smith, I. (2002): Heroin Century. London/New York: Routledge.
Cohen, S. (1972): Folk Devils and Moral Panics. The Creation of the Mods and Rockers. New York: St. Martins's Press.
Degenhardt, L., Topp, L. (2002): 'Crystal meth' use among polydrug users in Sydney's dance party subculture: characteristics, use patterns and associated harms. International Journal of Drug Policy, 14: 17-24.
De Ridder, M. (1991): Heroin: Geschichte – Legende – Fakten. In: Grözinger, G., (Hrsg.), Recht auf Sucht? Drogen Markt Gesetze. Berlin: Rotbuch Verlag: 16-37.
Die Drogenbeauftragte der Bundesregierung (2016): Drogen- und Suchtbericht 2016. Berlin: Bundesministerium für Gesundheit.
Evans, J., Hall, S. (1999): Visual culture: The reader. London: Sage.
Erceg-Hurn, D. (2008): Drugs, Money, and Graphic Ads: A Critical Review of the Montana Meth Project. Society for Prevention Research, 9: 256-263.
FAZ (2014): Kampf gegen die Sucht – Crystal Meth wird Volksdroge. Online: http://www.faz.net/aktuell/gesellschaft/gesundheit/kampf-gegen-die-sucht-crystal-meth-wird-volksdroge-13032468.html (2.2.2017).
Faces of Meth (2005): Faces of Meth. http://www.facesofmeth.us/ (3.3.2016).
Focus Online (2014): Crystal Meth. Droge auf dem Vormarsch. Online: http://www.focus.de/gesundheit/ratgeber/psychologie/krankheitenstoerungen/mechanismen/alarmierende-studie-die-haelfte-der-konsumenten-nimmt-chrystal-auf-der-arbeit_ id_3675396.html (22.12.2016).
Fyfe, G., Law, J. (1988): On the invisibility of the visual: editor's introduction. In: Fyfe, G., Law, J., ed., Picturing Power. Visual Depiction and Social Relations. London/New York: Routledge: 1-14.
Gibson, M. (2002): Born to Crime. Cesare Lombroso and the Origins of Biological Criminology. Westport: Praeger.
Hall, S. (1973): The determination of news photographs. In: Cohen, S., Young, J.: The manufacture of news. Social problems, deviance and the mass media. London: Constable: 226-243.
Hari, J. (2015): Chasing the Scream. The first and last days of the war on drugs. London/New Dehli, New York/ Sydney: Bloomsbury Circus.
Hart, C., Csete, J., Habibi, D. (2014): Methamphetamine: Fact vs. Fiction and Lessons from the Crack Hysteria. New York: Columbia University.
Hill, C., Helmers, M. (2004): Defining Visual Rhetorics. New Jersey: Lawrence Erlbaum Associates.
Hößelbarth, S. (2014): Crack, Freebase, Stein. Konsumverhalten und Kontrollstrategien von KonsumentInnen rauchbaren Kokains. Wiesbaden: Springer VS.
Jenkins, P. (1994): "The ice age". The social construction of a drug panic. Justice Quarterly, 11(1): 7-31.
Jenks, C. (1995): The Centrality of the Eye in Western Culture: An Introduction. In: Jens, C., ed., Visual Culture. London/New York: Routledge: 1-25.

Journal of Drug Issues (2002): Appendix A: The System of "Accepting Drug Work" in Germany. Journal of Drug Issues, 32(2): 721-740.

Kaszynski, E. (2016): "Look, a [picture]!": Visuality, race, and what we do not see. Quarterly Journal of Speech, 102(1): 62-78.

Kistner, A. (2014): The High Before the Crash: Germany's Crystal Meth Pandemic. Spiegel Online. Online: http://www.spiegel.de/international/germany/crystal-meth-becoming-more-popular-in-germany-a-958215.html (15.3.2016).

Klasen, O. (2015): Karriere und Kinder? Schaffen wir ohne Crystal. Süddeutsche Zeitung. Online: http://www.sueddeutsche.de/panorama/anti-drogen-kampagne -in-dresden-karriere-und-kinder-schaffen-wir-ohne-crystal-1.2558106 (28.12.2016).

Klein, A. (2008): Drugs and the World. London: Reaktion Books.

Koch, C. (2016): Warum Crystal Meth Menschen in Zombies verwandelt. Stern. Online: http://www.stern.de/gesundheit/fragen-verstehen/crystal-meth--wie-die-teufelsdroge-menschen-in-zombies-verwandelt-6770940.html (18.12.2016).

Korte, S. (2007): Rauschkonstruktionen. Eine qualitative Interviewstudie zur Konstruktion von Drogenrauschwirklichkeit. Wiesbaden: VS Verlag für Sozialwissenschaften.

Kress, G. & van Leeuwen, T. (2006): Reading Images: The Grammar of Visual Design, 2nd ediction, New York: Routledge.

Kulish, N. (2007): Czech drug epidemic threatens to spread through Europe. The New York Times. Online: http://www.nytimes.com/2007/11/22/world/europe/22iht-meth.4.8441780.html (15.3.2016).

Lashmar, P. (2014): How to humiliate and shame: a reporter's guide to the power of the mugshot. Social Semiotics, 24(1): 56-87.

Linnemann, T. (2009): Mad Men, Meth Moms, Moral Panic: Gendering Meth Crimes in the Midwest. Critical Criminology, 2010 (18): 95-110.

Linnemann, T., Wall, T. (2013): ‚This is your face on meth': The punitive spectacle of ‚white trash' in the rural war on drugs. Theoretical Criminology, 0(0): 1-20.

Mcketin, R., Kozel, N., Douglas, J., Ali, R., Vicknasingam, B., Lund, J., Li, J. (2008): The rise of methamphetamine in Southeast and East Asia. Drug and Alcohol Review, 27: 220-228.

Milin, S., Lotzin, A., Degwitz, P., Verthein, U., Schäfer, I. (2014): Amphetamin und Methamphetamin – Personengruppen mit missbräuchlichem Konsum und Ansatzpunkte für präventive Maßnahmen. Hamburg: Zentrum für Interdisziplinäre Suchtforschung (ZIS).

Mopo (2012): Neue Schock-Bilder. So sehen »Crystal-Meth«-Zombies aus. Online: http://www.mopo.de/news/neue-schock-bilder-so-sehen--crystal-meth--zombies-aus-5333278 (18.12.2016)

Moser, H. (2005): Visuelle Forschung – Plädoyer für das Medium »Fotografie«, Medien Pädagogik: 1-27.

Quensel, S. (2004): Das Elend der Suchtprävention. Wiesbaden: VS-Verlag.

Robins, L., Helzer, J., Hesselbrock, M., Wish, E. (1977): Vietnam Veterans Three Years after Vietnam: How Our Study Changed Our View of Heroin. The American Journal on Addictions, 19: 203-211.

Rose, G. (2012): Visual Methodologies. An Introduction to Researching with Visual Materials. 3rd edition, Los Angeles: Sage.

Rosenkranz, J. (2016): Crystal Meth. Das Gift, das sich durch Deutschland frisst. Stern. Online: http://www.stern.de/gesundheit/crystal-meth--das-gift--das-sich-durch-deutschland-frisst-3457564.html (22.12.2016).

Schmidt-Semisch, H. (1992): Drogen als Genussmittel. Ein Modell zur Freigabe illegaler Drogen, München: AG-SPAK-Bücher.

Schwochow, C. (2015): Tatort: Borowski und der Himmel über Kiel (Film). Buch: Rolf Basedow. NDR, Hamburg. Spieldauer: 88 Minuten.

Strasser, P. (2005): Verbrechermenschen. Zur kriminalwissenschaftlichen Erzeugung des Bösen. 3. Auflage, Frankfurt/Main: Campus.

Taff (2014): Crystal Meth in Deutschland (1). Prosieben. Online: http://www.prosieben.de/tv/taff/video/201421-crystal-meth-in-deutschland-1-clip (22.12.2016).

Warburton, H., Turnbull, P., Hough, M. (2005): Occasional and controlled heroin use. Not a problem? Joseph Rowntree Foundation.

Welt/N24 (2014): Crystal Meth ist die Droge der Generation Selfie. Online: https://www.welt.de/politik/deutschland/article134620734/Crystal-Meth-ist-die-Droge-der-Generation-Selfie.html (2.2.2017).

Welt/N24 (2015): Ein Tag alt und schon drogenabhängig. Online: https://www.welt.de/vermischtes/article137703216/Einen-Tag-alt-und-schon-drogenabhaengig.html (22.12.2016).

Werse, B., Egger, D., Sarvari, L., Kamphausen, G., Müller, D. (2016): MoSyD Jahresbericht 2015. Drogentrends in Frankfurt am Main. Centre for Drug Research, Goethe-Universität, Frankfurt a.M.

BEHANDLUNG

Die deutsche S3-Leitlinie »Methamphetamin-bezogene Störungen«

Euphrosyne Gouzoulis-Mayfrank, Wolf-Dietrich Braunwarth, Roland Härtel-Petri, Willem Hamdorf, Ursula Havemann-Reinecke, Stephan Mühlig, Norbert Wodarz[1]

Hintergrund

In Deutschland stellt die Behandlung von Methamphetamin-bezogenen Störungen eine zunehmende Herausforderung sowohl für die klassische Suchthilfe als auch für Ersthelfende und Krankenhauspersonal dar. Die bislang verfügbaren Leitlinien aus Deutschland und dem Ausland haben sich nicht spezifisch auf die Substanz Methamphetamin bezogen und sie waren größtenteils veraltet.

Auf Initiative der Bundesdrogenbeauftragten, finanziert durch das Bundesgesundheitsministerium, beauftragt von der Bundesärztekammer und methodisch unterstützt durch das Ärztliche Zentrum für Qualität in der Medizin (AZQ) entwickelte ein Expert_innenpanel in der Zeit von April 2015 bis September 2016 eine S3-Leitlinie zur Diagnostik und Behandlung Methamphetamin-bezogener Störungen (Drogenbeauftragte der Bundesregierung et al. 2016a). Zu den 21 beteiligten Expert_innen gehörten klinisch tätige und niedergelassene Arzt_innen verschiedener Fachrichtungen, Psychotherapeut_innen, Krankenpflegende, Sozialarbeitende und Vertreter_innen der Selbsthilfe (Tabelle 1).

1 Stellvertretend für alle Autor_innen der S3-Leitlinie (siehe Tabelle 1).

Tabelle 1: Mitglieder der Konsensgruppe

Beteiligte Expert_innen	Benennende Fachgesellschaft/ Organisation
Dr. med. Wolf-Dietrich Braunwarth Klinikum Nürnberg	ad personam
Dr. med. Roland Härtel-Petri Psychotherapeutische Praxis, Bayreuth	ad personam
Dr. med. Heribert Fleischmann Bezirksklinikum Wöllershof	Deutsche Hauptstelle für Suchtfragen e. V. (DHS)
Prof. Dr. med. Euphrosyne Gouzoulis-Mayfrank LVR-Klinik Köln	Deutsche Gesellschaft für Psychiatrie und Psychotherapie, Psychosomatik und Nervenheilkunde (DGPPN)
Dr. med. Willem Hamdorf AHG Klinik Mecklenburg	Fachverband Sucht (FVS)
Prof. Dr. Ursula Havemann-Reinecke Universitätsklinik Göttingen	Deutsche Gesellschaft für Suchtforschung und Suchttherapie e. V. (DG Sucht)
Dipl.-Med. Peter Jeschke Neurologische Gemeinschaftspraxis, Halle	ad personam
Dr. med. Josef Mischo Kreiskrankenhaus St. Ingbert	Arbeitsgruppe „Sucht und Drogen" der Bundesärztekammer (BÄK)
Prof. Dr. med. Bernd Mühlbauer Institut für Klinische Pharmakologie am Klinikum Bremen Mitte	Arzneimittelkommission der deutschen Ärzteschaft (AkdÄ)
Prof. Dr. Stephan Mühlig Technische Universität Chemnitz	Bundespsychotherapeutenkammer (BPtK)
Timo Harfst Bundespsychotherapeutenkammer	
PD Dr. med. Ingo Schäfer Universitätsklinikum Hamburg-Eppendorf/ Zentrum für Interdisziplinäre Suchtforschung der Universität Hamburg	Zentrum für Interdisziplinäre Suchtforschung der Universität Hamburg (ZIS)
Sascha Milin Zentrum für Interdisziplinäre Suchtforschung der Universität Hamburg	
Prof. Dr. med. Norbert Scherbaum LVR-Klinikum Essen	Arbeitsgruppe „Sucht und Drogen" der Bundesärztekammer (BÄK)
Dr. med. Katharina Schoett Ökumenisches Hainich Klinikum	Deutsche Gesellschaft für Suchtmedizin (DGS)

Beteiligte Expert_innen	Benennende Fachgesellschaft/ Organisation
Frank Vilsmeier Psychiatrisches Krankenhaus Rickling	Deutscher Pflegerat
Winfried Looser LVR-Klinik Düren	
Norbert Wittmann Mudra Drogenberatung	mudra – Alternative Jugend- und Drogenhilfe e. V.
Benjamin Löhner Mudra Drogenberatung	
Prof. Dr. med. Norbert Wodarz Klinik und Poliklinik für Psychiatrie und Psychotherapie der Universität am Bezirksklinikum Regensburg	Bayerische Akademie für Sucht- und Gesundheitsfragen (BAS)

Methodik

Die S3-Leitlinie wurde nach dem Regelwerk der AWMF (Arbeitsgemeinschaft der Wissenschaftlichen Medizinischen Fachgesellschaften e.V.; www.awmf.org) erstellt. Eine systematische Literaturrecherche erfolgte im Juni 2015 in der Cochrane-Database, Medline über PubMed, PSYINDEX über DIMDI und PsycINFO. Ergänzend wurde eine Handsuche durchgeführt. Eingeschlossen wurden alle Studien (ohne Einschränkung bezüglich Studientyp) und systematische Reviews zu therapeutischen Interventionen bei Menschen mit Methamphetamin bezogener Störung, publiziert ab dem Jahr 2000 (Abbildung 1). Die Evidenz wurde nach dem Schema des Oxford Centre for Evidence-Based Medicine 2011 graduiert, systematische Reviews zusätzlich mit AMSTAR bewertet. Eine systematische Suche nach Leitlinien erfolgte im April 2015. Die identifizierten Leitlinien wurden mit DELBI bewertet.

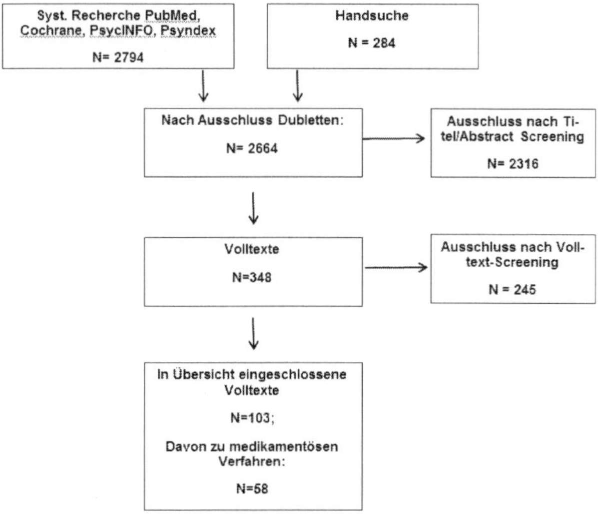

Abb. 1: Flow Chart: Systematische Literaturrecherche

Empfehlungen wurden in drei Konsensuskonferenzen im Nominalen Gruppenprozess konsentiert. Für die Konsentierung war eine Konsensstärke von mindestens 75% erforderlich. Eine starke Evidenz aus wissenschaftlichen Studien führte in der Regel zu einer starken, eindeutigen Empfehlung (z.B. eine bestimmte Therapie soll angeboten werden), eine mittelstarke Evidenz führte zu einer mittelstarken Empfehlung (eine bestimmte Therapie sollte angeboten werden) und eine schwache Evidenz zu einer schwachen Empfehlung (eine bestimmte Therapie kann angeboten werden). Auf Basis des Expert_innenkonsenses konnte jedoch die Empfehlung ausgehend von der Evidenz hoch- oder heruntergestuft werden und es wurden auch starke Empfehlungen in Abwesenheit streng wissenschaftlicher Evidenz ausgesprochen. Von Mai bis Juni 2016 erfolgte eine öffentliche Konsultation. Mögliche Interessenskonflikte aller Beteiligten wurden strukturiert nach den Vorgaben der AWMF erfasst und diskutiert. Ausschlüsse wurden als nicht erforderlich angesehen, in Einzelfällen Enthaltung beschlossen. Das methodische Vorgehen, die Evidenztabellen, Kommentare aus der Konsultation sowie die Erhebungen der Interessenkonflikte sind im zugehörigen Leitlinienreport publiziert (Drogenbeauftragte der Bundesregierung et al. 2016a).

Ergebnisse

Insgesamt sprechen die Expert_innen 135 Empfehlungen zu den Themen Diagnostik, Awareness und Frühintervention, Akuttherapie, Postakuttherapie, Komorbidität, Besondere Personengruppen, Rückfallprophylaxe und Schadensminimierung aus, davon mehr als 2/3 einstimmig. Im vorliegenden Buchbeitrag werden ausgewählte Empfehlungen zu den wichtigsten Aspekten von Therapie und Behandlungsplanung vorgestellt (orientiert an Gouzoulis-Mayfrank et al. 2017). Grundsätzlich stellen alle medikamentösen Therapien off-label Behandlungen dar, weil keine Substanz für die Behandlung Methamphetamin- oder Stimulanzien-bezogener Störungen zugelassen ist.

Behandlungsplanung

Bei einem erstmaligen aktiven Nachsuchen um Hilfe im Suchthilfesystem sollte ein Beratungstermin innerhalb von 24 Stunden ermöglicht werden. Alle Konsumierenden sollen ergänzend auf die Selbsthilfegruppen der Region bzw. die Selbsthilfe hingewiesen werden. Methamphetamin-Abstinenz sollte nach Ansicht des Expert_innenpanels bei Methamphetamin-bezogener Störung als primäres Therapieziel angeraten werden. Allerdings haben die meisten Studien eine Konsumreduktion und nicht die Abstinenz als Endpunkt evaluiert. Entsprechend sollen bei der Behandlungsplanung die Therapieziele des Konsumierenden im Sinne von harm reduction berücksichtigt werden.

Akuttherapie

Notfallbehandlung

Die Literaturrecherche zur Notfall-Behandlung einer Methamphetamin-Intoxikation ergab eine ältere, konsensbasierte Leitlinie mäßiger methodischer Qualität (Jenner et al. 2006). Die Empfehlungen beruhen darauf und auf klinischer Erfahrung und Expert_innenmeinung:

Die Versorgung einer Methamphetamin-intoxikierten Person sollte in einer möglichst ruhigen, reizabschirmenden Umgebung mit kontinuierlicher personeller Begleitung erfolgen. Da bei Methamphetamin-Intoxikation häufig Mischkonsum vorliegt, sollte ohne ausreichende Überwachungsmöglichkeit auf die Gabe von Medikamenten so weit wie möglich verzichtet werden. Besteht wegen starker Agitiertheit, Aggressivität oder psychotischer Symptome dringende Behandlungsbedürftigkeit, so sollen als Mittel der ersten Wahl Benzodiazepine eingesetzt werden. Lässt sich mit diesen allein keine ausreichende Sedierung erzielen, kann ergänzend ein Antipsychotikum erwogen werden, insbesondere bei Wahnvorstellungen und Halluzinationen.

Nach einer Intoxikation soll eine weiterführende psychiatrische/suchtmedizinische Diagnostik und gegebenenfalls Behandlung empfohlen werden. Bei festgestellter Methamphetamin-Abhängigkeit soll eine stationäre qualifizierte Entzugsbehandlung angeboten werden, die mindestens 3 Wochen dauern soll.

Qualifizierte Entzugsbehandlung

Zur Wirksamkeit von Interventionen im Rahmen einer qualifizierten Entzugsbehandlung konnten nur wenige Studien identifiziert werden. Die Empfehlungen beruhen daher vor allem auf Extrapolationen von Studien zu der Postakutbehandlung sowie auf Expert_innenmeinung:

Bei einer Methamphetamin-bezogenen Störung sollen im Rahmen einer stationären qualifizierten multimodalen Entzugsbehandlung psychotherapeutische Methoden wie Psychoedukation und Motivational Interviewing angeboten werden. Zum Vergleich der einzelnen psychotherapeutischen Verfahren im Rahmen der Akuttherapie liegen bisher keine gesicherten Studienergebnisse vor. Im Längsschnitt gesehen sind vermutlich komplexe, aufeinander abgestimmte Interventionspakete erfolgversprechender als die Summe von Einzelinterventionen. Deshalb können im Sinne einer engen Verzahnung der Akut- und Postakutbehandlung auch andere psychotherapeutische Methoden wie Verhaltenstherapie oder Kontingenzmanagement bereits in der qualifizierten Entzugsbehandlung Anwendung finden.

Bezüglich medikamentöser Therapie haben vorhandene RCTs sehr kleine Fallzahlen und hohe drop-out-Raten. Effekte zeigten sich häufig nur bei sekundären Endpunkten wie Suchtdruck (Craving) oder Verbleiben in der Therapie (Haltequote). Die Experten empfehlen deshalb – und auch vor dem Hintergrund des grundsätzlichen Off-Label-Use – einen zurückhaltenden Einsatz von Medikamenten, wobei je nach Zielsyndrom in erster Linie Tranquilizer, antriebsteigende Antidepressiva oder Antipsychotika in Frage kommen (symptomorientiertes Vorgehen, Tabelle 2). Wegen der Gefahr eines serotonergen Syndroms und der häufig beschriebenen erhöhten Rate an Nebenwirkungen rät die Leitlinie von SSRIs (Serotonin-wiederaufnahme-Inhibitoren) auch bei depressiver Symptomatik dezidiert ab. Auf Grundlage einzelner Studien können auch Dexamphetamin (bei mehrfachen erfolglosen Entzugsversuchen in der Vorgeschichte, zeitlich befristet und ausschließlich im stationären Setting) und Acetylcystein (bei ausgeprägten Craving) gegeben werden.

Tabelle 2: Symptomorientierte medikamentöse Behandlung in der Akutbehandlung

Symptom	Therapieoptionen	Stärke der Empfehlung
Methamphetamin-Intoxikation mit akutem Erregungszustand oder ausgeprägter **Fluktuation des Zustandsbildes mit schwer vorhersagbaren Reaktionsweisen**	nach Ausschöpfung psychotherapeutischer De-Eskalationsmaßnahmen bevorzugt **Benzodiazepine**, sobald eine ausreichende Interventions-/Überwachungsmöglichkeit gegeben ist	soll
Depressiv-ängstliche Symptomatik mit Erschöpfung und/oder Hypersomnie im Methamphetamin-Entzug	Bupropion oder antriebssteigerndes TZA, z. B. Desipramin	kann
Schlafstörungen und/oder Unruhe im Methamphetamin-Entzug	nach Experteneinschätzung **sedierende Antidepressiva oder niedrigpotente, sedierende Antipsychotika** Hypnotika vermeiden!	kann
Methamphetamin-induzierte **psychotische Symptomatik**	**Atypische Antipsychotika** ggf. zeitlich begrenzt begleitend **Benzodiazepine** Überprüfung der Indikation und möglichst Absetzversuch nach spätestens 6 Monaten	Antipsychotika: sollte Benzodiazepine: kann
Akute depressive und/oder angstbesetzte Zustandsbilder mit Fremd- oder Selbstgefährdung im Methamphetamin-Entzug	ggf. zeitlich begrenzt **Benzodiazepine**	kann
Bei mehrfachen erfolglosen Entzugsversuchen in der Vorgeschichte	ausschließlich im stationären Setting im Einzelfall **Dexamphetamin**; Ausschleichen der Dosis nach spätestens 2 Wochen	kann
Ausgeprägtes **Craving** im Methamphetamin-Entzug	ggf. **Acetylcystein** mit 600–1200 mg/die	kann

Postakuttherapie

Postakute Interventionsformen sollen nach Meinung der Expert_innen im Anschluss an die Entzugsphase als nahtlose weiterführende Behandlung angeboten werden, um Betroffene im Suchthilfesystem zu halten und zu stabilisieren.

Psychotherapeutische Beratungs- und Behandlungsangebote

Im Rahmen der Recherche konnten 26 RCT zu psychotherapeutischen Verfahren identifiziert werden, die allesamt eine Reduktion des Methamphetamin-Konsums als primären Endpunkt hatten. Abstinenzorientierte Therapieziele wurden in keiner Studie explizit verfolgt; eine (temporäre) Abstinenz wurde lediglich als sekundärer Endpunkt mit erhoben. Im Einzelnen wurden Wirksamkeitsstudien zu folgenden Interventionsmethoden ermittelt: Psychoedukation, Motivierende Gesprächsführung, Motivationsförderung, Kontingenzmanagement, kognitive Verhaltenstherapie, Akzeptanz- und Commitment-Therapie, MATRIX und FAST, Stepped-Care- sowie gemeindenahe Ansätze.

Bei allen Interventionen besserten sich bestimmte suchtspezifische Endpunkte wie das Ausmass des Methamphetamin-Konsums im Vergleich zu Baseline, allerdings ergaben sich selten Vorteile zur jeweiligen psychotherapeutischen Vergleichsintervention. Ein einziger RCT mit 229 Patienten verglich ein Psychotherapieverfahren (Kontingenzmanagement) mit einer medikamentösen Entzugsbehandlung mit Sertralin (Shoptaw et al. 2006). Hier wiesen die Sertralin-Patient_innen eine geringere Haltequote auf. Außerdem besuchten sie seltener die Rückfallprophylaxe. Unter Kontingenzmanagement zeigte sich eine höhere Rate an Patient_innen mit drei aufeinanderfolgenden Abstinenz-Wochen. Hinsichtlich Craving, Depression und Adhärenz zeigte sich kein Unterschied, es wurden aber mehr Nebenwirkungen unter Sertralin berichtet (Übelkeit, sexuelle Dysfunktion, gastrointestinale und anticholinerge UAW).

Die Leitlinienautor_innen schlussfolgern, dass die untersuchten psychotherapeutischen Angebote wirksam sind, jedoch lässt sich aufgrund der Studiendesigns nicht ableiten, ob bestimmte Ansätze überlegen sind. Möglicherweise sind komplexe, störungsspezifische Ansätze wie MATRIX besonders wirksam (SAMHSA 2007, Rawson et al. 2004). Die Leitlinie empfiehlt daher, dass jeder/m Methamphetamin-Konsumierenden unabhängig vom Vorliegen einer Abhängigkeitsdiagnose ein bedarfs- und motivationsgerechtes psychotherapeutisches Beratungs- oder Therapieangebot gemacht werden soll. Dieses sollte nach dem Stepped-Care-Ansatz von niederschwelligen Aufklärungs-, Psychoedukations-

und Beratungsangeboten bis zu multimodalen Konsumreduktions- beziehungsweise Entwöhnungstherapieprogrammen reichen. Methamphetamin-Konsumierenden, die die Diagnosekriterien für eine substanzbezogene Störung erfüllen, sollten je nach Bereitschaft und Verfügbarkeit zur Konsumreduktion oder Entwöhnung Verhaltenstherapie beziehungsweise Methamphetamin-spezifische komplexe Programme angeboten und vermittelt werden.

Medikamentöse Therapie

Die Recherche erbrachte insgesamt 58 Studien zu medikamentösen Interventionen. Es handelt sich überwiegend um RCTs, jedoch sind nur äußerst wenige von ausreichender methodischer Qualität. Viele Studien wurden zudem in Kombination mit der Psychotherapieform »Kognitive Verhaltenstherapie« nach dem MATRIX-Manual durchgeführt. Untersucht wurden: Acetylcystein, Antidepressiva, Antiepileptika, atypische Neuroleptika, Kalziumantagonisten, Muskelrelaxanzien, Opioidantagonisten, Psychostimulanzien, Vareniclin, Cholinesterasehemmer und Citicolin. Nach Abwägung der Studienlimitationen, der beobachteten Effekte und möglicher Schäden sprechen die Expert_innen nur für die antriebsteigernden Antidepressiva Bupropion und Imipramin eine schwache, eingeschränkte kann-Empfehlung aus: Eine post-hoc-Analyse eines methodisch hinreichenden RCT (n=151) zeigt einen leichten Vorteil von Bupropion im Vergleich zu Placebo für die Abstinenzdauer bei Patient_innen, die bereits bei der baseline einen mäßig starken Konsum (weniger als 18 Tage pro Monat) hatten: Die Abstinenz: ≥ 2 Wochen betrug absolut 20% vs. 7%, ≥ 6 Wochen: 14% vs. 4%, 12 Wochen: 6% vs. 1% (p=0,0176) (Elkashef et al. 2008, McCann/Li 2012). Hier sehen die Expert_innen zumindest die Möglichkeit einer Therapieunterstützung für Menschen mit geringem bis moderatem Konsum. Für 150mg Imipramin täglich ergab ein kleines RCT (n=32) eine signifikant höhere Haltequote im Vergleich zu 10 mg täglich (median 33 vs. 10,5 Tage). Die Expert_innen sehen auch hier einen Anhaltspunkt für einen Nutzen, zumindest in Bezug auf die Haltequote (Galloway et al. 1994, 1996).

Sertralin soll nicht bei Methamphetamin-bezogener Störung gegeben werden: Hier zeigte sich in einem methodisch hinreichenden RCT kein Nutzen im Vergleich zu Placebo und zudem eine signifikant schlechtere Haltequote (38% vs. 60%, p=0,036) sowie eine starke Tendenz zu schlechteren Abstinenzergebnissen, gemessen als 3 aufeinanderfolgende Wochen ohne positiven Urintest (34,2% vs. 46,8%, p= 0,052). Obwohl pharmakologisch plausibel, halten die Expert_innen Substitutionsversuche mit Psychostimulanzien für nicht hinreichend belegt (etwa retardiertes D-Amphetamin, retardiertes Methylphenidat). Die wenigen RCT weisen erhebliche Mängel auf, die Effekte waren nicht konsistent und bezogen sich meist auf sekundäre Endpunkte. Solche Behandlungsversuche sollen nur im Rahmen hochwertiger klinischer Studien erfolgen. Darüber hinaus sollte Modafinil nicht eingesetzt werden: Hier konnte ein RCT keine Vorteile gegenüber Placebo zeigen bei gleichzeitig hoher Gefahr von Wechselwirkungen (Anderson 2012, n=210, hohe Drop-out-rate, geringe Compliance).

Auch eine medikamentöse Kombinationsbehandlung mit Flumazenil, Gabapentin und Hydroyzin zeigte in einem RCT keine Wirksamkeit bei gleichzeitiger Gefahr gravierender Nebenwirkungen wie epileptischer Anfälle. Sie soll daher nicht eingesetzt werden.

Die Evidenz für alle weiteren getesteten Substanzen halten die Expert_innen für nicht aussagekräftig genug, um überhaupt Empfehlungen auszusprechen. Hier wird dringender Forschungsbedarf gesehen.

Weitere Therapien

In drei methodisch belastbaren RCTs hatte Sporttherapie bei Methamphetamin-Abhängigen einen signifikanten Effekt auf Abstinenzsymptome wie Suchtdruck, aber auch auf Begleitsymptome wie Angst und Depressivität. Deshalb soll Sporttherapie unterstützend angeboten und vermittelt werden.

Auch Neurofeedback verbesserte in einem RCT suchtspezifische Endpunkte und Lebensqualität im Vergleich zu einer alleinigen Pharmakotherapie. Da es sich um ein aufwändiges Verfahren handelt, sprechen die Expert_innen eine schwache Empfehlung aus: Es kann ergänzend durchgeführt werden.

Zum Einsatz der Ohrakupunktur nach NADA-Protokoll bei Methamphetamin-Konsumierenden liegen keine Studien vor, es gibt aber positive Einzelfallberichte. Sie gilt als ausgesprochen risikoarm, daher sprechen die Expert_innen trotz fehlender Evidenz eine schwache kann-Empfehlung aus.

Komorbide Erkrankungen

Komorbide psychische Störungen sind bei Methamphetamin-bezogenen Störungen häufig, wobei die Zusammenhänge komplex und keineswegs unidirektional sind. Methamphetamin-bezogene Störungen und komorbide Störungen sollten nach Expert-innenmeinung vorzugsweise integriert behandelt werden, oder, wo dies nicht möglich ist, angemessen koordiniert. Betroffenen mit einer komorbiden psychischen Störung soll eine störungsspezifische Psychotherapiemethode angeboten werden.

Im Folgenden werden nur Besonderheiten der Therapie komorbider Erkrankungen bei bestehender Methamphetamin-bezogener Störungen adressiert, soweit sie sich aus der vorhandenen Literatur ableiten lassen.

Depression und bipolare Störung

Die bisher verfügbaren Studien haben keine Wirksamkeit von Antidepressiva bei komorbider Depression gezeigt. Schwache Wirksamkeitshinweise von begrenzter methodischer Qualität bei depressiver Symptomatik gibt es für das Antipsychotikum Quetiapin, sehr schwache für die Nahrungsergänzungsmittel Citicolin oder Kreatin. Sie können als Therapieversuch bei Depression oder Bipolarer Störung ergänzend angeboten werden (Nejtek et al. 2008, Brown/Gabrielson 2012, Hellem et al. 2015). Bei bipolarer Störung gibt es zusätzlich schwache Nutzenhinweise für Risperidon, auch dies kann angeboten werden (ref. Nejtek 2008). Bei den Nahrungsergänzungsmitteln spricht neben einem nicht sehr belastbaren Hinweis auf Nutzen (placebokontrollierter RCT, n=60 mit Verbesserung der depressiven Symptomatik) vor allem das geringe Schadenspotenzial für die Empfehlung. Psychoedukation und Sporttherapie haben sich bei depressiver Symptomatik in RCTs als wirksam erwiesen und sollen angeboten werden (Rawson et al. 2015, Sherman et al. 2009).

Angststörungen

Sporttherapie konnte in einem methodisch guten RCT auch Angstsymptomatik reduzieren und soll daher angeboten werden (Rawson et al. 2015).

ADHS

Die allgemeine Behandlungsempfehlung zu Methylphenidat bei ADHS ist nicht ohne weiteres auf Patient_innen mit Methamphetamin-bezogener Störung übertragbar. Neben einer möglichen Toleranz gegenüber Methylphenidat aufgrund der Ahnlichkeit der chemischen Struktur birgt die Behandlung ein Missbrauchspotenzial. Deshalb sollten, wenn die Indikation für eine Pharmakotherapie besteht, in erster Linie Atomoxetin oder Antidepressiva wie z. B. Bupropion, Venlafaxin oder Duloxetin gegeben werden.

Rückfallprophylaxe

Auf Basis klinischer Erfahrung und Fallberichten empfiehlt die Leitlinie, dass zeitnah nach der Postakutbehandlung eine abgestimmte suchtbezogene Versorgung von mindestens einem Jahr folgen sollte. Diese ist idealerweise individuell auf die Bedürfnisse der Betroffenen abgestimmt und kann psychotherapeutische Gruppen- oder Einzeltherapien, soziotherapeutische Angebote sowie Selbsthilfe oder Sportangebote umfassen.

Schadensminimierung

Die Leitlinie empfiehlt zwar als primäres Therapieziel die Abstinenz, viele Betroffene können oder wollen jedoch dieses Ziel nicht erreichen. Ihnen sollen geeignete Maßnahmen zur Schadensminimierung empfohlen werden. Dazu können Konsumreduktion und weniger schädliche Konsumformen gehören (vor allem kein i.v.Konsum!), ferner Vermeidung von gefährlichen Wechselwirkungen (u.a. Serotonin-Syndrom), regelmäßige Ernährung, Wahrung der Zahngesundheit oder geschützter Sex.

Fazit

Die systematische Recherche zur Therapie der Methamphetamin-bezogenen Störung hat Evidenz zu vielen psychotherapeutischen, medikamentösen und weiteren Interventionen hervorgebracht. Die meisten vorliegenden Studien schätzen die Expert_innen jedoch als methodisch unzureichend ein, sodass viele Empfehlungen als Expert_innenkonsens ausgesprochen wurden. Psychotherapieverfahren sind vergleichsweise besser im Nutzen belegt, zumindest was die Reduktion des Konsums betrifft: Verhaltenstherapeutische Interventionen, Kontingenzmanagement und Kombinationsprogramme haben sich als wirksam erwiesen, wobei allerdings die Übertragbarkeit einiger anglo-amerikanischer Konzepte auf Deutschland fraglich ist. Ob Psychotherapie das Erreichen einer Abstinenz verbessern kann, ist offen. Die Evidenz für medikamentöse Verfahren ist noch weniger aussagekräftig und hier liegt grundsätzlich immer die Problematik eines Off-label-Use vor. Hier sehen die Autor_innen der Leitlinie dringenden Forschungsbedarf.

Literatur

Anderson, A.L., Li, S.H., Biswas, K., et al. (2012): Modafinil for the treatment of methamphetamine dependence. Drug Alcohol Depend 120: 135-41.

Brown, E.S., Gabrielson, B. (2012): A randomized, double-blind, placebo-controlled trial of citicoline for bipolar and unipolar depression and methamphetamine dependence. J Affect Disord 143: 257-60.

Drogenbeauftragte der Bundesregierung, Bundesministerium für Gesundheit (BMG), Bundesärztekammer (BAK), Deutsche Gesellschaft für Psychiatrie und Psychotherapie, Psychosomatik und Nervenheilkunde (DGPPN) (2016a): S3-Leitlinie Methamphetamin-bezogene Störungen. Berlin: Springer. Online: http://www.awmf.org/uploads/tx_szleitlinien/038-024l_S3-Methamphetamin-bezogene- Stoerungen-2016-11.pdf (14.02.2017).

Drogenbeauftragte der Bundesregierung, Bundesministerium für Gesundheit (BMG), Bundesärztekammer (BAK), Deutsche Gesellschaft für Psychiatrie und Psychotherapie, Psychosomatik und Nervenheilkunde (DGPPN) (2016b): S3-Leitlinie Methamphetamin-bezogene Störungen. Leitlinienreport. 1. Auflage, Version 1. Online: http://www.awmf.org/uploads/tx_szleitlinien/038-024m_S3-Methamphetamin-bezogene-Stoerungen-2016-11.pdf (14.02.2017).

Elkashef, A.M., Rawson, R.A., Anderson, A.L., et al. (2008): Bupropion for the treatment of methamphetamine dependence. Neuropsychopharmacology 33:1162-70.

Galloway, G.P., Newmeyer, J., Knapp, T., et al. (1994): Imipramine for the treatment of cocaine and methamphetamine dependence. J Addict Dis 13: 201-16.

Galloway, G.P., Newmeyer, J., Knapp, T., et al. (1996): A controlled trial of imipramine for the treatment of methamphetamine dependence. J Subst Abuse Treat 1: 493-7.

Gouzoulis-Mayfrank, E., Härtel-Petri, R., Hamdorf, W., et al. (2017, eingereicht): S3-Leitlinie Methamphetamin-bezogene Störungen. Deutsches Arzteblatt.

Guidelines Development Working Party, Jenner, J., Spain, D., et al. (2006): Management of Patients with Psychostimulant Toxicity: Guidelines for Emergency Departments. Canberra: Australian Government Department of Health and Ageing. Online: http://www.nationaldrugstrategy.gov.au/internet/drugstrategy/publishing.nsf/Content/9DFC79ECB850641ECA2571F40016229F/ $File/emergency-book.pdf (14.02.2017).

Hellem, T.L., Sung, Y.H., Shi, X.F., et al. (2015): Creatine as a Novel Treatment for Depression in Females Using Methamphetamine: A Pilot Study. J Dual Diagn 11: 189-202.

McCann, D.J., Li, S.H. (2012): A novel, nonbinary evaluation of success and failure reveals bupropion efficacy versus methamphetamine dependence: reanalysis of a multisite trial. CNS Neurosci Ther 18: 414-8.

Nejtek, V.A., Avila, M., Chen, L.A., et al. (2008): Do atypical antipsychotics effectively treat co-occurring bipolar disorder and stimulant dependence? A randomized, double-blind trial. J Clin Psychiatry 69: 1257-66.

Rawson, R.A., Marinelli-Casey, P., Anglin, M.D., et al. (2004): A multi-site comparison of psychosocial approaches for the treatment of methamphetamine dependence. Addiction 99: 708-17.

Rawson, R.A., Chudzynski, J., Gonzales, R., et al. (2015): The impact of exercise on depression and anxiety symptoms among abstinent methamphetamine-dependent individuals in a residential treatment setting. J Subst Abuse Treat 57: 36-40.

Substance Abuse and Mental Health Services Administration (SAMHSA) (2007): Counselor's Treatment Manual: Matrix Intensive Outpatient Treatment for People With Stimulant Use Disorders. Reprinted 2007. Rockville, MD: SAMHSA; 2006 (DHHS Publication No. (SMA) 07- 4152). Online: http://www.drugsandalcohol.ie /18687/1/matrixcounselortreatmentmanual.pdf (14.02.2017).

Sherman, S.G., Sutcliffe, C., Srirojn, B., et al. (2009): Evaluation of a peer network intervention trial among young methamphetamine users in Chiang Mai, Thailand. Soc Sci Med 68: 69-79.

Shoptaw, S., Huber, A., Peck, J., et al. (2006): Randomized, placebo-controlled trial of sertraline and contingency management for the treatment of methamphetamine dependence. Drug Alcohol Depend 85:12-8.

Prädiktoren für den Behandlungserfolg bei Methamphetamin-Abhängigkeit (Crystal Meth)

Barbora Orlíková

Einleitung

Die Haltequote in der Behandlung, der erfolgreiche Abschluss der Behandlung und die Nachhaltigkeit positiver Ergebnisse nach dem Abschluss der Behandlung – das sind Schritte, die von vielen Faktoren abhängig sind, sowohl auf Seiten der Einzelperson, die sich einer Behandlung unterzieht, als auch auf Seiten derjenigen, die Behandlungen anbieten (Mounteney et al. 1999). In der Tschechischen Republik stellen die Methamphetamin-Konsumierenden die größte Gruppe der in Behandlung befindlichen Drogenkonsumierenden dar (Mravčík et al. 2016). Im nachstehenden Text soll deshalb die Situation hinsichtlich des Methamphetamin-Konsums in der Tschechischen Republik zusammengefasst sowie die Prädiktoren für den Behandlungserfolg bei Methamphetamin-Konsumierenden dargestellt werden.

Der Methamphetamin-Konsum in der Tschechischen Republik

Der Methamphetamin-Konsum liegt in der Tschechischen Republik auf einem hohen Niveau. Methamphetamin ist dort die am zweithäufigsten missbrauchte illegale Droge (an erster Stelle steht Cannabis). Unter den problematischen Drogenkonsumierenden ist der Konsum von Methamphetamin langfristig höher als der Konsum von Opiaten (Buprenorphin und Heroin). 2015 gab es, Schätzungen zufolge, in Tschechien 46.900 problematische Drogenkonsumierende, davon gebrauchten 34.200 Crystal Meth, 4.500 Heroin und 7.000 Buprenorphin. Im Vergleich zu 2014 ist die geschätzte Anzahl der problematischen Crystal Meth-Konsumierenden zurückgegangen, dagegen wurde ein leichter Anstieg bei den Konsumierenden von Opiaten registriert (Mravčík et al. 2015, Mravčík et al. 2016). Zwischen 2007 und 2013 wurde mit einem Anstieg von etwa 20.000 auf über 34.000 Konsumierende ein deutliches Wachstum des problematischen Methamphetamin-Konsums, insbesondere in injizierender Applikationsform, verzeichnet (EMCDDA 2015, Mravčík et al. 2014). Erst 2015 kam es erstmals seit 2007 zu einem Rückgang.

Was die Prävalenz des Methamphetamin-Konsums in der allgemeinen Population angeht, so haben laut der 2015 in der Tschechischen Republik durchgeführten

Prävalenz-Studie zum Drogenkonsum 4,4% der Erwachsenen im Alter zwischen 15 und 64 Jahren mindestens eine Erfahrung mit Crystal Meth. Dabei betrug die 12-Monats-Prävalenz bzw. die 30-Tages-Prävalenz 0,8 % bzw. 0,1 %. Höher ist die Prävalenz in der Gruppe der jungen Erwachsenen (15 – 34 Jahre). Hier gaben 7,3% der Befragten an, mindestens eine Erfahrung mit Methamphetamin zu haben (Mravčík et al. 2016). Die Ergebnisse der 2015 durchgeführten Europäischen Schüler_innenstudie zu Alkohol und anderen Drogen (ESPAD) zeigen, dass die Lebenszeitprävalenz des Konsums von Crystal Meth und anderen Amphetaminen in der Schüler_innenpopulation bei 1,4 % lag (Mravčík et al. 2016). Eine 2012 durchgeführte nationale Studie zum Konsum von Suchtstoffen gibt für die allgemeine Population im Alter zwischen 15 und 64 Jahren eine Lebenszeitprävalenz des Methamphetamin-Konsums von insgesamt 2,5 % an (3,4 % bei Männern und 1,7 % bei Frauen). Mit 5,6 % ist die Prävalenz in der Altersgruppe 25 bis 34 Jahre am höchsten (Chomynová 2013).

In den Jahren 1995 bis 2014 wurde in Tschechien die Situation auf dem Gebiet der Behandlung von Konsumierenden illegaler psychoaktiver Substanzen vom tschechischen Öffentlichen Gesundheitsdienst (Hygienická služba ČR) überblickt. Die Ergebnisse dieses Monitorings zeigen eine wachsende Anzahl von Therapie-Anträgen, aus langfristiger Sicht am häufigsten aufgrund des intravenösen Konsums von Crystal Meth. Crystal Meth und andere Stimulanzien wurden am häufigsten als Basisdroge angegeben, und ihr Anteil ist von 35,7 % in 1995 auf 75,2 % in 2014 angestiegen (Fulleová et al. 2016). Seit 2015 gibt es das Nationale Register für die Behandlung von Drogenkonsumierenden (NRLUD, Národní registr léčby uživatelů drog), in das sowohl das vom Öffentlichen Gesundheitsdienst geführte Register der Therapie-Anträge als auch das Nationale Register der Konsumierenden medizinisch indizierter Substitutionsmittel (NRULISL, Národní registr uživatelů lékařsky indikovaných substitučních látek) integriert sind. Dieses Register bietet im Unterschied zu dem vom Öffentlichen Gesundheitsdienst geführten Register der Therapie-Anträge auch die Möglichkeit, dass sich Personen mit der primären Droge Alkohol oder Tabak oder auch pathologisch Spielende zu einer Behandlung anmelden können (Chomynová et al. 2015, Mravčík et al. 2015, Nechanská et al. 2014).

Dennoch ist die Situation in Tschechien paradox, da es trotz der langen Historie des Methamphetamin-Konsums und der reichen Erfahrungen bei der Behandlung von Methamphetamin-Abhängigkeit zu wenig Informationen darüber gibt, wie diese Therapien durchgeführt werden, und da Studien fehlen, die die Effektivität konkreter Interventionen belegen (Gabrhelík et al. 2010, Zabransky 2007).

Der Methamphetamin-Konsum in der Welt und in Europa

Methamphetamin gehört zu den Amphetamin-Stimulanzien. Aus dem Weltdrogenbericht geht hervor, dass es in der Welt geschätzte ca. 33,9 Millionen Konsumierende von Amphetaminen gibt, wobei der Konsum von Methamphetamin dominiert (UNODC 2015). Im internationalen Maßstab ist die Verbreitung von Methamphetamin in den USA, in Ost- und Südostasien und in Australien am größten (Mounteney et al. 2014b).

In Europa ist allgemein eher der Konsum von Amphetamin verbreitet (EMCDDA 2016, Mounteney et al. 2014b). In einigen Datensätzen aus europäischen Ländern werden Methamphetamin und Amphetamin nicht separat aufgeführt. Deshalb wird in diesen Fällen der allgemeine Begriff Amphetamine verwendet. Dem Europäischen Drogenbericht zufolge (EMCDDA 2016) haben im vergangenen Jahr etwa 1,3 Millionen (1,0 %) junger Erwachsener (15–34 Jahre) Amphetamine konsumiert und ca. 12 Millionen Erwachsene (3,5%) haben mindestens einmal im Leben Methamphetamin eingenommen. Die Langzeitprobleme mit Methamphetamin sind am markantesten in der Tschechischen Republik und in der Slowakei (EMCDDA 2016, Mounteney et al. 2014a). Ungefähr 32.000 Klient_innen, die 2014 in Europa eine spezielle Therapie gegen ihre Drogenabhängigkeit begonnen haben, gaben als primäre Droge Amphetamine an. 13.000 Personen davon waren das erste Mal in Behandlung. Die Klient_innen, die eine Therapie aufnehmen und als primäre Droge Methamphetamin angeben, sind hauptsächlich in der Tschechischen Republik und in der Slowakei konzentriert und bilden insgesamt 95 % der 8.700 Klient_innen, die sich in Europa einer Behandlung ihrer Methamphetamin-Abhängigkeit unterziehen. Insgesamt hat sich in Europa seit 2006 die Anzahl der Personen mit Amphetaminen als primärer Droge, die sich erstmals einer Therapie unterziehen, um 50 % erhöht. Diese Erhöhung wurde in großem Maße durch den Anstieg in Deutschland und in geringerem Maße durch den Anstieg in der Tschechischen Republik bewirkt (EMCDDA 2016).

Die Behandlung der Methamphetamin-Abhängigkeit erfolgt ausschließlich in Form von Abstinenztherapien, d.h. bei der Suchtbehandlung kann nicht mit größerer medikamentöser Unterstützung gerechnet werden. In letzter Zeit rückt auch wieder die Frage der Substitutionsbehandlung der Methamphetamin-Abhängigkeit in das Blickfeld der Forschung (Courtney et al. 2014, Gabrhelík et al. 2010, Minařík et al. 2011, Rawson et al. 2002, WHO 2001).

Es gibt nur wenige Arbeiten, die sich mit der Erfolgsprädiktion von Entwöhnungstherapien bei Methamphetamin-Abhängigkeit beschäftigen (Hosák et al. 2005). Im nachstehenden Überblick werden tschechische und ausländische Forschungsarbeiten zu diesem Thema vorgestellt.

Prädiktoren des Behandlungserfolgs: Charakteristiken auf Seiten der Klient_innen/Patient_innen

Mit Prädiktoren des Behandlungserfolgs bei der Behandlung von Methamphetamin-Abhängigkeit hat man sich in der Tschechischen Republik in der Heilstätte für Suchtkranke in Nechanice befasst und hier eine Untersuchung mit 41 methamphetaminabhängigen Patient_innen durchgeführt. Hosák (2005) untersuchte die Zusammenhänge zwischen Persönlichkeitsmerkmalen, Schweregrad der Abhängigkeit und Abstinenz ein Jahr nach Abschluss der Therapie. Die Persönlichkeitsmerkmale wurden dabei anhand von Cloningers Temperament- und Charakter-Inventars TCI (The Temperament and Character Inventory) ermittelt, mit dessen Hilfe sieben Dimensionen der Persönlichkeit gemessen werden können: Neugierverhalten (novelty seeking), Schadensvermeidung (harm avoidance), Belohnungsabhängigkeit (reward dependence) und Beharrungsvermögen (persistence) sowie Selbstlenkungsfähigkeit (self-directed-ness), Kooperativität (cooperativeness) und Selbsttranszendenz (self-transcendence). Der Schweregrad der Abhängigkeit wurde mit Hilfe des Fragebogens EuropASI (europäische Version des Addiction Severity Index) bestimmt. Den Ergebnissen dieser Studie zufolge waren 39 % der Patient_innen ein Jahr nach ihrer Entlassung aus der Therapie abstinent. Dabei handelte es sich häufiger um Patient_innen, die über bessere Fähigkeiten zur Zusammenarbeit mit anderen Menschen verfügten, was nach dem TCI der Dimension Kooperativität entspricht. Eine Erklärung hierfür kann zum Beispiel sein, dass in dieser Subgruppe der abstinierenden Klient_innen weniger spezifische Persönlichkeitsstörungen vorkommen als unter denjenigen, die nach der Entwöhnungstherapie wieder in den Methamphetamin-Konsum zurückgefallen sind. Die abstinenten Klient_innen erreichten auch höhere Werte in der Dimension Selbsttranszendenz. Diese entspricht der Fähigkeit, bei der allgemeinen Wahrnehmung der Welt über die Grenzen der eigenen Persönlichkeit hinauszudenken und nicht zu großen Akzent auf den unmittelbaren persönlichen Genuss zu legen. Die Ergebnisse der Untersuchung mit Hilfe des EuropASI-Interviews haben gezeigt, dass die abstinenten Befragten von einem höheren Schweregrad der Abhängigkeit betroffen waren als die nicht abstinent Bleibenden. Darüber hinaus haben sie in einem jüngeren Alter mit dem Methamphetamin-Konsum begonnen und hatten bereits eine längere Drogen-Karriere hinter sich. Dem Autor zufolge (Hosák et al. 2005) können also mit einer Entwöhnungstherapie bei solchen Patient_innen bessere Ergebnisse erzielt werden, die keine »abnormen« Persönlichkeitsmerkmale aufweisen und hinreichend zur Abstinenz motiviert sind – auch wenn es eine Motivation durch die Probleme ist, die sie sich durch ihre Sucht im Laufe der Zeit selbst zugefügt haben. Mit den Prädiktoren des Therapieerfolgs bei der Behandlung von Methamphetamin-Abhängigen hat sich in Tschechien auch Gazdová (2009) in ihrer Diplomarbeit beschäftigt. Sie weist vor allem auch auf den weiteren Faktor, den Abschluss der Therapie, hin: die Befragten, die eine stationäre Suchttherapie bis zu Ende absolviert haben, sind ein Jahr nach Abschluss der Therapie häufiger abstinent als diejenigen, die die Therapie nicht abgeschlossen haben. Sie erwähnt ebenfalls den Einflussfaktor des Geschlechts; Frauen schließen die Therapie häufiger ab als Männer und bleiben auch ein Jahr nach Abschluss der Therapie häufiger abstinent als Männer.

Auch aus ausländischen Studien gehen die Therapiedauer und der erfolgreiche Abschluss der Therapie als eindeutige Erfolgsprädiktoren hervor (Gossop et al. 1999). Dass eine längere Verweildauer in der Therapie bessere Therapieerfolge mit sich bringt, wird auch durch andere Studien belegt (so z.B. Brecht et al. 2014, Šefránek 2013).

Eine der größten Studien zur Prädiktion des Therapieerfolgs bei der Behandlung der Methamphetamin-Abhängigkeit wurde in Kalifornien (USA) durchgeführt. Im Rahmen dieser Studie wurde bei Patient_innen, die in den Jahren zwischen 1992 bis 2002 zur Behandlung aufgenommen wurden, untersucht, welche Einflussfaktoren für die Verweildauer der Patient_innen in der Therapie sowie deren Willen, die Therapie bis zu Ende durchzuhalten, eine Rolle spielen. Als Risikofaktoren, die zu einer kürzeren Verweildauer und einem Abbruch der Therapie (sei es in ambulanter oder stationärer Form) führen, wurden insbesondere folgende Charakteristiken der Methamphetamin-Konsumierenden herausgearbeitet: ein Bildungsniveau geringer als Mittelschulbildung, jüngeres Alter bei Aufnahme in die Therapie, körperliche Behinderung, höhere Intensität des Methamphetamin-Konsums (tägliche Anwendung) und injizierender Konsum. Diejenigen, die unter gerichtlicher Aufsicht standen (*legal supervision*), haben die Therapie häufiger zu Ende geführt und blieben länger in Behandlung als die, die keine rechtlichen Probleme hatten (Brecht et al. 2005).

In einer Studie, die sich an einer Stichprobe von Patient_innen, die bereits eine Behandlung ihrer Methamphetamin-Abhängigkeit absolviert hatten, mit Risikofaktoren für einen Rückfall befasste, wurden die folgenden Faktoren als Protektivfaktoren bezeichnet: mit dem Methamphetamin-Konsum zusammenhängende schwere psychische Probleme/Verhaltensprobleme zum Zeitpunkt des Therapieantritts, längere Verweildauer in der Therapie und Teilnahme an Selbsthilfegruppen oder an einem anderen Modell der an die Therapie anschließenden Nachsorge. Als Risikofaktoren dagegen führte die Studie Eltern mit Alkohol- oder Drogenproblemen und Einbindung in den Methamphetamin-Handel an. Aus den Ergebnissen der Studie geht die wichtige Rolle der Nachsorge und der Rückfallprävention in der Zeit nach dem Abschluss der Therapie hervor (Brecht et al. 2014).

Eine andere amerikanische Forschung beschäftigte sich mit den Protektivfaktoren für das Durchhalten der Therapie bei Patient_innen, die neben dem Methamphetamin-Konsum noch von einer weiteren psychiatrischen Störung betroffen waren. Als Prädiktoren für das Therapie-Durchhaltevermögen wurden die folgenden Faktoren erkannt: geringere Intensität des Methamphetamin-Konsums (vor allem negativer Metamphetamin-Nachweistest bei der Aufnahme in die Therapie), niedrigerer Schweregrad von psychiatrischen Beschwerden und größere Partizipation an der Therapie (Angelo et al. 2013). Der Intensitätsgrad des Methamphetamin-Konsums zum Zeitpunkt des Therapiebeginns wurde auch in anderen Studien als starker Erfolgsprädiktor bezeichnet (Cochran et al. 2014, Dean et al. 2009). Glasner-Edwards et al. (2010) geben an, dass Patient_innen mit dualer psychiatrischer Diagnose, d. h. Sucht und psychiatrische Störungen wie Angststörung, Depression, Essstörungen und Persönlichkeitsstörung, drei Jahre nach der Therapie einen höheren Methamphetamin-Konsum und ein geringeres psychosoziales Funktionsniveau aufwiesen als Patient_innen, bei denen keine duale Diagnose festgestellt wurde. Was den Zusammenhang zwischen psychiatrischen Symptomen und Suchtdruck angeht, so hat eine Studie (Nakama et al. 2008) ergeben, dass insbesondere Depressions-Symptome signifikant mit Methamphetamin-Craving korrelieren. Durch eine Behandlung der Depression konnte bei in Therapie befindlichen Methamphetamin-Konsumierenden das Craving und daran anschließend auch das Rückfallrisiko reduziert werden. Nicht nachgewiesen werden konnte jedoch ein Zusammenhang zwischen psychiatrischer Symptomatologie und Methamphetamin-Konsummustern oder -charakteristiken. Eine andere Studie verweist im Einklang mit diesen Feststellungen darauf, dass Sport als Bestandteil der Methamphetamin-Abhängigkeit-Behandlung die depressive Symptomatologie, und gegebenenfalls auch das Craving bei Patient_innen reduziert, die einen geringeren Methamphetamin-Konsum vor Beginn der Therapie aufwiesen. Bei intensiven Konsumierenden wurde dieser Einfluss nicht in bedeutsamem Maße nachgewiesen (Rawson et al. 2015).

Im Rahmen einer japanischen Studie, bei der es darum ging, die mit der höheren Therapie-Haltequote verbundenen Profile von Patient_innen mit Methamphetamin-Abhängigkeit zu identifizieren, wurden Charakteristiken von Patient_innen, die länger als drei Monate in Behandlung waren, mit denen von Patient_innen verglichen, die die Behandlung nach weniger als drei Monaten abbrachen. Dabei wurde festgestellt, dass folgende Faktoren auf das Durchhaltevermögen der Patient_innen Einfluss haben: höheres Alter bei Beginn der Therapie, psychotische Symptome, Inanspruchnahme staatlicher Hilfesysteme und Aufenthalt im Strafvollzug. Eine sekundäre Analyse hat gezeigt, dass gerade der Faktor »Vorgeschichte im Strafvollzug« der signifikanteste Prädiktor dafür war, dass die Patient_innen in der Therapie länger als drei Monate verweilten (Kobayashi et al. 2008).

Zu ähnlichen Ergebnissen gelangte eine Studie, die sich mit dem Vergleich von Methamphetamin-Konsumierenden, denen vom Gericht die Auflage erteilt wurde, sich einer ambulanten Therapie zu unterziehen, und Klient_innen ohne rechtliche Probleme befasst hat. Therapie-Teilnehmende, die unter gerichtlicher Aufsicht standen, wiesen eine bessere Partizipation an der Behandlung, längere Verweildauer in der Behandlung und bessere Ergebnisse hinsichtlich des Abschlusses der Therapie und der anschließenden Abstinenz – und das auch längerfristig (12 Monate nach der Therapie) – auf (Marinelli-Casey et al. 2008). Eine weitere Studie unter Patient_innen mit Therapie-Auflage bezog sich auf Konsument_innen von Amphetamin (nicht nur von Methamphetamin). Als positive Prädiktoren für den Abschluss der Therapie im Rahmen einer gerichtlichen Auflage wurden Faktoren wie »Arbeit haben« und »Kinder haben« angeführt, denn eine nicht zu Ende geführte Therapie bedeutete für die Patient_innen unweigerlich den Weg in den Strafvollzug (Wu et al. 2012).

Zu der Frage nach unterschiedlicher Erfolgsquote bei der Behandlung der Methamphetamin-Abhängigkeit bei Männern und Frauen haben die Studien keine eindeutigen Schlussfolgerungen gebracht. In einigen Untersuchungen weisen Frauen bessere Therapieerfolge auf als Männer, wie das z.B. Gazdová (2009) oder auch einige ausländische Autoren anführen (Hser et al. 2001). Eine Studie, die in Kalifornien (USA) mit 1.073 Patient_innen aus ambulanten und stationären Einrichtungen (jeweils zu Beginn der Therapie und dann 3 und 9 Monate nach der Therapie) durchgeführt wurde, hat gezeigt, dass es zwischen Frauen und Männern hinsichtlich des Therapieerfolgs keine nennenswerten Unterschiede gibt. Die Frauen zeigten nichtsdestotrotz eine deutlichere Besserung in den Familienbeziehungen und im Gesundheitszustand als Männer, und das obgleich die Frauen zu Beginn der Therapie häufiger arbeitslos waren, Kinder zu betreuen hatten, mit jemandem zusammenlebten, der Drogen nahm oder Alkohol konsumierte, und in der Vergangenheit körperlich misshandelt oder sexuell missbraucht worden waren und mehr psychiatrische Symptome angaben (Hser et al. 2005). Frauen wiesen eine höhere Haltequote in ambulanten Programmen und eine geringere in stationärer Behandlung auf. Bei den Männern war es genau umgekehrt (Hser et al. 2005).

Häufiger als positive Prädiktoren werden Risikofaktoren für den Therapieabbruch oder für schlechtere Ergebnisse nach Abschluss der Therapie definiert. Die üblichsten Risikofaktoren wurden von Ling et al. (2006) zusammengefasst: Nicht nachlassende Dysphorie und Anhedonie nach der Einstellung des Methamphetamin-Konsums (protrahierter Entzug), neurokognitive Beeinträchtigung in Verbindung mit dem vorherigen Konsum (vor allem hinsichtlich der Aufmerksamkeit und Entscheidung), vom Konsum unabhängige neurobiologische

Faktoren (leichte Gehirndysfunktion), fehlende Unterstützung von Seiten des Umfelds, Druck auf Methamphetamin-Konsum durch Freund_innen oder nahstehende Personen, häufig Reizen in Verbindung mit Methamphetamin-Konsum ausgesetzt zu sein, Craving und Defizite bei der Stressbewältigung (coping skills).

Zu weiteren Risikofaktoren, die aus Untersuchungen unter Heranwachsenden zu Beginn und nach der Entlassung aus der ambulanten Behandlung hervorgegangen sind (Rawson et al. 2005), gehörten Selbstmordgedanken und Drogenkonsum im Laufe der Therapie. Methamphetamin-Konsumierende wiesen im Vergleich zu Konsumierenden anderer Drogen größere Probleme im psychosozialen Funktionsniveau auf, und das auch zum Zeitpunkt ihrer Entlassung aus der Therapie.

Folgende Faktoren wurden von weiteren Autor_innen mit einem schlechteren Funktionsniveau im Rahmen der Therapie und mit schlechteren Ergebnissen nach Abschluss der Therapie in Zusammenhang gebracht: injizierende Applikationsform und Rauchen von Methamphetamin (im Vergleich zu anderen Applikationsformen), höhere Intensität des Methamphetamin-Konsums im letzten Monat vor der Therapie (mehr als 15 Tage von den letzten 30 Tagen), weniger als zwei Jahre dauernde Drogenkarriere. Prädiktoren für ein besseres Funktionsniveau während der Therapie und für ein besseres Therapieergebnis waren: länger als zwei Jahre dauernde Drogenkarriere, weniger intensiver Konsum in der Zeit vor der Therapie (weniger als 15 Tage von den letzten 30 Tagen) und negative Methamphetamin-Nachweisteste im Laufe der Therapie (Hillhouse et al. 2007). In dieser Studie wiesen die Frauen, im Gegensatz zu den Schlussfolgerungen anderer Studien, in vielen Kategorien schlechtere Ergebnisse auf als die Männer (Hser et al. 2005).

Prädiktoren des Behandlungserfolgs: Charakteristiken auf Seiten der Therapie

Aus einer Vergleichsstudie der Behandlungserfolge bei Teilnehmenden, die eine klassische Therapie absolviert haben, und bei denjenigen, die eine klassische Therapie in Kombination mit Kontingenzmanagement erhalten haben (Roll et al. 2006), ging hervor, dass die Teilnehmenden, denen eine Therapie mit Elementen des Kontingenzmanagements angeboten wurde, bessere Therapieerfolge erreicht haben. Die klassische Therapie stützte sich auf ein in den USA speziell für die Behandlung der Methamphetamin-Abhängigkeit entwickeltes psychosoziales Modell (Matrix), dessen Ergebnisse in vergleichenden Untersuchungen (Courtney et al. 2014, Rawson et al. 2004) zu anderen zugänglichen psychosozialen Therapiemodalitäten als die besseren ausgewiesen werden. Im

Resümee dieser Studie befindet sich die Empfehlung, das Therapiemodell Matrix mit Elementen des Kontingenzmanagments zu kombinieren, da damit die Behandlungserfolge noch weiter verbessert werden können (Roll et al. 2006).

Obwohl in den USA einige spezielle Methoden für die Behandlung der Methamphetamin-Abhängigkeit entwickelt wurden, wie z.B. das bereits erwähnte Matrix Modell, wird von amerikanischen Autor_innen in der Regel nicht als unbedingt erforderlich erachtet, für Methamphetamin-Konsumierende eine spezifische psychosoziale Therapie zu entwickeln. Sie verweisen dabei darauf, dass Methamphetamin-Konsumierende ähnliche Behandlungsergebnisse aufweisen wie Konsumierende von Kokain, und dass bei ihrer Behandlung von den vorherigen Erfahrungen mit der Behandlung von Kokain-Abhängigkeit ausgegangen wurde (Cretzmeyer et al. 2003, Vocci et al. 2009). Als meistversprechende Behandlungsmethoden werden kognitive Verhaltenstherapie, Motivationsgespräche und Kontingenzmanagement angegeben (Rawson et al. 2002, Roll et al. 2006). Dennoch liegen noch immer keine ausreichenden Beweise dafür vor, dass diese Interventionen bei allen Subgruppen der Methamphetamin-Konsumierenden wirksam sind. Einige Autor_innen weisen darauf hin, dass der Behandlungserfolg bei Methamphetamin-Abhängigkeit allgemein geringer ist als bei anderen Suchtstoffen (Shearer 2007).

In einer Studie, in der Ergebnisse therapierter Konsumierender von Suchtstoffen im Staat Washington (USA) verglichen wurden, wurde festgestellt, dass Konsumierenden von Methamphetamin ähnliche Behandlungsergebnisse aufweisen wie die von Kokain und Heroin, sich aber deutlich unterscheiden von therapierten Alkoholiker_innen oder Cannabis-Konsumierenden. Die Konsumierenden von Alkohol und Cannabis hatten bessere Therapieerfolge als die Konsumierenden anderer Suchtstoffe (Luchansky et al. 2007). Eine Studie, die mit Patient_innen durchgeführt wurde, die sich in einem ambulanten Therapie-Programm für Kokain- oder Methamphetamin-Abhängigkeit in San Francisco (USA) befanden, gelangte ebenfalls zu dem Ergebnis, dass sich Adhärenz zur Therapie und Therapieergebnisse bei diesen beiden Gruppen nicht voneinander unterscheiden, obgleich die Charakteristiken von Methamphetamin-Konsumierenden und Kokain-Konsumierenden in einigen Parametern leichte Unterschiede aufweisen (Methamphetamin- Konsumierende waren häufiger Weiße, Männer, gaben häufiger homosexuelle Orientierung an, Risikoverhalten einschließlich injizierender Applikation und psychische Beschwerden) (Copeland et al. 2001). Eine in der Tschechischen Republik mit Klient_innen von therapeutischen Gemeinschaften durchgeführte Studie (Šefránek, 2013) hat gezeigt, dass Methamphetamin-Konsumierende ähnlich wie Konsumierende anderer Drogen in der Lage sind, aus stationären Therapieformen zu profitieren. In den Therapie-Einrichtungen in Tschechien machen die Methamphetamin-Konsumierenden ca. 70 % aller Klient_innen aus. Andere Autor_innen (Ravarino et al. 2008) weisen auf die Wichtigkeit des Motivationstrainings und des unterstützenden vortherapeutischen Kontakts im Rahmen der Motivationsgruppe für Methamphetamin-Konsumierende hin. Je intensiver die Teilnahme der Klient_innen an der vortherapeutischen Motivationsgruppe, desto höher ist die Chance, dass er oder sie sich einer Therapie unterzieht und diese auch durchhält.

Was die kognitive Beeinträchtigung anbetrifft, so haben Methamphetamin-Konsumierende, gemessen an der Kontrollgruppe, niedrigere Fähigkeiten aufgewiesen, flexibel auf eine neue Situation zu reagieren, neue Informationen zu verwerten, logische Konzepte zu formulieren und zu lernen (Hosák et al. 2005, Hosák et al. 2011). In Anbetracht der neurokognitiven Beeinträchtigung wird eine längere Behandlungsdauer empfohlen, während sich die kognitiven Fähigkeiten der Patient_innen tendenziell mit der fortlaufenden Abstinenz verbessern, so dass die Patient_innen einen größeren Nutzen aus der Therapie ziehen können (Wang et al. 2013). Der Einfluss neurokognitiver Beeinträchtigungen auf den Therapieantritt, die Verweildauer in der Therapie und die Therapieergebnisse sollte nach Meinung vieler Autor_innen Gegenstand weiterer Untersuchungen sein (Courtney et al. 2014, Hosák et al. 2011).

Eine pharmakologische Behandlung – sei es im Sinne einer Substitutionstherapie oder einer Therapie zur Milderung der Entzugsbeschwerden und des Cravings – könnte ebenfalls dazu beitragen, die Therapie attraktiver zu gestalten, die Haltequote der Methamphetamin-Konsument_innen zu erhöhen und die Therapieergebnisse zu verbessern (Phillips et al. 2014, WHO 2001). Leider steht zurzeit eine solche Behandlung nicht zur Verfügung.

Resümee

Insgesamt kann festgestellt werden, dass der Einfluss soziodemografischer Charakteristiken (Geschlecht, Alter, race, Bildungsgrad) schwach ist, obgleich in einigen Studien darauf hingewiesen wird, dass Frauen von der Therapie mehr profitieren als Männer, und dass ein geringes Alter und ein niedriger sozioökonomischer Status Risikofaktoren darstellen können. Hinsichtlich weiterer Charakteristiken der Klient_innen kann gesagt werden, dass schlechtere Ergebnisse häufiger von Klient_innen/Patient_innen mit körperlichen Behinderungen und dualer psychiatrischer Diagnose erzielt werden. In einigen Studien wird jedoch erwähnt, dass z. B. Klient_innen mit diagnostizierter Depression eine höhere Haltequote in der stationären Therapie aufweisen (Brecht et al. 2005). Was die Drogenkonsummuster angeht ist zu konstatieren, dass bessere Ergebnisse von den Konsumierenden erzielt werden, die bei Therapieantritt negative Methamphetamin-Nachweistests haben, vor Therapieantritt nicht täglich Methamphetamin konsumiert haben und die Droge nicht injizieren (Brecht et al. 2005). In der Tschechischen Republik sind jedoch mehr als 90 % der problematischen Konsumierenden solche, die Methamphetamin intravenös applizieren (Mravčík et al. 2014). Ein höherer Schweregrad der Abhängigkeit und eine längere Drogenkarriere (einhergehend mit einem höheren Alter bei Therapieantritt und größeren Problemen im psychosozialen Funktionsniveau im Zusammenhang mit dem Methamphetamin-Konsum) werden ebenfalls als Prädiktoren für eine höhere Haltequote, den Abschluss der Therapie und bessere Behandlungsergebnisse gewertet. Die Unterstützung von Seiten der Familie und des sozialen Umfelds sind ebenfalls wichtige Faktoren. Einer der bedeutsamsten Erfolgsprädiktoren ist und bleibt die Dauer der Therapie, der erfolgreiche Abschluss der Therapie und der äußere Druck aufgrund von Konflikten mit dem Gesetz. Eine weitere wichtige Voraussetzung dafür, dass der/die Klient_in eine Therapie aufnimmt, diese durchhält und zu Ende bringt, ist die Erreichbarkeit/Zugänglichkeit dieser Dienste, die Abstimmung geeigneter Therapiemodalitäten auf die Bedürfnisse der Klient_innen, ein individueller Ansatz und die therapeutische Beziehungsgestaltung (Kalina 2015, Šefránek 2013). Bei Methamphetamin-Konsumierenden hat sich eine längere Therapiedauer und die Behandlung mit Elementen der kognitiven Verhaltenstherapie und des Kontingenzmanagements bewährt.

Tab. 1: Prädiktoren – Methamphetamin

Kategorie	Erfolgsprädiktoren	Auswirkung auf die Therapie	Referenz
Persönlichkeits-faktoren Faktoren im Zusammenhang mit der Drogenkarriere	Ergebnisse des TCI-Tests (Temperament- und Charakter-Inventar) – höhere Werte in den Dimensionen Kooperativität und Selbsttranszendenz Größerer Schweregrad der Abhängigkeit laut EuropASI-Interview Längere Drogenkarriere Beginn des Methamphetamin-Konsums in jüngerem Alter	Abstinenz 1 Jahr nach Entlassung aus der Therapie	Hosák et al. (2005)
Soziodemografische Faktoren Faktoren im Zusammenhang mit der Therapie	Geschlecht (Frauen haben häufiger als Männer die Therapie zu Ende gebracht und sind 1 Jahr nach der Entlassung aus der Therapie abstinent) Abschluss der Therapie	Abstinenz 1 Jahr nach Entlassung aus der Therapie	Gazdová (2009)
Faktoren im Zusammenhang mit der Therapie	Dauer der Therapie (Therapieaufenthalt von mehr als 28 Tagen bei Kurzprogrammen und 90 Tagen bei Langzeittherapien) Abschluss der Therapie	1 Jahr nach Therapie-Beginn Abstinenz, deutlich niedrigerer Drogenkonsum und niedrigere Straffälligkeit	Gossop et al. (1999)
Soziodemografische Faktoren	Gerichtliche Aufsicht/Aufsicht durch die Bewährungshilfe	Längerer Therapie-Aufenthalt Abgeschlossene Therapie	Brecht et al. (2005)
Faktoren im Zusammenhang mit der Drogenkarriere	Schwere psychische Beschwerden/Verhaltensauffälligkeiten im Zusammenhang mit dem Methamphetamin-Konsum vor Antritt der Therapie Längerer Therapieaufenthalt Nachsorge nach der Therapie (Selbsthilfegruppen u. ä.)	Geringeres Rückfallrisiko nach Entlassung aus der Therapie (3 und 5 Jahre nach der Therapie)	Brecht et al. (2014)

Psychiatrische Komorbidität Faktoren im Zusammenhang mit der Drogenkarriere	Geringerer Schweregrad psychiatrischer Beschwerden bei Antritt der Therapie Geringere Frequenz des Methamphetamin-Konsums vor Antritt der Therapie (insbesondere negativer Methamphetamin-Nachweistest bei der Aufnahme)	Höhere Haltequote in der Therapie	Angelo et al. (2013)
Faktoren im Zusammenhang mit der Drogenkarriere	Negative Drogen-Nachweistests im Laufe der Therapie	Höhere Haltequote in der Therapie Bessere Integration in die Therapie Besserer psychischer und physischer Gesundheitszustand	Cochran et al. (2014),
Faktoren im Zusammenhang mit der Drogenkarriere	Negative Drogen-Nachweistests im Laufe der Therapie Höherer Schweregrad der Nikotinabhängigkeit	Höhere Haltequote in der Therapie Abschluss der Therapie	Dean et al. (2009)
Soziodemografische Faktoren Psychiatrische Komorbidität	Höheres Alter zum Zeitpunkt des Therapiebeginns, Inanspruchnahme des staatlichen Sozialhilfesystems, Erfahrung mit Strafvollzug Psychotische Symptome zum Zeitpunkt des Therapiebeginns	Höhere Haltequote in der Therapie	Kobayashi et al. (2008)
Soziodemografische Faktoren	Gerichtliche Aufsicht/Aufsicht durch die Bewährungshilfe, Therapie nach gerichtlicher Auflage	Bessere Integration in die Therapie Höhere Haltequote in der Therapie Abschluss der Therapie Abstinenz 1 Jahr nach der Therapie	Marinelli-Casey et al. (2008)

Soziodemografische Faktoren	Der/die Befragte hat das Sorgerecht für ein Kind Arbeitsplatz vorhanden	Gerichtlich auferlegte Therapie wird zu Ende gebracht	Wu et al. (2012)
Soziodemografische Faktoren	Frau	Höhere Haltequote im ambulanten Programm Nach der Therapie deutliche Verbesserung der Familienbeziehungen und des Gesundheitszustandes	Hser et al. (2005)
Soziodemografische Faktoren	Mann	Höhere Haltequote in stationären Programmen	Hser et al. (2005)
Faktoren im Zusammenhang mit der Drogenkarriere	Orale oder intranasale Applikation von Methamphetamin (nicht Injizieren oder Rauchen) Drogenkarriere länger als 2 Jahre Weniger intensiver Methamphetamin-Konsum vor der Therapie (weniger als 15 Tage von 30) Negative Drogennachweistests im Laufe der Therapie	Bessere Integration in die Therapie Bessere Therapieerfolge nach Abschluss der Therapie	Hillhouse et al. (2007)
Faktoren auf Seiten der Therapie	Therapie umfasst Elemente des Kontingenzmanagements (Anreiz-Therapie)	Höhere Haltequote in der Therapie Höherer Grad der Abstinenz während der Therapie	Roll et al. (2006)
Faktoren auf Seiten der Therapie	Motivationstraining und Beratung vor der Therapie	Erhöhte Chancen, dass eine Therapie aufgenommen wird	Ravarino et al. (2008)

Faktoren auf Seiten der Therapie	Für Methamphetamin-Konsumierende ist eine längere Therapiedauer zu empfehlen/einzuplanen.	Verbesserung der durch den Methamphetamin-Konsum geschwächten neurokognitiven Funktionen Bessere Integration in die Therapie	Wang et al. (2013) Rawson et al. (2002)

Literatur

Angelo, F. N., McDonell, M. G., Lewin, M. R., Srebnik, D., Lowe, J., Roll, J., Ries, R. (2013): Predictors of stimulant abuse treatment outcomes in severely mentally ill outpatients. Drug Alcohol Depend, 131(1-2): 162-165. doi:10.1016/j.drugalcdep.2012.11.017.

Brecht, M. L., Greenwell, L., Anglin, M. D. (2005). Methamphetamine treatment: trends and predictors of retention and completion in a large state treatment system (1992-2002). J Subst Abuse Treat, 29(4): 295-306. doi:10.1016/j.jsat.2005.08.012.

Brecht, M. L., Herbeck, D. (2014): Time to relapse following treatment for methamphetamine use: a long-term perspective on patterns and predictors. Drug Alcohol Depend, 139: 18-25. doi:10.1016/j.drugalcdep.2014.02.702.

Chomynová, Grohmannová (2015): Drogová situace v České republice v roce 2014. Souhrn. Zaostřeno, 15(5): 1-16.

Chomynová, P. (2013): Národní výzkum užívání návykových látek 2012. Zaostřeno na drogy(2).

Cochran, G., Stitzer, M., Nunes, E. V., Hu, M. C., Campbell, A. N. (2014): Clinically relevant characteristics associated with early treatment drug use versus abstinence. Addiction Science & Clinical Practice.

Copeland, A. L., Sorensen, J. L. (2001): Differences between methamphetamine users and cocaine users in treatment. Drug and Alcohol Dependence, 62(1): 91-95. doi:http://dx.doi.org/10.1016/S0376-8716(00)00164-2.

Courtney, K. E., Ray, L. A. (2014): Methamphetamine: an update on epidemiology, pharmacology, clinical phenomenology, and treatment literature. Drug Alcohol Depend, 143: 11-21. doi:10.1016/j.drugalcdep.2014.08.003.

Cretzmeyer, M., Sarrazin, M. V., Huber, D. L., Block, R. I., Hall, J. A. (2003): Treatment of methamphetamine abuse: research findings and clinical directions. Journal of Substance Abuse Treatment, 24(3): 267-277. doi:10.1016/s0740-5472(03)00028-x.

Dean, A. C., London, E. D., Sugar, C. A., Kitchen, C. M., Swanson, A. N., Heinzerling, K. G., Kalechstein, A. D., Shoptaw, S. (2009): Predicting adherence to treatment for methamphetamine dependence from neuropsychological and drug use variables. Drug Alcohol Depend, 105(1-2): 48-55. doi:10.1016/j.drugalcdep.2009.06.008.

EMCDDA (2015): Evropská zpráva o drogách 2015. Trendy a vývoj Lucemburk: Úřad pro publikace Evropské unie.

EMCDDA (2016): Evropská zpráva o drogách 2016. Trendy a vývoj. Lucemburk: Úřad pro publikace Evropské unie.

Fulleová, A., Petrášová, B. (2016): Léčení uživatelé nelegálních drog v České republice. Hygiena, 61(2): 63-69.

Gabrhelík, R., Šťastná, L., Holcnerová, P., Miovský, M., Minařík, J. (2010): Aktuální otázky léčby závislosti na Methamphetaminu. Adiktologie, 10(2): 92-100.
Gazdová, V. (2009): Prediktory úspěšnosti ústavní odvykací léčby závislosti na Methamphetaminu. (Diplomová práce.), Univerzita Pardubice.
Glasner-Edwards, S., Mooney, L. J., Marinelli-Casey, P., Hillhouse, M., Ang, A., Rawson, R. A., Methamphetamine Treatment Project Corporate, A. (2010): Psychopathology in methamphetamine-dependent adults 3 years after treatment. Drug Alcohol Rev, 29(1): 12-20. doi:10.1111/j.1465-3362.2009.00081.x.
Gossop, M., Marsden, J., Stewart, D., Rolfe, A. (1999): Treatment retention and 1 year outcomes for residential programmes in England. Drug and Alcohol Dependence, 57: 89 – 98.
Hillhouse, M. P., Marinelli-Casey, P., Gonzales, R., Ang, A., Rawson, R. A., Methamphetamine Treatment Project Corporate, A. (2007): Predicting in-treatment performance and post-treatment outcomes in methamphetamine users. Addiction, 102 Suppl 1: 84-95. doi:10.1111/j.1360-0443.2007.01768.x.
Hosák, L., Csémy, L., Preiss, M., Čermáková, E. (2005): Predikce úspěšnosti ústavní odvykací léčby. Čes. a slov. Psychiat., 101(2): 82-87.
Hosák, L., Hrnčiarová, J., Bažant, J., Tibenská, A., Maixnerová, R., Valešová, D. (2011): Výzkum závislosti na Methamphetaminu na Psychiatrické klinice v Hradci Králové. Alkoholizmus a drogové závislosti, 46(3): 129-142.
Hser, Y., Evans, E., Huang, Y. (2005): Treatment outcomes among women and men methamphetamine abusers in California. J Subst Abuse Treat, 28(1): 77-85. doi:10.1016/j.jsat.2004.10.009.
Hser, Y., Joshi, V., Maglione, M., Chou, C., Anglin, M. (2001): Effects of program and patient characteristics on retention of drug treatment patients. Evaluation and Program Planning, 24: 331-341.
Kalina, K. (2015): Klinická adiktologie (Kalina, K. Ed.). Praha: Grada Publishing.
Kobayashi, O., Matsumoto, T., Otsuki, M., Endo, K., Okudaira, K., Wada, K., Hirayasu, Y. (2008): Profiles associated with treatment retention in Japanese patients with methamphetamine use disorder: preliminary survey. Psychiatry Clin Neurosci, 62(5): 526-532. doi:10.1111/j.1440-1819.2008.01845.x.
Ling, W., Rawson, R., Shoptaw, S. (2006): Management of methamphetamine abuse and dependence. Current Psychiatry Reports, 8(5): 345-354. doi:10.1007/s11920-006-0035-x.
Luchansky, B., Krupski, A., & Stark, K. (2007): Treatment response by primary drug of abuse: does methamphetamine make a difference? J Subst Abuse Treat, 32(1): 89-96. doi:10.1016/j.jsat.2006.06.007.
Marinelli-Casey, P., Gonzales, R., Hillhouse, M., Ang, A., Zweben, J., Cohen, J., Hora, P. F., Rawson, R. A., Methamphetamine Treatment Project Corporate, A. (2008): Drug court treatment for methamphetamine dependence: treatment response and posttreatment outcomes. J Subst Abuse Treat, 34(2): 242-248. doi:10.1016/j.jsat.2007.04.005.

Minařík, J., Gabrhelík, R. (2011): Farmakoterapie závislosti na Methamphetaminu. Adiktologie, 11(Supplement): 48-52.
Mounteney, J., Baker, O. (1999): Evaluating the treatment of drug abuse in the European Union. Luxembourg: European Monitoring Centre for Drugs and Drug Addiction.
Mounteney, J., Groshkova, T., Thanki, D., Cunningham, A., Rychert, M. (2014a): Mapování trendů o užívání, výrobě a distribuci Methamphetaminu v Evropě. Zaostřeno na drogy (3).
Mounteney, J., Groshkova, T., Thanki, D., Cunningham, A., Rychert, M. (2014b): Mapování trendů o užívání, výrobě a distribuci Methamphetaminu v Evropě. Zaostřeno na drogy (3).
Mravčík, V., Chomynová, P., Grohmannová, K., Nečas, V., Grolmusová, L., Kiššová, L., Nechanská, B., Sopko, B., Fidesová, H., Vopravil, J., Jurystová, L. (2014): Výroční zpráva o stavu ve věcech drog v České republice v roce 2013 (Mravčík, V. Ed.). Praha: Úřad vlády České republiky.
Mravčík, V., Chomynová, P., Grohmannová, K., Janíková, B., Grolmusová, L., Tion Leštinová, Z., Rous, Z., Kiššová, L., Nechanská, B., Sopko, B., Vlach, T., Fidesová, H., Jurystová, L., Vopravil, J., Malinová, H. (2015):. Výroční zpráva o stavu ve věcech drog v České republice v roce 2014. Praha: Úřad vlády ČR.
Mravčík, V., Chomynová, P., Grohmannová, K., Janíková, B., Leštinová, Z. T., Rous, Z., Kiššová, L., Kozák, J., Nechanská, B., Vlach, T., Černíková, T., Fidesová, H., Jurystová, L., Vopravil, J. (2016): Výroční zpráva o stavu ve věcech drog v České republice v roce 2015 (Mravčík, V. Ed.). Praha: Úřad vlády ČR.
Nakama, H., Chang, L., Cloak, C., Jiang, C., Alicata, D., Haning, W. (2008): Association between psychiatric symptoms and craving in methamphetamine users. Am J Addict, 17(5): 441-446. doi:10.1080/10550490802268462.
Nechanská, B., Mravčík, V., Popov, P. (2014): Národní registr léčby uživatelů drog. Adiktologie, 14(4): 364-365.
Phillips, K. A., Epstein, D. H., Preston, K. L. (2014): Psychostimulant addiction treatment. Neuropharmacology, 87, 150-160. doi:10.1016/j.neuropharm.2014.04.002.
Ravarino, J. M., Gardner, M. K., Hill, R. D., Lundberg, K. (2008): Effectiveness of pretreatment interim support group attendance in facilitating treatment enrollment among methamphetamine abusers. Addict Behav, 33(2): 336-341. doi:10.1016/j.addbeh.2007.09.006.
Rawson, R. A., Frazier, Y., McCann, M. J., Zweben, J., Marinelli-Casey, P., Gallagher, C., Obert, J. L., Galloway, G. P., Pennell, S., Anglin, M. D., Reiber, C., Dickow, A., Herrell, J., Huber, A., Vandersloot, D. (2004): A multi-site comparison of psychosocial approaches for the treatment of methamphetamine dependence. Addiction, 99: 708-717.
Rawson, R. A., Gonzales, R., Brethen, P. (2002): Treatment of methamphetamine use disorders an update.

Rawson, R. A., Gonzales, R., Obert, J. L., McCann, M. J., Brethen, P. (2005): Methamphetamine use among treatment-seeking adolescents in Southern California: participant characteristics and treatment response. J Subst Abuse Treat, 29(2): 67-74. doi:10.1016/j.jsat.2005.04.001.

Rawson, R. A., Chudzynski, J., Mooney, L., Gonzales, R., Ang, A., Dickerson, D., Penate, J., Salem, B. A., Dolezal, B., Cooper, C. B. (2015): Impact of an exercise intervention on methamphetamine use outcomes post-residential treatment care. Drug Alcohol Depend. doi:10.1016/j.drugalcdep.2015.08.029.

Roll, J. M., Petry, N. M., Stitzer, M. L., Brecht, M.-L., Peirce, J. M., McCann, M. J., Blaine, J., MacDonald, M., DiMaria, J., Lucero, L., Kellogg, S. (2006): Contingency Management for the Treatment of Methamphetamine Use Disorders. American Journal of Psychiatry, 163(11), 1993-1999. doi:doi:10.1176/ajp.2006.163.11.1993.

Shearer, J. (2007): Psychosocial approaches to psychostimulant dependence: a systematic review. J Subst Abuse Treat, 32(1): 41-52. doi:10.1016/j.jsat.2006.06.012.

Šefránek, M. (2013): Evaulace výsledků léčby v terapeutických komunitách pro léčbu závislostí: výsledky po jednom roce od ukončení léčby. Adiktologie, 13(2): 106-128.

UNODC (2015): World drug report. New York: United Nations.

Vocci, F. J., Montoya, I. D. (2009): Psychological treatments for stimulant misuse, comparing and contrasting those for amphetamine dependence and those for cocaine dependence. Curr Opin Psychiatry, 22(3): 263-268. doi:10.1097/YCO.0b013e32832a3b44.

Wang, G., Shi, J., Chen, N., Xu, L., Li, J., Li, P., Sun, Y., Lu, L. (2013): Effects of length of abstinence on decision-making and craving in methamphetamine abusers. PLoS One, 8(7), e68791. doi:10.1371/journal.pone.0068791.

WHO (2001): Systematic review of treatment for amphetamine-related disorders. Geneva: WHO.

Wu, L. J., Altshuler, S. J., Short, R. A., Roll, J. M. (2012): Predicting drug court outcome among amphetamine-using participants. Journal of Substance Abuse Treatment, 42(4): 373-382. doi:http://dx.doi.org/10.1016/j.jsat.2011.09.008.

Zabransky, T. (2007): Methamphetamine in the Czech Republic. Journal of Drug Issues, 37(1): 155-180. doi:10.1177/002204260703700108.

Crystal Meth in Dresden

Kristin Ferse

Strukturelle Aspekte

Die Aufgabe der Suchtbeauftragten am Gesundheitsamt der Stadt Dresden ist es, auf Veränderungen in den Konsummustern mit Angebotsstrukturen der Suchtprävention und Suchthilfe zu reagieren, über den Suchtmittelkonsum der Dresdner_innen und die Schnittstellen u. a. zu Polizei, Jobcenter, Jugendhilfe zu berichten sowie die Akteure in der Stadt zu koordinieren und zu vernetzen. Aus dieser Perspektive soll der Umgang mit Crystal Meth in Dresden dargestellt werden.

Im Rahmen der regelmäßigen Treffen der Leiter_innen der sechs Dresdner Suchtberatungs- und Behandlungsstellen wurde seit 2010 die verstärkte Beratungsnachfrage von Konsumierenden von Crystal Meth wahrgenommen. Infolgedessen wurde Crystal Meth in ganz Sachsen statistisch separat erfasst und ausgewertet. Die Dresdner Suchtberatungsstellen reagierten sofort auf diese Konsumierenden, die sich in ihrem Beratungs- und Behandlungsbedarf deutlich von anderen Klienten_innen unterscheiden. So wurden Akutsprechstunden eingerichtet, Betroffene per Handy an Termine erinnert, eine zügige Vermittlungen in Entgiftung organisiert, die Abfrage zu Kindeswohlgefährdungen verstärkt, Fachaustausch organisiert und das Thema in die Schulungen von Multiplikator_innen (z. B. Jobcenter) aufgenommen (Abb. 1).

Im Rahmen aller suchtspezifischen Arbeitskreise in Dresden (Suchtprävention, Illegale Drogen, PSAG – Unterarbeitsgruppe Sucht) wurde intensiv darüber diskutiert, inwiefern auf diese Entwicklung losgelöst vom Gesamtkonsumverhalten der Dresdner_innen ausschließlich substanzspezifisch reagiert werden soll. Dieser Diskussionsprozess wurde durch eine intensive Berichterstattung der Dresdner Medien zu Crystal Meth erschwert. Denn in der Folge wurde in der öffentlichen Wahrnehmung ausschließlich Crystal Meth als Problem gesehen, nicht aber der massive legale Substanzkonsum, wie z. B. von Alkohol. So wurde im Jahr 2014 durch eine Stadtratsfraktion der Antrag gestellt, eine Strategie zur »Drogenprävention bei der Droge Crystal« zu erarbeiten und dem Stadtrat vorzulegen. Auf der Grundlage des erstmals in Dresden herausgegebenen Suchtberichtes konnte dargestellt werden, dass die Hauptproblemsubstanz der Dresdner_innen weiter Alkohol ist – eine Substanz, die medial nicht ausreichend kritisch begleitet wurde und wird (Abb. 2).

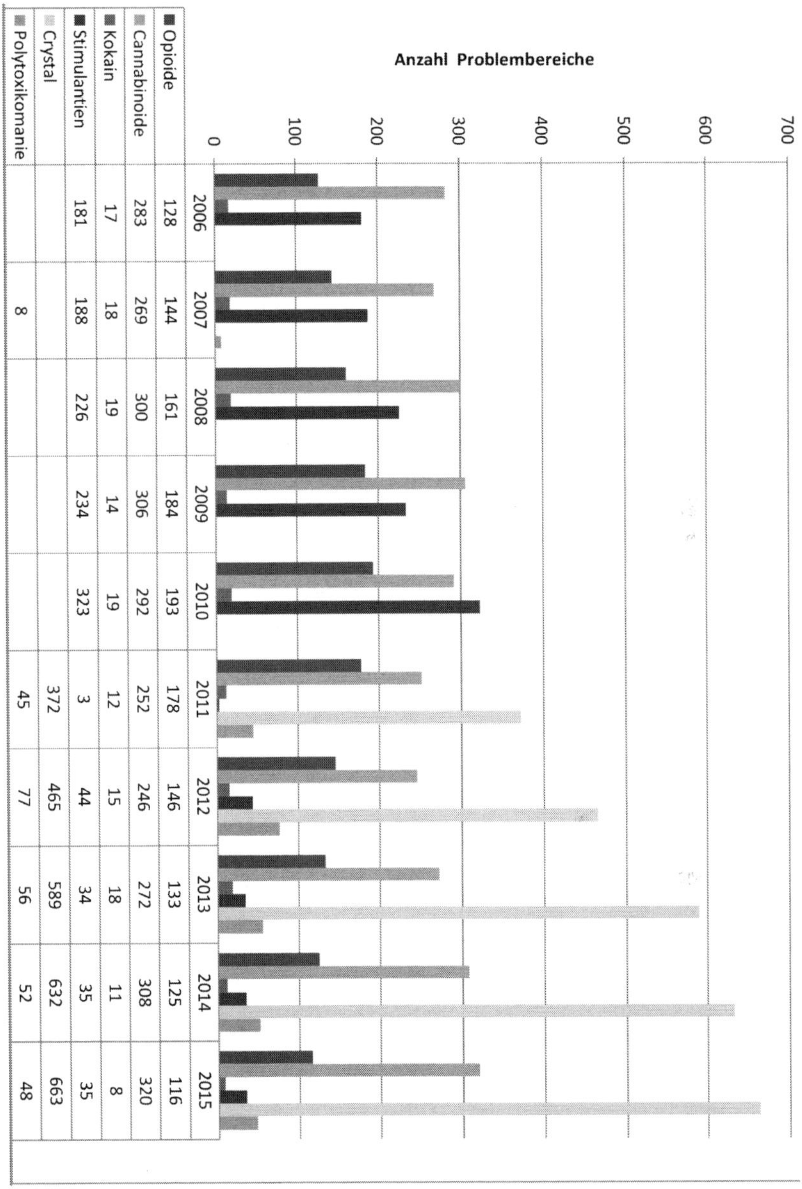

	2006	2007	2008	2009	2010	2011	2012	2013	2014	2015
Opioide	128	144	161	184	193	178	146	133	125	116
Cannabinoide	283	269	300	306	292	252	246	272	308	320
Kokain	17	18	19	14	19	12	15	18	11	8
Stimulantien	181	188	226	234	323	3	44	34	35	35
Crystal						372	465	589	632	663
Polytoxikomanie		8				45	77	56	52	48

Abb. 1: Entwicklung Hauptproblemsubstanz illegaler Drogen bei den betroffenen Klienten (ohne Angehörige) in Dresdner Suchtberatungs- und Behandlungsstellen (SBB) von 2006 bis 2015 |Quelle: Gesundheitsamt Dresden

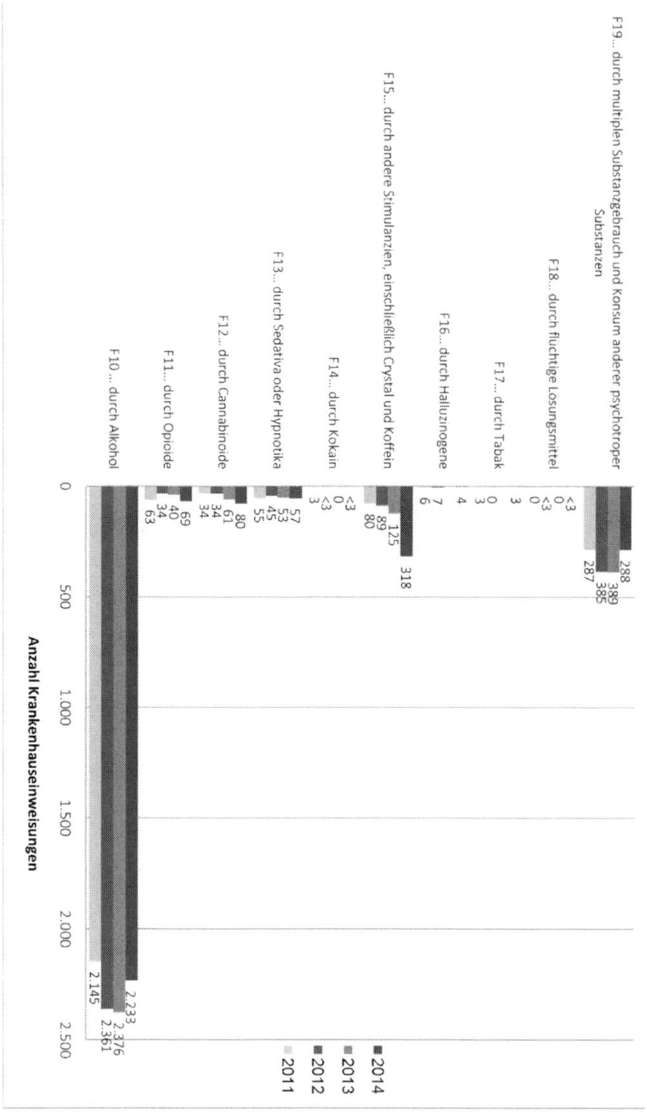

Abb. 2: Krankenhauseinweisungen (einschließlich Stunden- und Sterbefälle) aufgrund von psychischen und Verhaltensstörungen durch psychotrope Substanzen (ICD-10-GM: F10 – F19) als Hauptdiagnose mit Behandlungsort in Deutschland für Einwohner der Stadt Dresden in den Jahren 2011 (n=2.676), 2012 (n=2.957), 2013 (n= 3.047), 2014 (n=3.056); *<3 Kennzeichnung aus datenschutzrechtlichen Gründen | Quelle: Krankenhausstatistik, Statistisches Landesamt Sachsen

Dem Vorschlag, ein Strategiepapier Suchtprävention zu erarbeiten, worin stoffgebundene Süchte (alle Substanzen) und stoffungebundene Süchte thematisiert werden, wurde durch den Stadtrat zunächst mit einer Expert_innenanhörung, welche am 11. März 2015 stattfand, begegnet. Im Rahmen dieser Anhörung empfahlen alle Experten_innen ein Gesamtkonzept zur Suchtprävention, welches die Substanz Crystal Meth einschließt. Am 9. Juli 2015 wurde durch den Dresdner Stadtrat nach breiter Diskussion auf allen Ebenen das Strategiepapier zur Suchtprävention 2015 bis 2025 einstimmig beschlossen. Das Strategiepapier formuliert fünf Ziele, an denen in den nächsten 10 Jahren alle kommunalen Partner_innen arbeiten sollen. Es schließt verhältnis- und verhaltenspräventive Aspekte ein.

Ziel III lautet: »Der Einstieg in den Konsum illegaler Suchtmittel (aktuell Schwerpunkt Crystal) wird verhindert. Für bereits Konsumierende sind indizierte Präventionsmaßnahmen entwickelt« (Landeshauptstadt Dresden 2015a: 18). Hier stehen u. a. frühe und niederschwellige Zugänge ins Hilfesystem im Fokus. So wurde einerseits an Stammtischen der Hausärzt_innen, Kinderärzt_innen und Gynäkolog_innen über die Substanz und die Ansprache des Konsumverdachtes informiert, andererseits aber auch das Partybegleitprojekt »safer nightlife« der Diakonie Dresden installiert. Weiter wurden zur raschen Identifikation von Betroffenen alle Zahnarztpraxen mit Unterstützung der Landeszahnärztekammer angeschrieben und Informationsmaterial zu Crystal und den Hilfeangeboten verschickt. Eine Informationsveranstaltung im Stammtisch der Zahnärzt_innen dazu steht noch aus.

Alle Unterlagen (Strategiepapier zur Suchtprävention, Suchtberichte, sowie die Positionen im Rahmen der Expertenanhörung) stehen unter www.dresden.de/sucht zur Verfügung.

Im Rahmen der Datenanalyse wurde deutlich, dass der Anteil der Crystal Meth konsumierenden Frauen hoch ist. Vermehrte Schwangerschaften drogenkonsumierender Frauen führten infolge zu neuen Anforderungen und damit Änderungen in Kooperations- und Hilfestrukturen. So wurden allein im Jahr 2015 in Dresden 357 Klient_innen von der Jugendhilfe in die Suchtberatungs- und Behandlungsstellen vermittelt. In 693 Haushalten, von denen ein Elternteil Klient_in einer Suchtberatungsstelle ist, lebt mindestens ein Kind. Der Anteil von konsumierenden Eltern stieg im Suchthilfe-, Jugendhilfe- und medizinischen System deutlich an. Damit sind alle Systeme für sich als auch im Rahmen der Kooperation vor neue Aufgaben gestellt. Das gut abgestimmte Handeln aller Professionen, welche mit suchtmittelkonsumierenden Eltern/Schwangeren arbeiten (Jugendhilfe, Suchthilfe, stationäre Behandlung, niedergelassene Gynäkolog_innen und Kinderärzt_innen), ist unbedingt erforderlich, um die Kinder zu schützen und die Eltern beim Weg in die Abstinenz und bei der Aufrechterhaltung dieser zu unterstützen. In den letzten Jahren wurden bzw. werden in Dresden dazu in den einzelnen Arbeitsfeldern Standards entwickelt.

Im Teilplan »Hilfe zur Erziehung, Eingliederungshilfe und angrenzende Aufgaben« des Jugendamtes wurden in einem demokratischen Prozess im Bereich der Gesundheitsförderung unter Einbeziehung vieler Partner_innen folgendes Handlungsziel und darauf ausgerichtete Maßnahmen erarbeitet und vom Stadtrat beschlossen:

> »**Handlungsziel 2:** Die Träger, die mit Suchtmittel konsumierenden Kindern, Jugendlichen und deren Angehörigen, sowie Suchtmittel konsumierenden Eltern und deren Kindern arbeiten, orientieren sich an den aktuell vorliegenden Vereinbarungen und Fachempfehlungen.
>
> **Maßnahme 1**
> Die Netzwerkpartner, insbesondere die freien Träger der Jugendhilfe im Leistungsfeld [zum Beispiel in den Leistungsbeschreibungen], die Abteilung Allgemeiner Sozialer Dienst [zum Beispiel in Fachstandards] und die Suchtberatungsstellen [zum Beispiel in ihren Leitlinien] erarbeiten und verschriftlichen fachliche Positionen, einschließlich der Erwartungen an die Netzwerkpartner, aus ihrer jeweiligen Perspektive.
>
> **Maßnahme 2**
> Regelmäßiger Austausch zwischen den Netzwerkpartnern in der AG HzE zu den fachlichen Positionen! Es wird eine Unterarbeitsgruppe ›Suchthilfe‹ gegründet« (Landeshauptstadt Dresden 2015b: 48f.).

Dadurch angeregt findet in diesen Handlungsfeldern ein intensiver Austausch und die Erstellung fachlicher Positionen statt. Die Dresdner Suchtberatungs- und Behandlungsstellen erarbeiteten »Handlungsorientierungen für die Beratung und Betreuung suchtmittelkonsumierender und abhängigkeitskranker Schwangerer/Mütter/Väter und Eltern durch die Dresdner Suchtberatungs- und Behandlungsstellen«.

Im Jahr 2016 erfolgten vier Workshops zwischen Suchtberatungsstellen und dem Allgemeinem Sozialen Dienst des Jugendamtes, in denen die Jugendhilfemitarbeiter_innen Basisinformationen zum Thema Sucht (auch Crystal Meth) und zum Umgang mit konsumierenden Eltern, Kindern und Jugendlichen erhielten. Dafür wurde ein standardisierter Vortrag erarbeitet, den jede Suchtberatungsstelle für diese Fortbildungen gegenüber dem Allgemeinen Sozialen Dienst nutzte.

Im Rahmen der gesetzlich vorgeschriebenen Arbeitsgruppe »Hilfen zur Erziehung (AG HzE)« wurde eine Unterarbeitsgruppe »Elternschaft und Sucht« gegründet, in der die fachlichen Positionen der Leistungserbringer/innen der Jugendhilfe systematisch und kontinuierlich erarbeitet werden. Damit wurde und wird die oben benannte Maßnahme 2 kontinuierlich umgesetzt.

Im klinischen Bereich wurde ein Pfad bei Verdacht auf mütterlichen Drogenkonsum entwickelt, der auf allen Dresdner Entbindungsstationen die Zusammenarbeit der klinikinternen und -externen Fachkräfte als Ablauforganisation sichert und regelt.

Im Interesse des Kindeswohls werden so früh wie möglich Kinderärzt_innen, Jugendhilfe und Suchtberatungsstellen sowie die klinikinterne Kinderschutzgruppe involviert. In Weiterentwicklung des klinischen Pfades wurden seit dem Jahr 2016 sowohl am Dresdner Universitätsklinikum Carl Gustav Carus als auch in den Städtischen Kliniken die psychiatrischen Abteilungen oder Kliniken eingebunden. An der Universitätsklinik werden die konsumierenden Mütter unverzüglich in ein ambulantes psychiatrisches Behandlungssetting vermittelt, in den städtischen Kliniken bei entsprechendem Bedarf vor einer Rehabilitationsbehandlung in ein stationäres psychiatrisches Setting.

Somit gibt es im Ergebnis des im Kontext der Geburt entdeckten Drogenkonsums der Mütter eine unmittelbare Behandlungskette von Mutter und Kind durch eine enge Vernetzung von Neonatologie, Geburtshilfe sowie Psychiatrie und die anschließende Vermittlung in das Jugendhilfe -und Suchthilfesystem.

Die Koordination der medizinischen und notwendigen psychosozialen Maßnahmen für schwangere Frauen als auch für entbundene Mütter mit Drogenkonsum erfolgt im Dresdner Universitätsklinikum durch Mitarbeiter_innen des »FamilienNetz«, einem an der Kinderklinik angesiedelten Bereich der psychologisch-sozialmedizinischen Versorgung von Familien früh und/oder kranker Neugeborener (vgl. Reichert 2013: 238-254).

Die mehrheitlich hohe Motivation der Schwangeren und Mütter, eine Veränderung ihrer Lebenssituation herbeizuführen, führt in der Regel zu einer größeren Bereitschaft zur Behandlung der Abhängigkeitserkrankung. Diese intrinsische Motivation, mit der Behandlung zeitnah selbst aktiv werden zu können, und die Strukturierung des Tagesablaufes tragen zu einer Stabilisierung der Mütter bei. Durch die frühzeitige interdisziplinäre Vernetzung, die Möglichkeit regelmäßiger, unangekündigter Drogentests und nicht zuletzt aufgrund der umfassenderen Einschätzung der Mütter durch die verschiedenen Professionen zeigte sich im Jahr 2016 ein Rückgang der Inobhutnahmen von Neugeborenen durch das Jugendamt im Vergleich zum Jahr davor. So konnten 2016 knapp zwei Drittel der betroffenen Kinder in die Häuslichkeit entlassen werden, während es 2015 bei lediglich einem Drittel der Kinder möglich war.

Medizinische Aspekte: Konsum von Crystal Meth und Auswirkungen auf Neugeborene

Der vermehrte Konsum von psychotropen Substanzen der Dresdner Einwohner_innen insbesondere in der Altersgruppe der 18- bis 35-Jährigen hat Auswirkungen auf die Gesundheit der Neugeborenen. So stiegen sowohl drogen- als auch tabakbedingte Schädigungen der Feten an, wie die Daten der Krankenhausstatistik belegen (Abb. 3).

Im Rahmen des im Dezember 2016 durch das Dresdner Gesundheitsamt herausgegebenen Stadtgesundheitsprofils und mit Unterstützung des Fachbereiches Neonatologie und Pädiatrische Intensivmedizin der Klinik und Poliklinik für Kinder- und Jugendmedizin des Universitätsklinikum Carl Gustav Carus Dresden wird ausführlich auf diese Probleme eingegangen:

Die Daten der Sächsischen Neonatalerhebung zeigen, dass der Konsum von Opioiden während der Schwangerschaft auf niedrigem Niveau geblieben und insgesamt leicht rückläufig ist. Parallel zum wachsenden Konsum von Stimulanzien in Sachsen mit jährlichen Steigerungsraten zwischen 22 und 47 Prozent (SMS 2013) ist auch ein stetiger Anstieg von Früh- und Neugeborenen zu verzeichnen, welche in utero der Droge Crystal Meth ausgesetzt waren. Waren es im Jahr 2007 »nur« 20 Fälle sachsenweit, so waren 2014 bereits 153 Neugeborene betroffen (Abb. 4).

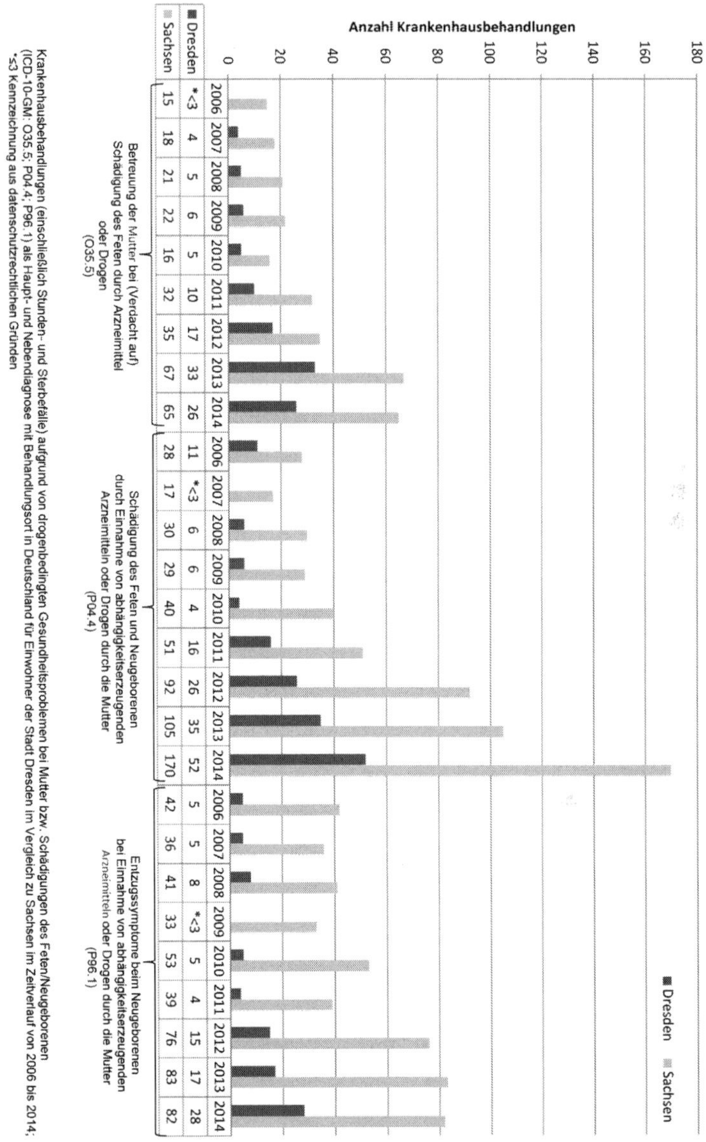

		2006	2007	2008	2009	2010	2011	2012	2013	2014
O35.5	■ Dresden	*<3	4	5	6	5	10	17	33	26
O35.5	■ Sachsen	15	18	21	22	16	32	35	67	65
P04.4	■ Dresden	11	*<3	6	6	4	16	26	35	52
P04.4	■ Sachsen	28	17	30	29	40	51	92	105	170
P96.1	■ Dresden	5	5	8	*<3	5	4	15	17	28
P96.1	■ Sachsen	42	36	41	33	53	39	76	83	82

Abb. 3: Krankenhausbehandlungen (Haupt- und Nebendiagnose) aufgrund von drogenbedingten Gesundheitsproblemen bei Mutter bzw. Schädigungen des Feten/Neugeborenen (ICD-10-GM: O35.5; P04.4; P96.1) – Dresden im Vergleich zu Sachsen | Quelle: Statistisches Landesamt Sachsen 2016

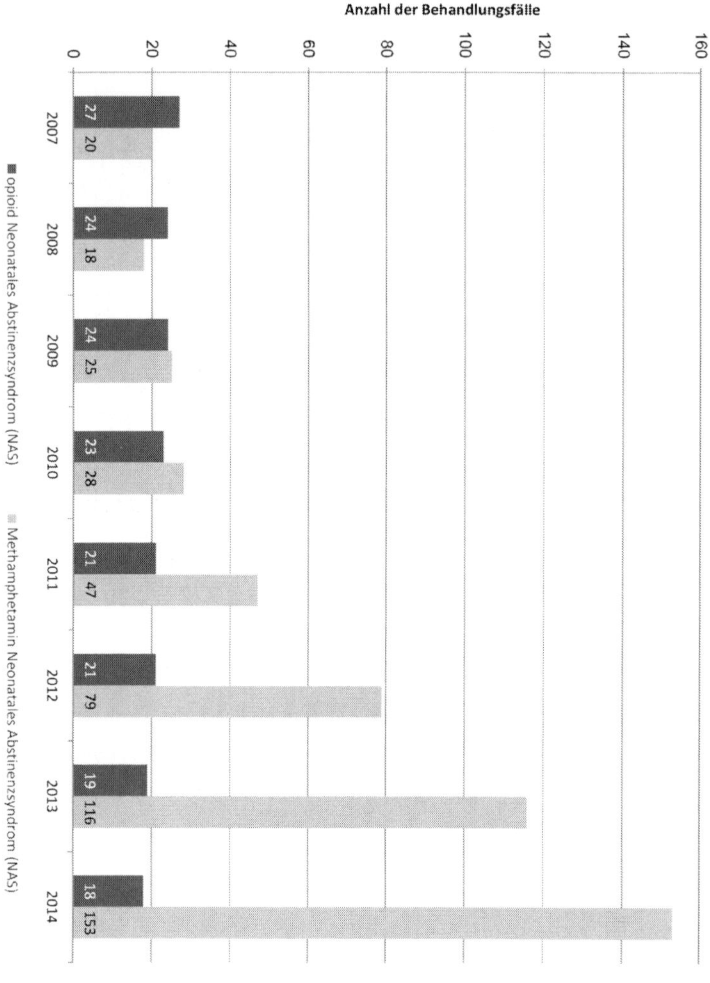

Abb. 4: Stationäre Behandlungsfälle von Neugeborenen nach mütterlichem Konsum von illegalen Drogen in der Schwangerschaft (Neonatales Abstinenzsyndrom – NAS) in Sachsen 2007 – 2014 | Quelle: Sächsische Landesärztekammer Dresden, 2015

Während umfangreiche Daten zum aktiven Konsumverhalten Jugendlicher und Erwachsener vorliegen und eine nahezu exponentielle Zunahme des Crystal-Konsums belegen (SMS 2013), ist die Datenlage für die Gruppe der ungeborenen Kinder derzeit noch äußerst spärlich. Ferner ist eine hohe Dunkelziffer zu befürchten.

Erste Erfahrungen des Universitätsklinikums Dresden zu den Auswirkungen eines Crystal-Konsums während der Schwangerschaft von 97 betroffenen Frauen im Zeitraum 2007 bis Juni 2014 lassen erhebliche Gefahren und Risiken für das Neugeborene, die Mütter und die Familien erkennen, die durch Erhebungen am Universitätsklinikum Dresden belegt werden. Die Mehrzahl der Schwangeren war zum Zeitpunkt der Entbindung zwischen 20 und 30 Jahre alt.

Auffällig ist, dass die Hälfte der Frauen erst spät – nach der 20. Schwangerschaftswoche – und dann auch nur unregelmäßig bzw. gar nicht die Vorsorgeuntersuchungen während der Schwangerschaft in Anspruch genommen haben. Nur bei jeder fünften Frau war bei Aufnahme der Schwangeren zur Entbindung im Kreißsaal ein Drogenkonsum vorher bekannt. Insbesondere durch eine exakte Anamneseerhebung und gezielte Nachfrage auch zum Konsum illegaler Drogen wurde die Mehrzahl der Crystal-Konsumentinnen identifiziert.

Für die Neugeborenen wurden folgende Auffälligkeiten nach Crystal-Konsum während der Schwangerschaft beobachtet. Ein definiertes Abstinenzsyndrom, vergleichbar mit dem des Opiat-Entzugs, scheint bei Neugeborenen nach intrauteriner Methamphetamin-Exposition nicht vorzuherrschen. Die Kinder sind eher ruhig und somit oft klinisch unauffällig. Die beobachteten Symptome bei den Neugeborenen, sind äußerst heterogen und unspezifisch im Vergleich zum Opiat-Entzug (Abb. 5).

Eine Erklärungsmöglichkeit der äußerst variablen, heterogenen und unspezifischen Symptome bei Neugeborenen könnten sowohl der unterschiedliche Zeitpunkt als auch die Dauer und damit die Menge des konsumierten Crystals während der Schwangerschaft und unmittelbar vor der Geburt darstellen. Ob es ein spezifisches Abstinenzsyndrom ist und welche Symptome charakteristisch für den Konsum von Crystal sind, kann erst eine weitere und systematische multizentrische Datenerfassung und Verlaufsbeobachtung klären. Ferner gilt es zu prüfen, welche Rolle der häufig beobachtete Beikonsum anderer Substanzen wie Nikotin, Alkohol, Medikamente oder anderer illegale Drogen spielt. Von 97 Crystal konsumierenden Müttern wurde bei 92 Müttern Beikonsum festgestellt. Das heißt, nur fünf Frauen konsumierten ausschließlich Crystal. Weitere zusätzlich zu Crystal konsumierte Substanzen bildet die nachfolgende Grafik ab, die auch Mehrfachnennungen beinhaltet (Abb. 6).

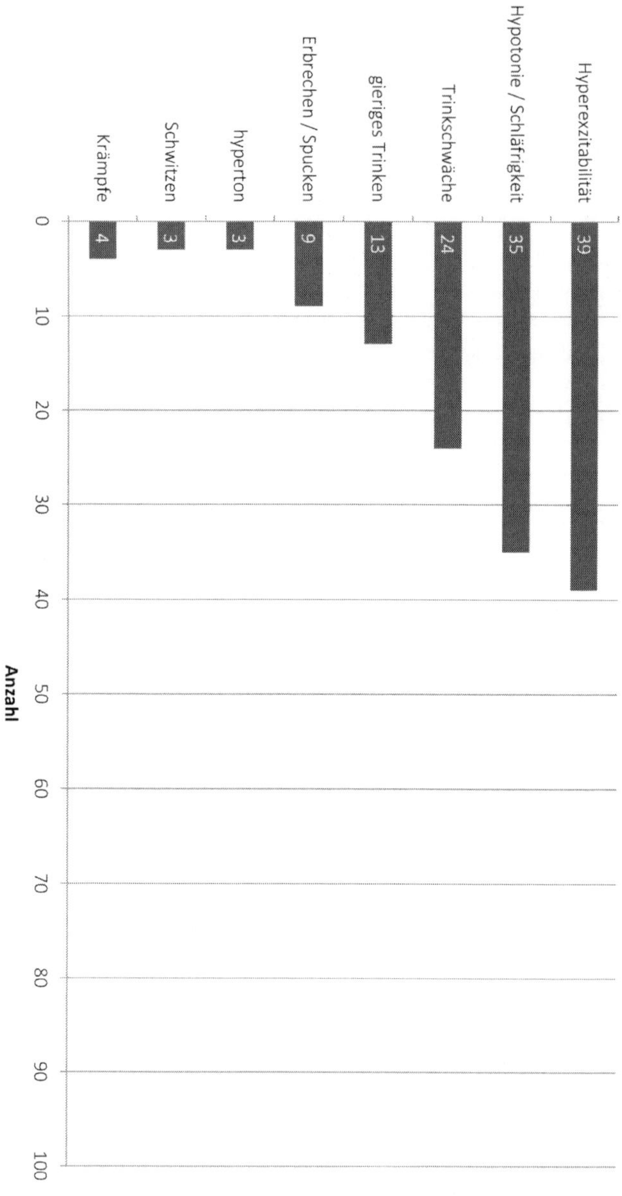

Abb. 5: Symptome der 97 Neugeborenen nach Methamphetamin-Konsum der Mutter während der Schwangerschaft von 2007 bis 2014, die im Universitätsklinikum Dresden behandelt worden sind. | Quelle: Universitätsklinikum – Klinik und Poliklinik für Kinder- und Jugendmedizin Dresden, 2015

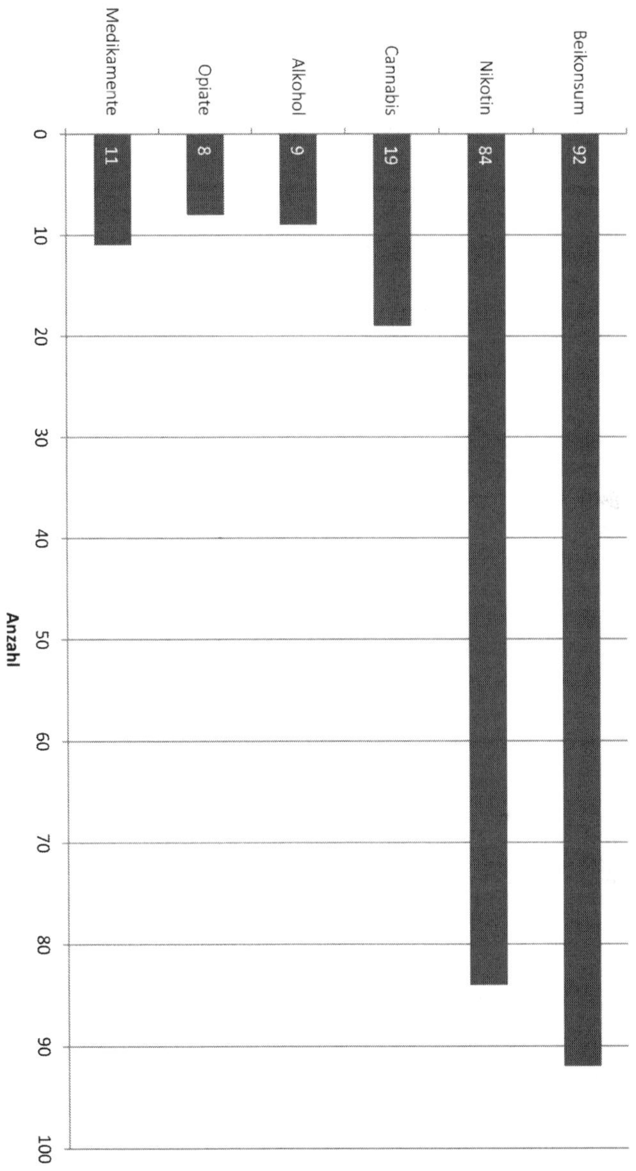

Abb. 6: Beikonsum von 97 Müttern mit Methamphetamin-Konsum während der Schwangerschaft von 2007 bis 2014 , die im Universitätsklinikum Dresden behandelt worden sind |Quelle: Universitätsklinikum – Klinik und Poliklinik für Kinder- und Jugendmedizin Dresden, 2015

Ungeachtet der uncharakteristischen Symptome erlaubt die Analyse weiterer klinischer Befunde der Neugeborenen erste Aussagen zu möglichen Auswirkungen einer intrauterinen Crystal-Exposition auf den Fetus und das Neugeborene:

1. Die Frühgeborenenrate scheint im Vergleich zur Frühgeborenenrate des Landes Sachsen deutlich (vierfach) erhöht (Sächsische Landesärztekammer Dresden 2015, Die Drogenbeauftragte der Bundesregierung/BMG/BÄK 2016).
2. Der Anteil untergewichtiger Neugeborener ist bezogen auf die Rate untergewichtiger Früh- und Neugeborener des Landes Sachsen (dreifach) erhöht (Sächsische Landesärztekammer Dresden 2015, Die Drogenbeauftragte der Bundesregierung/BMG/BÄK 2016).
3. Der Anteil Neugeborener mit Mikrozephalie bei Geburt ist im Vergleich zum Anteil von Kindern mit einem Kopfumfang unter der 10. Perzentile des Landes Sachsen erhöht (dreifach im Vergleich zur allen Neugeborenen eines Jahrgangs des Bundeslandes Sachsen) (Sächsische Landesärztekammer Dresden 2015, Die Drogenbeauftragte der Bundesregierung/BMG/BÄK 2016).
4. Bei sonographischen Untersuchungen waren häufig pathologische Befunde und Fehlbildungen an lebenswichtigen Organen wie Herz, Nieren und vor allem am zentralen Nervensystem zu beobachten. Diese lassen ein höheres Risiko für Fehlbildungen vermuten. Um statistisch gesicherte Aussagen treffen zu können, ist die Anzahl der Kinder noch zu gering und es müssen noch weitere Kinder untersucht werden (Sächsische Landesärztekammer Dresden, 2015, Die Drogenbeauftragte der Bundesregierung/BMG/BÄK 2016).

Konsum von Stimulanzien Crystal Meth und Langzeitwirkungen

Über die Langzeitfolgen bei Kindern mit mütterlichem Crystal-Konsum ist in Deutschland noch wenig bekannt. Von besonderer Bedeutung für die Entwicklung der Kinder und später Jugendlichen wird von Expert_innen auf die besondere Struktur der abhängigen Familie hingewiesen. Eltern, die Crystal konsumieren sind häufiger mit sich selbst beschäftigt, sind weniger frustrationstolerant, schneller erschöpft (siehe Beitrag von Moesgens et al. in diesem Band). Streit und häusliche Gewalt sind in diesen Familien häufiger. Diese Eltern sind oftmals nicht in der Lage, die spezifischen, individuellen Bedürfnisse ihrer Kinder zu erkennen und gezielt auf diese zu reagieren. Fehlinterpretationen kindlicher Signale verbunden mit dem schwankenden emotionalen Niveau der Eltern führen zu Vernachlässigung, mangelnder Zuwendung und Sorge. Fremdunterbringung sowie ständige Beziehungsabbrüche bedeuten für die betroffenen Kinder eine fehlende Basis im Leben und Bindungsarmut mit allen Folgen.

Aus den USA existieren einige wissenschaftliche Daten, die erklären, dass Kinder, deren Mütter in der Schwangerschaft Crystal konsumiert hatten, aufgrund struktureller Hirnveränderungen eine verminderte kognitive Leistungsfähigkeit (Sowell et al. 2010, Chang 2004) und Störungen der exekutiven Funktion sowie der räumlichen Orientierung (Piper et al. 2011) aufweisen. In der IDEAL-Studie zeigten Methamphethamin (MA)-exponierte Neugeborene eine Zunahme an Wachheit und Abnahme von Lethargie mit einem Alter von vier Wochen (Kiblawi et al. 2014). Kinder, die in der Schwangerschaft MA-exponiert waren, wiesen im Zeitraum von drei bis fünf Jahren eine Zunahme an Aufmerksamkeit-Defizit-und Hyperaktivitäts-Symptomen (ADHS) auf, während diese Symptome in einer gesunden Kontrollgruppe abnahmen (LaGasse et al. 2012). Verhaltensprobleme mit fünf Jahren waren häufiger bei MA-exponierten Kindern, wenngleich diese in besseren sozialen Verhältnissen (Fremdunterbringung) weniger ausgeprägt waren als bei Unterbringung der Kinder bei ihren Eltern (Twomey et al. 2013). Die ADHS-Häufigkeit bei diesen Kindern ist um den Faktor drei erhöht (Kiblawi et al. 2013). Besonders bedenklich stimmt die Tatsache, dass Kinder mit hoher MA-Exposition in der Schwangerschaft in einer Untersuchung eine erhöhte Cortisolausschüttung auf Stress aufwiesen, ähnlich zu der abnormen Stressreaktion von Eltern, die ein hohes Misshandlungspotential vermuten lässt (Kirlic et al. 2012). Die Autor_innen dieser Studie befürchten, dass Kinder, die während der Schwangerschaft MA-exponiert waren, daher ein besonders hohes Risiko für Kindesmisshandlung aufweisen (Zusammentreffen von Eltern und Kindern mit gestörter Stressreaktion).

Diese Erkenntnisse führten dazu, dass für die Risikogruppe konsumierender Schwangerer, Mütter, Väter, Eltern durch die Suchtberatungsstellen und den Allgemeinen Sozialen Dienstes des Jugendamtes fachliche Positionen erstellt wurden und die bereits beschriebenen Ablauforganisationen zwischen den Hilfesystemen und innerhalb dieser entstanden.

Präventive Aspekte

Mit dem Strategiepapier zur Suchtprävention hat sich die Stadt Dresden zu einer öffentlichen Debatte der Suchtproblematik bekannt. Dresden ist darum bemüht, Sucht zu enttabuisieren, sie als Krankheit zu kommunizieren und dem Thema die Scham zu nehmen.

So gestaltete die Suchtbeauftragte am Gesundheitsamt gemeinsam mit dem Deutschen Hygienemuseum Dresden und der Sächsischen Landesärztekammer eine vierteilige Veranstaltungsreihe »High Sein« zu Sucht und Rausch, die jeweils von bis zu 500 überwiegend jungen Dresdnern_innen besucht wurde. Diese gemeinsame Kooperation wird mit unterschiedlichen Formaten fortgesetzt.

Jährlich führt die Suchtbeauftragte zusammen mit Kooperationspartner_innen in der Dresdner Centrum Galerie suchtpräventive und interaktive Tage unter dem Slogan: »Legst Du Dich mit Crystal an?« durch. Auch in diese öffentlichkeitswirksame Kampagne werden alle Substanzen und stoffungebundene Süchte eingebunden.

Besonders wichtig ist es, die Schulen in ihrem suchtpräventiven Auftrag zu unterstützen. So wurden vier Module (Lehrerfortbildung, Elternabend, das Präventionsprojekt »Verrückt. Na Und!«, und das Theaterstück »Absaufen« der »Wortgestiker«) entwickelt, um Suchtprävention strukturell in Schulen zu verankern.

Für die Zielgruppe der Party-Konsumierenden wurde das Angebot »Safer Nightlife« entwickelt. Mitarbeitende der Diakonie Dresden sind regelmäßig im Dresdner Nachtleben unterwegs und bieten neben Aufklärung die Möglichkeit zum Gespräch, um beispielsweise Konsummotive zu hinterfragen. Zusätzlich wird zum körperlichen Wohlbefinden der Partygäste, bspw. durch die Ausgabe von Wasser und Obst beigetragen.

Grundsätzlich ist die Suchtbeauftragte in der Umsetzung des Strategiepapieres darum bemüht, Herangehensweisen zielgruppenspezifisch und strukturiert zu entwickeln. Eine besondere Aufmerksamkeit gilt der Erreichung von Multiplikatoren_innen und der Einbeziehung vieler Partner_innen. Insbesondere für die Auseinandersetzung mit Crystal Meth ist auch die Thematisierung von riskantem Alkoholkonsum wichtig. Erhöhte Aufmerksamkeit gilt daher auch der Reduzierung des Alkoholkonsums in öffentlichen Verkehrsmitteln durch verhältnispräventive Maßnahmen.

Einen weiteren zukünftigen Schwerpunkt stellt die Zielgruppe der Asylsuchenden dar, die hier neben vielen anderen kulturellen Unterschieden sowohl auf andere Substanzen (z. B. Crystal Meth) als auch auf Alkoholkonsum im öffentlichen Raum stoßen.

Literatur

Chang, L., Smith, L., LoPresti, C., Yonekura, M., Kuo, J., Walot, I., Ernst, T. (2004): Smaller subcortical volumes and cognitive deficits in children with prenatal methamphetamine exposure. Psychiatry research., 132(2): 95–106.

Die Drogenbeauftragte der Bundesregierung/Bundesministerium für Gesundheit/Bundesärztekammer (Drogenbeauftragte der Bundesregierung/BMG/BÄK) (2016): S3-Leitlinie Methamphetamin-bezogene Störungen, Berlin.

Kiblawi, Z., Smith, L., LaGasse, L., Derauf, C., Newman, E., Shah, R., Arria, A., Huestis, M., DellaGrotta, S., Dansereau, L., Neal, C., Lester, B. (2013): The effect of prenatal methamphetamine exposure on attention as assessed by continuous performance tests: Results from the infant development, environment, and lifestyle study. Journal of developmental and behavioral pediatrics : JDBP., 34(1): 31–7.

Kiblawi, Z., Smith, L., Diaz, S., LaGasse, L., Derauf, C., Newman, E., Shah, R., Arria, A., Huestis, M., Haning, W., Strauss, A., DellaGrotta, S., Dansereau, L., Neal, C., Lester, B. (2014): Prenatal methamphetamine exposure and neonatal and infant neurobehavioral outcome: Results from the IDEAL study. Substance abuse., 35(1): 68–73.

Kirlic, N., Newman, E., Lagasse, L., Derauf, C., Shah, R., Smith, L., Arria, A., Huestis, M., Haning, W., Strauss, A., Dellagrotta, S., Dansereau, L., Abar, B., Neal, C., Lester, B. (2013): Cortisol reactivity in two-year-old children prenatally exposed to methamphetamine. Journal of studies on alcohol and drugs, 74(3): 447–51.

LaGasse, L., Derauf, C., Smith, L., Newman, E., Shah, R., Neal, C., Arria, A., Huestis, M., DellaGrotta, S., Lin, H., Dansereau, L., Lester, B. (2012): Prenatal methamphetamine exposure and childhood behavior problems at 3 and 5 years of age. Pediatrics, 129(4): 681–8.

Landeshauptstadt Dresden (2015a): Suchtprävention in Dresden. Strategiepapier.

Landeshauptstadt Dresden (2015b): Teilplan »Hilfe zur Erziehung, Eingliederungshilfe, angrenzende Aufgaben«. Fortschreibung 2015 bis 2016.

Piper, B., Acevedo, S., Kolchugina, G., Butler, R., Corbett, S., Honeycutt, E., Craytor, M., Raber, J. (2011): Abnormalities in parentally rated executive function in methamphetamine/polysubstance exposed children, Pharmacology, biochemistry, and behavior, 98(3): 432–9.

Reichert, J. (2013): Psychologisch-sozialmedizinische Versorgung im stationären Bereich – Dresdner Modell. In: Reichert J, Rüdiger M, eds., Psychologie in der Neonatologie. Göttingen.

Sächsische Landesärztekammer Dresden (2015): Projektgeschäftsstelle Qualitätssicherung, Arbeitsgruppe Neonatologie/Geburtshilfe (Sächsische Neonatalerhebung) – Interner Bericht, Dresden.

Sächsisches Staatsministerium für Soziales und Verbraucherschutz (SMS) (Hrsg.) (2013): 2. Sächsischer Drogen- undSuchtbericht, Dresden.

Statistisches Landesamt Sachsen (2015): Daten der Krankenhausstatistik – Interner Bericht, Kamenz.

Statistisches Landesamt Sachsen (2016): Daten der Krankenhausstatistik – Interner Bericht, Kamenz.

Sowell, E., Leow, A., Bookheimer, S., Smith, L., O'Connor, M., Kan, E., Rosso, C., Houston, S., Dinov, I., Thompson, P. (2010): Differentiating prenatal exposure to methamphetamine and alcohol versus alcohol and not methamphetamine using tensor-based brain morphometry and discriminant analysis. The Journal of neuroscience : the official journal of the Society for Neuroscience, 30(11): 3876–85.

Twomey, J., LaGasse, L., Derauf, C., Newman, E., Shah, R., Smith, L., Arria, A., Huestis, M., DellaGrotta, S., Roberts, M., Dansereau, L., Neal, C., Lester, B. (2013): Prenatal methamphetamine exposure, home environment, and primary caregiver risk factors predict child behavioral problems at 5 years. The American journal of orthopsychiatry, 83(1): 64–72.

Universitätsklinikum Dresden – Klinik und Poliklinik für Kinder- und Jugendmedizin (2015): Interner Bericht, Dresden.

Besondere Herausforderungen der Postakutbehandlung von Methamphetaminabhängigkeit in der Fontane-Klinik Motzen

Thomas Klein-Isberner

Nachdem wir schon länger mit der Suchtberatung der Caritas Zwickau im Rahmen der Alkoholentwöhnung sehr gut zusammengearbeitet hatten, schickte sie uns im März 2011 den ersten Patienten mit einer Methamphetaminabhängigkeit. Die Suchtberatung der Caritas in Zwickau war auf der Suche nach einer Klinik, welche einerseits die wachsende Zahl von Crystal-Meth-Abhängiger behandelt und andererseits weit genug außerhalb des »Einzugsbereiches« der Droge lag – so die Idee. Seitdem steigen die Zahlen der durch uns behandelten Methamphetaminabhängigen stetig an. 2013 waren es 99 Patient_innen, welche abhängig waren oder zu mindestens stark missbräuchlich konsumierten, 20 PatientInnen hatten zumindest mal probiert. Ingesamt hatten wir also 119 Patient_innen mit Crystal-Erfahrungen; dies macht 21,1 % unserer gesamten Klientel im Bereich der Abhängigkeitserkrankungen aus. Aktuell, im Jahr 2016, waren es 117 Patient_innen – wiederum ca. 20,3 % der Abhängigkeitserkrankungen.

Kurz zu uns: Die Fontane-Klinik ist eine Psychosomatische Fachklinik mit einer Abteilung für Abhängigkeitserkrankungen, einer psychosomatischen Fachabteilung und einer Abteilung für Kinder- und Jugendpsychosomatik. Für die Behandlung von Abhängigkeitserkrankungen bei Männern, Frauen und Jugendlichen bzw. jungen Erwachsenen stehen 135 Behandlungsplätze zur Verfügung. Das Konzept entspricht den aktuellen Erfordernissen an eine moderne Rehabilitationsbehandlung durch eine umfassende Darstellung der Kompetenzen und Defizite der Patient_innen im Rahmen der International Classification of Functioning, Disability and Health (ICF) und bietet ergebnisorientierte Behandlung im Sinne einer auf Selbstmanagement ausgerichteten Psychotherapie mit wirksamen tiefenpsychologischen, systemischen und verhaltenstherapeutischen Elementen. Die Behandlung umfasst die so genannte Entgiftungs-/Entzugsphase und die Entwöhnungsphase. Zusätzlich bestehende psychiatrische, internistische, neurotische und psychosomatische Störungen werden individuell in die Therapie miteinbezogen. Die therapeutische Arbeit findet nach einer Orientierungsphase auf der Aufnahmestation in halboffenen Bezugsgruppen, mitunter auch als Einzeltherapie statt. Die Dauer der Entwöhnungsbehandlung wird flexibel gehandhabt, beträgt jedoch in der Regel 15 Wochen für Erwachsene, 24 Wochen für Jugendliche/junge Erwachsene und oft bis zu 26 Wochen für drogenabhängige Patient_innen.

Unsere Aufgabe war es nun, eine optimale »Triangulation« zwischen den Besonderheiten der Crystalkonsument_innen und den Besonderheiten der Droge Crystal Meth unter Berücksichtigung des gesellschaftlich-sozialen Kontextes (hier die Vorgaben der Leistungsträger, zumeist der Deutschen Rentenversicherung, und ihren Rehabilitation-Therapie-Standards, kurz RTS genannt) zu finden. Wie in den aktuellen S3-Leitlinien Methamphetaminbezogene Störungen beschrieben, versuchen wir das Ziel der Wiederherstellung der Funktions-und Leistungsfähigkeit und damit der Teilhabe am Arbeitsleben mittels multimodaler Behandlung zu erreichen. Wir können den Patient_innen vielfältige ärztliche, psychotherapeutische, arbeits- und ergotherapeutische, edukative wie sozialarbeiterische, sport- und bewegungstherapeutische und in unserem Fall auch langjährig erprobte Erlebnistherapie anbieten. Diesbezüglich wurde in den S3-Leitlinien Methamphetaminbezogene Störungen ein Expert_innenkonsens gefunden, der erlebnisintensive gemeinschaftliche Aktivitäten zur Rückfallprävention empfiehlt.

Was ist nun das Besondere an der Droge? Weniger gefragt nach dem »Preis-Leistungs-Verhältnis« – eher nach der von den Patient_innen angestrebten Wirkung. Ich sehe die Andockstelle an die Seele der Konsument_innen im gesellschaftlichen Kontext, im sogenannten »Lifestyle«. Dieser in den zwanziger Jahren aus dem amerikanischen übernommene Begriff umfasst »modernes« Lebensgefühl und die Berücksichtigung aktueller Leitbilder einer Gesellschaft und ihrer Gruppierungen (Staib 2000). Die Leitbilder einer Gesellschaft determinierten nach Schivelbusch (1980) in Form von Konsummustern das Suchtmittel und den Drogengebrauch. In den 1960iger Jahren konsumierte eine Jugendsubkultur (Hippies) gegen die Leistungsgesellschaft Cannabis und LSD und suchte damit Ausstieg und Rückzug. In den 1970iger Jahren folgte die »Resignation« mit Heroin und anderen »Downern«. Ab den 1980iger Jahren ging es wieder um mehr Leistung und Erfolg. Man konsumierte also Drogen die Kraft und Ausdauer stimulierten oder zumindest simulierten, etwa Speed und Kokain. In den 1990iger Jahren wurde es noch schneller – Speed und Ecstasy. Und nun Crystal Meth. Noch mehr Power, scheinbar »göttliche Unbesiegbarkeit« und Wohlgefühl, Selbstsicherheit, alles ist machbar. Sportler_innen, Politiker_innen, Hausfrauen, Schichtarbeiter_innen, Student_innen – deswegen ist das Bild der Konsument_innen so bunt wie unsere Gesellschaft selbst.

Eine meiner Erfahrungen in der Behandlung von Sucht lautet: Will ich jemanden helfen, auf sein Suchtmittel zu verzichten, muss ich seine Konsummotive kennen, wissen, wofür er seine Droge gebraucht hat. Dann besteht die Chance, z.B. im Rahmen von Therapie, Kompetenzen und Fähigkeiten zu erwerben, die den Verzicht auf das Suchtmittel realistisch ermöglichen. Was sind nun also die Motive von Crystal-Konsumierenden? Barsch (2014) führt die wichtigsten

Motive an, welche sich gut mit unseren Erfahrungen decken. Wenn ich weiß, was sie suchen, kann ich finden helfen, also helfen, die Therapie so zu gestalten, dass die »Löcher« gestopft werden.

Wichtigste Motive:

- Sehr lange wach sein können (Partys)
- Euphorie
- Gesteigertes Selbstbewusstsein (mehr Abstand, rationaler, cooler)
- Kontaktfreude und Laber-Flash
- Durchhaltevermögen (mobil, ohne Zeitgefühl)
- Brain-Doping (gr. Konzentration u. Aufnahmefähigkeit)
- Sex und Gewicht – keine Haupt- nur Nebenmotive, genau wie:
    - Angst verringert sich
    - Hunger- u. Durstgefühl abgestellt
    - Monotone Tätigkeiten besser bewältigen
    - Zeit- und Schmerzempfinden eingeschränkt

Wichtigste Motive werden **Therapieziele**

- Sehr lange wach sein können (Partys)
- Euphorie (**Alltags- und Lebenszufriedenheit**)
- Gesteigertes **Selbstbewusstsein** (mehr Abstand, rationaler, cooler)
- **Kontaktfreude** und Laber-Flash
- **Durchhaltevermögen** (mobil, ohne Zeitgefühl)
- Brain-Doping (gr. Konzentration u. Aufnahmefähigkeit)
- Sex und Gewicht – keine Haupt- nur Nebenmotive, genau wie:
    - Angst verringert sich
    - Hunger- u. Durstgefühl abgestellt
    - Monotone Tätigkeiten besser bewältigen (**Motivation für unliebsame Alltagsbewältigung**)
    - Zeit- und Schmerzempfinden eingeschränkt

Abb. 1: Wichtigste Motive und Therapieziele

Wir haben es also mit Patient_innen zu tun, die mit viel Energie und Power (Wirkung der Droge) versuchen eine Alltags- und Lebenszufriedenheit herzustellen, selbstbewusst sein wollen und soziale Kompetenzen wie Kontaktfreudigkeit wertschätzen. Sie wollen mit einem stabilen Durchhaltevermögen auch Schwierigkeiten des ganz normalen Alltags meistern. Diese Patient_innen sind meist jüngeren Alters, weisen einen höheren Anteil an Frauen auf, haben kognitive Defizite vom Konsum und vielfache psychische und besonders auch psychiatrische Komorbidäten. Wir hatten das Glück, uns schon im Vorfeld der Zunahme unserer methamphetaminabhängigen Patient_innen dezidiert mit der Behandlung von jungen Erwachsenen beschäftigt zu haben und auf ein seit Klinikbeginn erprobtes Modul, die »Erlebnistherapie«, zurückgreifen zu können.

Bei jüngeren Menschen hat eine sehr frühe substanzgebundene oder auch nichtsubstanzgebundene Abhängigkeit ihre Besonderheiten, greift sie doch in wichtige Entwicklungs- und Reifungsvorgänge ein, besonders in den Bau des sozialen Fundamentes eines Menschen, und ist selbst oft Folge eines nur sehr brüchigen emotional-psychischen Fundaments. Jugendliche und junge Erwachsene bedürfen deshalb einer auf sie zugeschnittenen Behandlung, bei der wir ihre Besonderheiten berücksichtigen.

Was sind das für Besonderheiten? Drogen (ich fasse hier mit mal alle abhängigkeitserzeugenden Substanzen zusammen) werden, wenn der Konsum dauerhaft und regelmäßig erfolgt, mit einer Wirkungserwartung, mit einer Funktion konsumiert. Oft um Defizite zu kompensieren, etwas zu können, zu fühlen oder nicht wahrzunehmen oder …

Bei Jugendlichen und jungen Erwachsene kann Drogenkonsum aber auch Ausdruck der normalen Entwicklung sein, des jugendspezifischen Experimentier- und Risikoverhaltens, der Suche nach Identität und der Wille nach Abgrenzung von bisherigen, »erst noch zu überprüfenden« Regeln und Normen von Eltern und Gesellschaft (Silbereisen/Kastner 1985).

Aufgrund unserer Erfahrungen aus der seit 2006 begonnen spezifischen Behandlung von Jugendlichen und jungen Erwachsenen entschieden wir uns für altershomogene Gruppen. Wir achten auf Strukturgebung, Aktivierung durch Sport und Morgenaktivitäten sowie Verantwortungsübernahme im Gemeinschaftsdienst der Patient_innen und behandeln mit Einzel-, Gruppen- und Erlebnistherapie als auch Sozio-, Arbeits- und Ergotherapie. Am Ende der auf 24 Wochen ausgerichteten Behandlung unterstützen wir den stabilen Übergang in das selbständige Leben mit einer vierwöchigen externen Arbeitserprobung und fokussieren einen Verbleib in der Behandlungskette, z. B. durch die Aufnahme einer Adaptionsmaßnahme. Im vergangenen Jahr konnten wir das Konzept um weitere wichtige Bausteine erweitern. Die Jugendlichen und jungen Erwachsenen leben nun in einer eigenen WG in einem Selbstversorgungskontext. Sie kümmern sich nicht nur um die Ordnung im und ums Haus, sondern bereiten nach selbst geplantem und erfolgtem Einkauf Frühstück und Abendbrot selbstständig zu. Durch Bezugs-, Arbeitstherapeut_innen und Ernährungsberater_innen erhalten sie hierbei Unterstützung und Coaching. Hiermit sollen praktische Fähigkeiten zur Alltagsführung und wichtige Entwicklungsaufgaben wie selbständige Haushaltsführung erlernt und geübt werden. Darüber hinaus bietet das gemeinsame Wohnen und Leben eine ideale Voraussetzung für das Üben von Interaktion und Kooperation. Aber auch Abgrenzung und die adäquate Führung von Konflikten sowie das Finden von Lösungen im therapeutisch wertvollen Hier und Jetzt finden statt. Besonders glücklich sind wir seit Existenz der Klinik, also seit nun schon 22 Jahren, auf die Methoden der Erlebnistherapie zurückgreifen zu können. Gerade junge Menschen, Menschen mit Wunsch nach Erfolg, Action und Erlebnis wie z.B. Crystal-Meth-Abhängige, profitieren im besonderen Maße von einem handlungsorientierten und ressourcenfördernden Ansatz in Form der Erlebnistherapie. Erlebnistherapeutische Methoden wurden ursprünglich für die Jugendarbeit entwickelt und zielen insgesamt auf die Verbesserung der Fremd- und Selbstwahrnehmung, der sozialen Kompetenz und der Kooperationsfähigkeit ab. Die Erlebnistherapie geht zurück auf

Kurt Hahn, einen bedeutenden Exponenten der Reformpädagogik, dem es in seinem pädagogischen Konzept um die »Therapie« von Verfallserscheinungen der Gesellschaft ging. Seine »Erlebnistherapie« bestand aus vier Elementen: dem körperlichen Training, der Expedition, dem Projekt und dem Dienst am Nächsten. Integriert werden Therapieelemente aus dem Outdoorbereich, bestehend aus gemeinsamen mehrtägigen Kanutouren, Fahrradtouren und Geo-Caching. Im Flachseilgarten (gelegentlich im Kletterwald) und am Kletterturm werden sowohl körperliche Herausforderungen und Grenzerfahrungen als auch gruppendynamische Problemlösungsaufgaben initiiert. In den Wintermonaten stehen komplexe Gemeinschaftsaufgaben bei sogenannten Citybound-Touren in Berlin und Umgebung auf dem Programm. Über diesen handlungsorientierten Zugang wird es den Patient_innen leichter gemacht, sich auf einer gemeinsamen Ebene zu treffen, sich zu spüren, Zugang zu schwierigen Themen zu finden und diese zu verbalisieren. Wir versuchen mit den jungen Menschen konkreter zu arbeiten, erlebbarer. Der hohe Erlebnisanteil lässt besser wahrnehmen, aber auch besser speichern. In der Erlebnistherapie Erfahrungen machen, etwas zu schaffen, anstatt nur darüber zu reden, hilft sehr. Wir erzeugen durch das Miteinander auch (oft problematisches) Verhalten, eine »Problemaktualisierung«. In der Bearbeitung können mit der Gruppe oftmals neue Lösungswege gefunden und möglichst oft stabilisiert werden. Konkret bleiben wir auch mit dem sehr alltagsnahen (Zusammen-)Leben in der Gruppe. Hier ist auch die Rolle der Arbeitstherapie wichtig. Arbeit kann auch motivieren, indem etwas geschafft wird, etwas »Sichtbares« geleistet wird und man dafür Lob erhält.

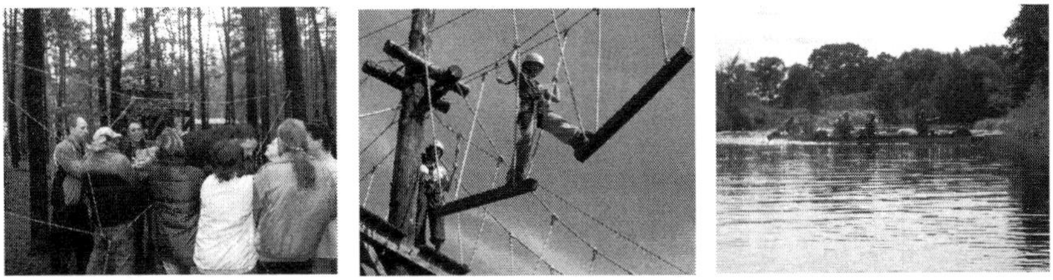

Abb. 2: Erlebnistherapie

In einer weiteren Bezugsgruppe fassen wir auch mit einem Mehr an Sport- und Erlebnistherapie die nicht mehr ganz so jugendlichen Patient_innen (26 bis ca. 38 Jahre) zusammen, welche aber identische, oft polytoxe Konsummuster haben.

In einer weiteren Bezugsgruppe haben wir die Möglichkeit, die häufig gerade bei methamphetaminabhängigen Patient_innen auftretenden psychiatrischen Komorbiditäten, z.B. »Amphetaminpsychosen«, spezifisch zu berücksichtigen.

Bei Patienten mit sogenannter Doppeldiagnose (DD) besteht ein direkter Zusammenhang zwischen der psychischen Erkrankung und der Abhängigkeitserkrankung (Modell der bidirektionalen Kausalbeziehung). Statt beide Erkrankungen additiv zu verstehen, ist die Entstehung der Sucht unter dem Aspekt zu betrachten, dass beide Störungen die Vulnerabilität für die jeweils andere Störung erhöhen können (Rink 2000).

Die Krankheitsverläufe sind bei der angesprochenen Patient_innengruppe häufig ungünstig und können zu einer Vielzahl von schweren Beeinträchtigungen führen wie der Chronifizierung, dem intellektuell-kognitiven Abbau und der affektiven Verflachung bis hin zu vollständigem sozialen Rückzug und sozialer Desintegration (Drake et al. 2000). Für eine adäquate Behandlung ist es daher erforderlich, eine Kombination aus psychiatrischer Behandlung und Suchttherapie zu schaffen. Ferner ist ein besonderes Behandlungsmodell für Doppeldiagnose-Patient_innen notwendig, welches auf den herkömmlichen, mittlerweile nur noch leicht direktiven/konfrontativen Stil der Suchtbehandlung weitestgehend verzichtet, da die Patient_innen damit überfordert sind (Gouzoulis-Mayfrank 2007).

Es hat sich erwiesen, dass die stationäre Behandlung dieser Patient_innengruppe ohne anschließende ambulante Weiter- und Nachsorgebetreuung wenig effektiv und nachhaltig ist. Daher sollte ein spezifisches Behandlungskonzept für die stationäre Entwöhnungsbehandlung nicht nur integrativ die Behandlung der psychischen und der Abhängigkeitserkrankung zum Inhalt haben, sondern auch einen besonderen Schwerpunkt auf die Erarbeitung einer anschließenden ambulanten Nachsorge mit Berücksichtigung der Komorbidität setzen. Dabei ist die Angehörigenarbeit vor dem Hintergrund der hohen Relevanz der Angehörigen für den psychisch kranken Menschen in doppelter Hinsicht wichtig. Die Gruppentherapie in homogener Gruppe umfasst 75 Minuten im Gegensatz zu den üblichen 90 Minuten. Dabei wird auf die besonderen Beeinträchtigungen (wie z.B. Konzentrationsfähigkeit) dieser Patient_innengruppe Rücksicht genommen. Neben den allgemeinen Zielen von Gruppentherapie stehen der Austausch miteinander über das Erleben der eigenen psychischen Erkrankung und die besonderen Konditionen für den Suchtmittelkonsum im Zentrum. Das Thema Medikamenteneinnahme und die individuellen Erfahrungen mit Psychopharmaka werden im Austausch miteinander behandelt. So ist ein diesbezügliches Lernen auch durch die Erfahrungen der Mitpatient_innen möglich. Durch die Homogenität der Gruppe ist ein geschützter Rahmen geschaffen, um ein angstfreies Sprechen über die eigenen Erfahrungen, das »verrückte« Fühlen und Erleben, zu ermöglichen. Die Mitpatient_innen der Gruppe können sowohl als positives Modell als auch zur Identifikation bei missglückten Lösungsversuchen im Umgang mit der psychischen Erkrankung dienen.

Die Psychoedukation stellt einen besonderen und zentral wichtigen Inhalt in der Gruppentherapie dar. Bei der Psychoedukation zur Psychose greifen wir auf das GOAL-Programm (GOAL – Gesund und Ohne Abhängigkeit Leben) zurück. Als besonderes Modul wird wöchentlich ein einstündiges Aufmerksamkeits- und Konzentrationstraining durchgeführt. Auch Ergo-und Kreativtherapie sind fester Bestandteil des Gruppentherapieplans.

Zusammenfassend behandeln wir die überwiegende Anzahl unserer methamphetaminabhängigen Patient_innen in 3 Gruppen. Wenn es z. B. spezifische Schwerpunkte gibt, können diese Patient_innen auch in anderen Bezugsgruppen untergebracht werden – so etwa bei verschiedenen weiteren Komorbiditäten wie »Essstörung und Sucht« oder bei Mitnahme von Begleit- oder therapiebedürftigen Kindern sowie bei Anreise als Paar und verabredeter Paartherapie.

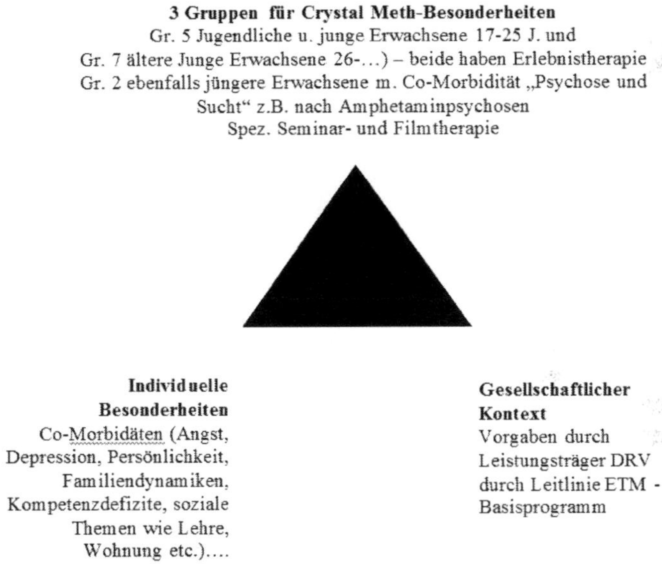

Abb. 3: Gruppen für Crystal Meth-Besonderheiten

Abschließend möchte ich zur Ergänzung unsere Klinik und unsere multimodalen Angebote noch kurz skizzieren.

Auf dem weitläufigen Klinikgelände von über 90.000 Quadratmetern sowie 500 Hektar Waldareal werden sämtliche Eigenschaften eines modernen rehabilitativen Angebotes erfüllt. Diverse Sondereinrichtungen wie eine Kindertagesstätte mit angeschlossenem Waldkindergarten, behindertengerechte Ausstattungen, physikalische Therapieeinrichtungen, diverse Sporthallen, ein Schwimmbad mit Sauna, erlebnistherapeutisches Equipment, Werkstätten, Lehrküchen, eine Gärtnerei samt Tiergarten sowie ein Freizeitzentrum und ein Hubschrauberlandeplatz runden das vielfältige Angebot ab. Unsere Patient_innen werden in großzügigen Doppelzimmern sowie speziell behindertengerecht ausgestatteten Zimmern mit Dusche und WC untergebracht. Für Therapie und Freizeit steht ihnen ein großes Sportangebot zur Verfügung.

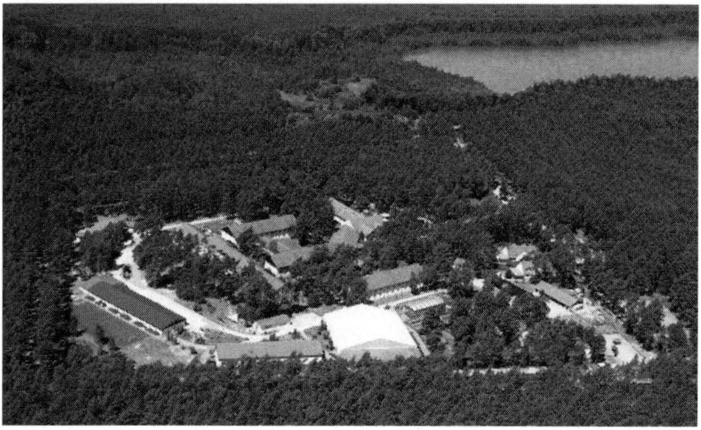

Abb. 4: Gelände Fontane-Klinik

Wir haben es so eingerichtet, dass die Anforderungen durch die Leitlinien der DRV im Rahmen von RTS (Reha-Therapie-Standards) und ETM (Evidenzbasierte Therapie Module) durch das Basisprogramm der jeweiligen Gruppe weitestgehend erfüllt sind. Um eine individuelle, dem/der jeweiligen Patienten/Patientin gerecht werdende Therapie anzubieten, besteht dann die Möglichkeit im Rahmen von Therapiezielbestimmung und Therapieplanung diese Angebote mit indikativen Zusatzmodulen (von z.B. Aquafitness, über Bogenschießen und Bewerbungstraining bis hin zu sozialem Kompetenztraining oder Rauchentwöhnung) ideal zu ergänzen. Hierzu ein Therapieplanbeispiel:

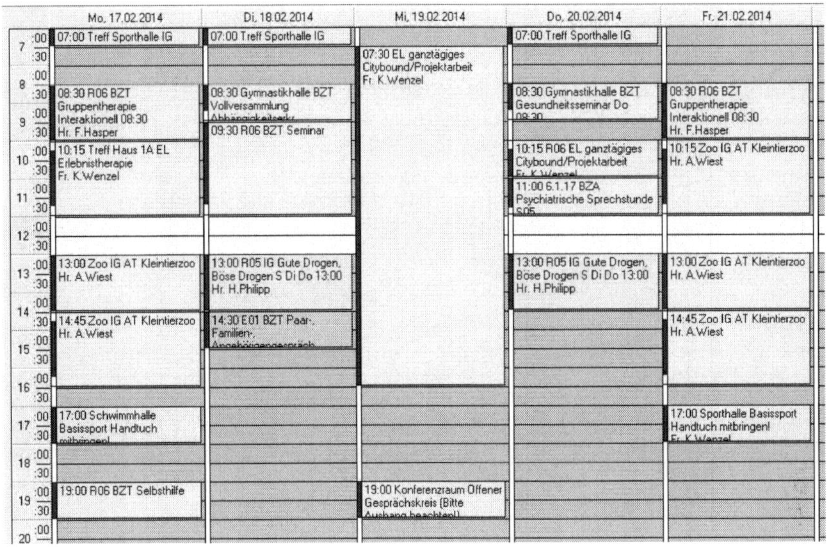

Abb. 5: Therapieplanbeispiel

Noch in der Aufnahmezeit (9 Tage mit Klinikgebot und ohne Ausgang) erfolgt nach chefärztlicher Erstvorstellung und Zuordnung zu einer Bezugsgruppe als Erstkontakt ein Gespräch bei dem/der zukünftigen Bezugstherapeuten/in. Mit Übergang in die Bezugsgruppe führt diese/r mit dem/der Patienten/Patientin ein Therapieziel und -planungsgespräch durch. Hierbei werden die Besonderheiten in der Vita und der Persönlichkeit der Patient_innen beachtet und einbezogen. In der anschließenden Arbeitsphase werden die Patient_innen in die Gruppen- und Einzeltherapie und begleitende Therapien eingebunden. Sie halten einen Lebensbericht, führen Tagebuch, nehmen im Basisprogramm an einer Rückfallpräventionswoche und eventuell auch an einem 14tägigen Rückfallpräventionstraining teil. Im Rahmen der Angehörigen-Arbeit binden wir wichtige Bezugspersonen ein und bieten hierfür u. a. ganztägige Angehörigenseminare am Wochenende an. Auf Belastungsheimfahrten über drei Tage können die Patient_innen ihre familiären, sozialen Dinge regulieren, aber auch ihre Abstinenz erproben. Wichtig, besonders vor Ende der Therapie, ist die Klärung der Nachsorge und Selbsthilfe. Selbsthilfe üben und ermöglichen wir mehrfach. So treffen sich die aktuellen mit ehemaligen Patient_innen monatlich und führen selbst wöchentlich eine Selbsthilfegruppe durch. Darüber hinaus lernen sie regelmäßig externe Selbsthilfegruppen kennen, welche sich im Haus vorstellen. Kontinuierliche Überprüfung der Ziele und Therapieplanung führen wir durch regelmäßige Zwischenvisiten bei den jeweils zuständigen Supervisor_innen durch. In der Sport-, Bewegungs-, Ergo-, Arbeits- und Physiotherapie können die Patient_innen in enger Absprache mit ihren Bezugstherapeut_innen versuchen, ihre Therapieziele zu erreichen. Soziale Probleme (wie z.B. Schulden oder Arbeitslosigkeit) werden zeitnah mithilfe unserer Sozialberatung lösungsorientiert bearbeitet.

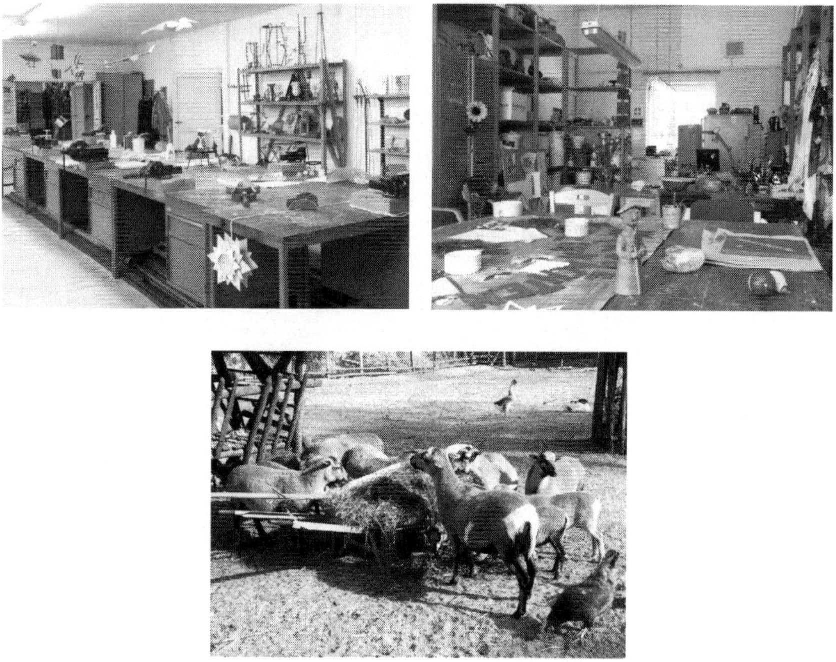

Abb. 6: Arbeits- und Ergotherapie

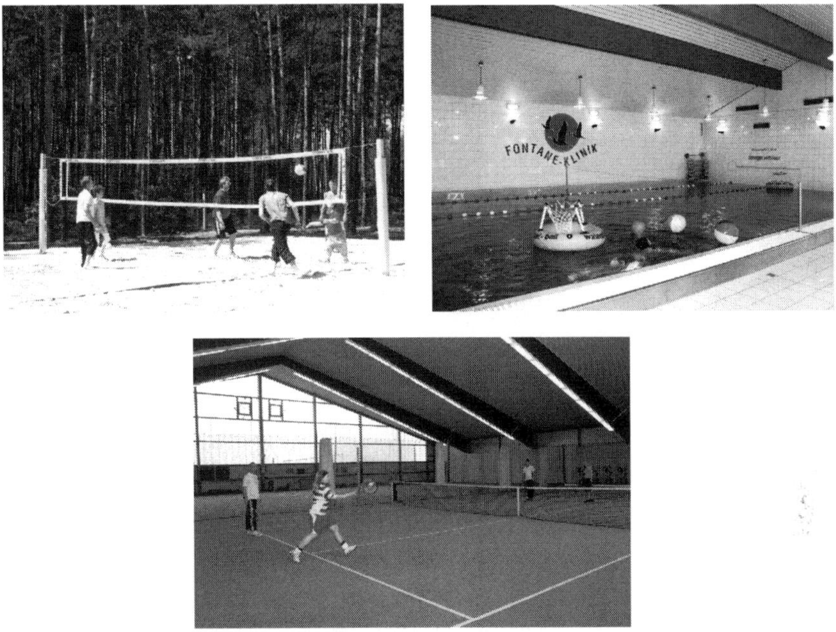

Abb. 7: Sporttherapie

Literatur

Barsch, G. (2014): »Crystal-Meth« – Einblicke in den Lebens- und Konsumalltag mit der Modedroge »Crystal«. Lengerich: Pabst Science Publ.

Drake R., Mueser K. et. al. (2000): Psychosocial approaches to dual diagnosis. Schizophrenia Bulletin, 26: 105–117.

Gouzoulis-Mayfrank, E. (2007): Komorbidität Psychose und Sucht. Darmstadt: Steinkopff.

Rink, J. (2000): Die Fachklinik Eiterbach. Suchttherapie 1: 36-37. Stuttgart: Kohlhammer.

Schivelbusch, W. (1980): Das Paradies, der Geschmack und die Vernunft. Eine Geschichte der Genußmittel, München/Wien: Hanser.

Silbereisen, R. K. , Kastner, P. (1985): Jugend und Drogen: Entwicklung von Drogengebrauch – Drogengebrauch als Entwicklung?.In: Oerter, R. (Hrsg.): Lebensbewältigung im Jugendalter. VCH Verlag: 192 – 219.

Staib, A. H. (2000): Lifestyle-Drogen, Teil 1. Hessisches Ärzteblatt 11/2000. Landesärztekammer Hessen, Frankfurt/M.

BERATUNG UND PRÄVENTION

Die CheckPoint-C-App: Information, Aufklärung und Coaching per Smartphone

Gundula Barsch, Peter Jeschke

Die unter dem Szenenamen Crystal bekannte Substanz mit dem Wirkstoff Methamphetamin ist keine wirkliche Innovation. Bereits während der nationalsozialistischen Diktatur in den 1930er und 1940er Jahren erlangte diese Substanz unter dem Medikamentennamen Pervitin zwiespältige Popularität. Auch später war Methamphetamin zumindest in der DDR bis 1990 in dem »Arzneimittelverzeichnis der DDR« aufgeführt und als Medikament erhältlich (Arzneimittel-Verzeichnis 1982: 241). Nachdem Pervitin in Zuge der deutschen Vereinheitlichungen vom Markt genommen wurde, lassen sich bereits in den 1990er Jahren Hinweise dafür finden, dass Methamphetamin trotz Verbotes weiterhin in bestimmten kulturellen Milieus vor allem im Freizeitbereich genutzt wurde: u. a. in Teilen der schwulen Subkultur, in der Tanzpartyszene sowie unter Sportler_innen (u. a. Agassi 2009). Allerdings avancierte der Crystal-Konsum bis dahin nicht zu einem allgemeinen Trend (Pfeiffer-Gerschel et al. 2012: 50). Auch in einer empirischen Studie der Hochschule Merseburg erinnerten die befragten älteren Konsument_innen daran, dass Methamphetamin in den 1990er Jahren als »Piko« verfügbar war und » ... immer mal wieder konsumiert wurde« (Barsch 2014). Allerdings zog dieses Konsumverhalten keine besondere soziale Aufmerksamkeit auf sich und blieb weitgehend unbemerkt.

Zum Hintergrund der Projektidee

Seit 2009 tritt Methamphetamin offensichtlich verstärkt aus seinem Medikamentenstatus heraus und wird nunmehr in größerem Umfang auch für den Freizeitkonsum entdeckt. Interessant ist, dass sich diese Entwicklungen bis heute mit einer erstaunlichen regionalen Unterschiedlichkeit vollziehen: Beobachtbar ist auch noch im Jahr 2016 ein deutliches Süd-Nord-Gefälle. Insbesondere die südlichen Bundesländer sind mit Problemlagen konfrontiert, die durch den Crystal-Konsum induziert sind. Die westlichen und nördlichen Bundesländer kennen das Phänomen des Crystal-Konsums zwar auch, sind aber nicht mit einer so hohen Zahl belastender Problemlagen konfrontiert. Im Gegensatz dazu wird insbesondere in den an Tschechien grenzenden Teilen Bayerns und Sachsens, in Baden-Württemberg und Thüringen sowie in den südlichen

Teilen Sachsen-Anhalts und Brandenburgs auf eine wachsende Konfrontation der Hilfesysteme mit Problemen des Crystal-Konsums aufmerksam gemacht (vgl. u. a. Suchthilfebericht Sachsens 2014).

Deutlich wird, dass zumindest in vielen Regionen der südlichen Bundesländer Deutschlands große Teile des psychosozialen und medizinischen Hilfesystems mit Problemen konfrontiert sind, die durch Crystal-Konsum induziert werden und sich nicht mit den bisherigen Routinen und Angeboten angemessen bewältigen lassen. Der noch immer nur schemenhafte Einblick in die Lebenswelt der Crystal-Konsument_innen erschwert zudem, angemessene Angebote entwickeln zu können, mit denen glaubwürdig aufgeklärt, niedrigschwellig Kontakt für die Inanspruchnahme unterschiedlicher Hilfen und Unterstützung hergestellt und bei ausufernden Problemlagen frühzeitig interveniert werden kann.

Vor dem Hintergrund dieser Problembündelungen wurden in der Heimatregion der Hochschule Merseburg und der Ostdeutschen Arbeitsgemeinschaft Suchtmedizin e. V. (die Stadt Halle und der Saalekreis) mehrere aufeinander aufbauende Projekte aufgelegt: Dazu gehörte zunächst eine qualitative Studie unter Crystal-Konsument_innen, die aktuell konsumierten oder ihren Konsum vor einiger Zeit eingestellt hatten. Auf diese Weise konnten zumindest Grundinformationen vorgelegt werden, mit der sich die Zielgruppe in ihrer Zusammensetzung, ihren Formen der Alltags- und Konsumbewältigung, ihren Bedürfnissen und Hilfebedarfen sowie den von ihnen angestrebten Ausstiegsszenarien beschreiben ließ (vgl. Barsch 2014). Diese Einblicke in die Lebens- und Konsumwelt von Crystal-Konsument_innen vermittelten die Leitideen für die Ausgestaltung einer anonymen Sprechstunde für diese Zielgruppe (siehe Beitrag »CheckPoint-C – eine anonyme Crystal-Sprechstunde für (H)-alle«). Die Erfahrungen mit diesem Projekt bereicherten wiederum den Fundus an Basiswissen und inspirierte zu der Idee, über die neuen technischen Möglichkeiten des Smartphones und die dafür entwickelten Applikationen (»App«) eine schwer zu erreichende Konsument_innengruppe frühzeitig zu erreichen, aufzuklären und zur Reflektion und gegebenenfalls Änderung von Konsummustern zu motivieren.

Die neuen technischen Möglichkeiten auch im Drogenbereich für Aufklärung, Information und Frühintervention nutzen

Unübersehbar ist, dass mit einzelnen Projekten bereits tastende Schritte gegangen werden, um die Möglichkeiten von PC und Internet auch für Suchtprävention und therapeutische Interventionen bei problematischem Konsum zu erschließen (vgl. für Deutschland u. a. drug.com, Breaking-Meth sowie Asklepios Klinik Nord: onlinegestützte Alkoholtherapie, international:

National Cannabis Prevention and Information Centre (NCPIC): Bluelight). Darüber hinaus rückt aber auch eine weitere technische Möglichkeit in den Blick: Unabhängig von der Zugehörigkeit zu sozialen Schichten und kulturellen Milieus hat sich das Smartphone als ein Medium durchgesetzt, das nicht nur für die Kommunikation in den sozialen Netzwerken unersetzlich geworden ist, sondern auch mit diversen Apps weit in Alltagsroutinen eingreift. Ein zentraler Anwendungsbereich von Apps sind gesundheitsbezogene Fragestellungen, die personenbezogen arbeiten und den Nutzer_innen ein individuelles Coaching zu gesundheitsförderlichen Themen anbieten: 2014 nutzen 45 % aller Smartphone-Besitzer_innen eHealth-Apps (vgl. TMT 2014).

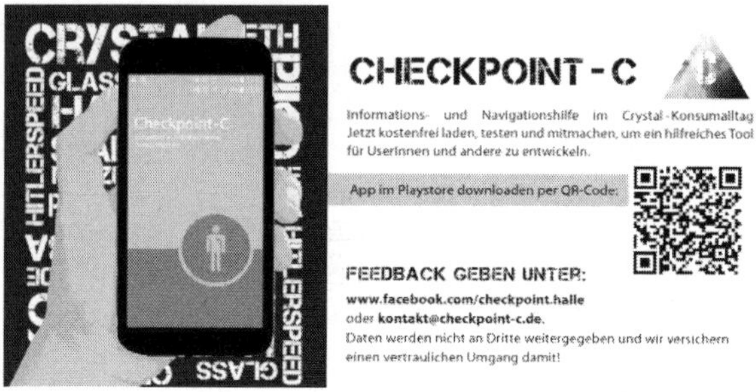

Abb. 1: Die CheckPoint-C-App

Die Crystal-App greift diese Entwicklung auf und bahnt ganz neue Wege im Bereich von Primär- und Sekundärprävention sowie Frühintervention. Die App, die als Fortsetzung der anonymen Sprechstunde den Namen CheckPoint-C bekam, stellt in den Mittelpunkt der Aufmerksamkeit den Crystal-Konsum, der im südlichen Teil Deutschlands unter Jugendlichen und jungen Erwachsenen, aber auch in Teilen von unter Hochleistungsdruck arbeitenden Berufstätigen und in bestimmten Sex-Szenen (vgl. Degwitz u.a. 2014) Verbreitung gefunden hat und teilweise schwierige biopsychosoziale Entwicklungen anzustoßen vermag. Die Erreichbarkeit dieser Konsument_innengruppe durch die traditionellen Angebote der Drogen- und Suchtkrankenhilfe ist schlecht, die Haltekraft gering und die Inanspruchnahme von Hilfen erfolgt viel zu spät, oft erst, wenn bereits schwerwiegende Schäden in der physischen, psychischen und sozialen Gesundheit eingetreten sind (vgl. Staatsministerium Sachsen 2014). Hier will die App ansetzen.

International sind mindestens zwei Apps bekannt, mit deren Hilfe Informationen zu einzelnen psychoaktiven Substanzen vermittelt werden (vgl. Spanien: drugsmeter.com sowie Addiction). Diese gehen in ihrem Aufbau jedoch kaum über suchtpräventive Printmedien hinaus, in denen auf relativ abstraktem Niveau über die Zusammensetzung bestimmter psycho-aktiver Substanzen, über Effekte und bedenkliche Nebenwirkungen des Konsums sowie über Risiken des Kurz- und Langzeitkonsums informiert wird. Die eigentlichen Möglichkeiten einer App, den Nutzer_innen über eine eigeninitiativ geführte Dokumentation ihrer personenbezogenen Daten die Chance einzuräumen, sich mit ihrem Konsum selbst zu explorieren und zu reflektieren und über konkret auf die Person bezogene Rückmeldungen Impulse zu geben, die persönliche Umgangsweise mit dieser Substanz und die damit verbundenen konkreten Risiken und Gefahren zu objektivieren und zu spezifizieren, daraus abgeleitet u. a. Hinweise und Informationen zu Maßnahmen der Gesundheitsförderung und der ersten Hilfe in Krisenfällen zu vermitteln, werden in den bisher vorliegenden Apps jedoch nicht genutzt.

Dieses Manko greift die vorliegende Crystal-App auf: Sie bietet den Konsument_innen die Möglichkeit, ausgehend von den von ihnen festgehaltenen personenbezogenen Konsum- und Personendaten sehr konkrete und alltagspraktische Hinweise und Informationen zu erhalten. Als Tool auf dem allgegenwärtig genutzten Smartphone kann die App zu einem permanenten Begleiter für Konsument_innen werden und durch passgerechte Hinweise und Erinnerungsfunktionen direkt auf Entscheidungen rund um den Konsum Einfluss nehmen.

Auf diese Weise werden völlig neue Wege gegangen, Aufklärung und zentrale Informationen an eine für die Suchtprävention schwer zu erreichende Zielgruppe (hard-to-reach) zu bringen, für eine Auseinandersetzung mit den praktizierten Konsummustern zu motivieren (Sekundärprävention) und schließlich auch für eine Umsetzung dringlich gebotener gesundheitsförderlicher Maßnahmen zu werben. Bezugnehmend auf die vorliegenden Erfahrungen aus der Studie unter Crystal-Konsument_innen und der anonymen Sprechstunde ist die Leitidee der App die Erkenntnis, dass es innerhalb der Gruppe der Konsument_innen eine große Gruppe gibt, die lange Zeit sozial unauffällig bleibt, sich mit dem Konsum jedoch einem hohen Risiko für Schäden an der physischen, psychischen und sozialen Gesundheit aussetzt und bisher nicht im Hilfesystem um Unterstützung nachfragt. Deshalb wurde die Crystal-App inhaltlich so konzipiert, dass sie sich als Möglichkeit einer kostenlosen, frühen und völlig anonymen Frühinterventionsmöglichkeit anbietet, mit deren Hilfe selbständig und ohne professionelle Hilfe eine Besserung von Problemen gelingen kann.

Mit dieser Leitidee lassen sich die primären individuellen Ziele der entwickelten App in Bezug auf die Konsument_innen wie folgt konkretisieren:
- Stand-by-Angebot für Information und Aufklärung zu den individuellen Konsumrisiken von Crystal;
- Anstoß von Anderungsmotivation bei den Konsument_innen, einen kontrollierten, risikobewussten Konsum zu praktizieren;

- Vermittlung von alltagspraktischen Hinweisen und Tipps (Risikomanagement), die einen risikobewussten und kontrollierten Konsum umsetzen helfen;
- Unterstützung bei der Reflektion der Zusammenhänge zwischen Crystal-Konsum und physischen, psychischen und sozialen Folgen für die eigene Gesundheit und (ggf.) die von Menschen des sozialen Umfeldes;
- Motivation und Unterstützung bei der Selbstfürsorge in Bezug auf die physische, psychische und soziale Gesundheit.

Darüber hinaus ließen sich mit App-Lösungen generell natürlich auch andere Anwendungsbereiche formulieren (z. B. als Hilfsmittel zur Dokumentation von Therapieverläufen etwa auf der Basis von Konsumtagebüchern). Die App CheckPoint-C ist allerdings ausschließlich ausgelegt, Prozesse der Selbstfürsorge und des Selbstmanagements von Crystal-Konsument_innen anzuregen und zu unterstützen.

Um diese Ziele realisieren zu können, wurde das technische Hilfsmittel Smartphone-App mit international bewährten Ansätzen der Sekundärprävention in Form von Harm Reduction und Befähigung zu Safer-Use kombiniert sowie mit einem Konsumtagebuch und einer Anleitung zur Konsumkontrolle ausgestattet. Das bedeutet folgerichtig, dass in der App auf Strategien, die bedingungslos Abstinenz einfordern, verzichtet wurde.

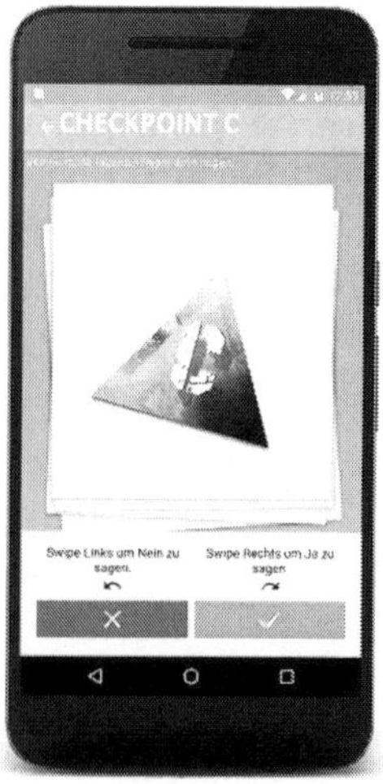
CHECKPOINT C
Swipe Links um Nein zu sagen.
Swipe Rechts um Ja zu sagen

Abb. 2: Die Checkpoint-C-App

Ein umfangreicher Fundus an Information und Wissen lässt diese App jedoch nicht nur für Konsument_innen von Crystal, sondern auch für diejenigen interessant werden, die einen besonderen Informationsbedarf zu Crystal und dessen Konsumformen haben. Insofern ist die App CheckPoint-C für folgende Zielgruppen interessant:

- Gelegenheitskonsument_innen von Crystal;
- Gewohnheitskonsument_innen, die nicht behandlungsbedürftig sind;
- Riskant Konsumierende mit deutlichem Anderungsbedarf;
- Abhängige, die noch keinen Kontakt zum Hilfesystem haben;
- Angehörige, Lebenspartner_innen, Freund_innen von Crystal-Konsument_innen, die sich zu der Substanz und deren Wirkungen informieren wollen
- Professionelle aus dem psychosozialen Hilfesystem, die in ihrer Praxis auf Konsument_innen von Crystal treffen, aber nicht auf Drogen-/Crystal-Themen spezialisiert sind.

Die Umsetzung der Grundideen der Crystal-App erfolgte über eine breit angelegte Auseinandersetzung mit dem internationalen Stand der Forschung zu den Wirkungen, Nebenwirkungen, Risiken und Risikomanagementstrategien in Zusammenhang mit einem Crystal-Konsum. Ergänzend dazu wurde über eine eigene qualitative Forschung unter Crystal-Konsument_innen geprüft, welche besonderen Konsummuster, konsumbezogenen Themen und Problemlagen Konsument_innen dieser Substanz in Deutschland haben (Barsch 2014). Aus diesem Fundus wurde die inhaltliche Grundstruktur der Crystal-App entwickelt (Pfade siehe Abbildung 2).

Zur inhaltlichen Struktur der App

Für die inhaltliche Struktur der App wurden folgende Pfade konzipiert:

- Konsumtagebuch zur Reflexion von Konsumintervallen, Konsumformen und Konsummengen und daraus abgeleitete Hinweise zum selbstkontrollierten Konsum sowie zu Safer Use und Harm Reduction;
- Lexikon mit der Darstellung wesentlicher Zusammenhänge zwischen dem Crystal-Konsum und physischen, psychischen und sozialen Folgen für die Gesundheit und Hinweisen, wie Risiken entgegen gearbeitet werden kann;
- Status-Monitoring mit Rückmeldungen zur momentanen Konsumphase, in der sich der/die Konsumt_in befindet, zu deren Besonderheiten sowie mit Hinweisen, wie Risiken und Missbefinden ohne erneuten Konsum bewältigt werden können;

- Selbsttests zur Konsummotivation und zum Missbefinden, das mit dem Konsum direkt in Verbindung steht und deshalb auch als Konsumfolge erkannt werden muss;
- Notfallmanagement und Erste Hilfemaßnahmen.

Zwischen den einzelnen Bereichen gibt es diverse Verweise, die sich die Konsument_innen über Links schnell und sicher erschließen können.

Deutlich wird, dass die App innovative Wege im Bereich von Prävention und Intervention geht. Das Vorhaben arbeitet mit Rückgriff auf international anerkannte Strategien von Harm-Reduction und Safer-Use und geht dadurch weit über übliche Informations- und Aufklärungsangebote hinaus. Die neuen technischen Möglichkeiten werden inhaltlich genutzt, um erstens Crystal-Konsument_innen die Chance einzuräumen, sich mit ihrem Konsum selbst zu explorieren und zu reflektieren, zweitens über konkret auf die Person bezogene Rückmeldungen Impulse zu geben, die persönliche Umgangsweise mit dieser Substanz und die damit verbundenen konkreten Risiken und Gefahren zu objektivieren und zu spezifizieren, und drittens konkretisiert auf den Einzelfall Informationen zur Gesundheitsförderung und zur Ersten Hilfe in Krisenfällen zu vermitteln. In diesem Sinne bietet die App die Chance auf ein suchtpräventives Coaching.

Für die App sind über eine umfangreiche Auseinandersetzung zu den Wirkungen, Nebenwirkungen, Risiken und Risikomanagementstrategien eines Crystal-Konsums große Wissensbestände zusammengetragen worden, aus denen eine Vielzahl sehr konkreter alltagstauglicher Botschaften zu jeweils unterschiedlichen Themenkomplexen formuliert wurden. Schon die Reduktion des gesammelten Fundus und die »Übersetzung« in kurze, knappe, dafür aber alltagstaugliche Informationen wurde zu einer großen Herausforderung bei der inhaltlichen Entwicklung der App.

Das Konsumtagebuch

Das Konsumtagebuch ist quasi das Herzstück der App und ermöglicht den Konsument_innen, in einen gewissen Dialog mit der App zu treten. Inhaltlich knüpft es an allgemein bewährte therapeutische Strategien mit dem Ziel der Wiederherstellung der Selbstkontrolle über den Substanzkonsum an und unterstützt die Konsument_innen von Crystal bei einer Reflexion ihres Konsumverhaltens und einer autonomen, selbstinitiierten Kontrolle von Dosis, Konsumfrequenz, Konsumform, Zeitpunkt und Konsummotiv. Diese Dimensionen des Konsums können in dem Konsumtagebuch festgehalten und gespeichert werden, sodass z. B. über grafische Darstellungen unaufdringlich eine Reflexion des Konsum und seiner Entwicklung möglich wird. Dazu passende Hinweise für den Fall, dass sich problematische Entwicklungen andeuten (u. a. Steigerung der Menge, der Frequenz, Umstieg auf risikoreiche Konsumformen), vermitteln alltagspraktische Safer-Use-Botschaften, deren Tipps von dem/der Konsument_in relativ einfach umgesetzt werden können. Dieser Teil der Nutzung des Konsumtagebuchs soll helfen, den Konsum zu reflektieren, ggf. zu korrigieren und auf diese Weise möglichst in weniger riskanten Dimensionen zu konsumieren sowie eventuell auch über mögliche weitere Hilfen oder sogar über den Ausstieg aus dem Konsum nachzudenken.

Status-Monitoring

Mit einem zweiten Nutzungsprofil nimmt das Konsumtagebuch direkt auf individuelle Konsummuster Bezug und gibt den Konsument_innen dazu ein realitätsgerechtes Feedback. Dazu teilt die App mit, in welcher Phase der mittelfristigen Wirkung sich die Konsument_innen gerade befinden und informiert über Probleme, die mit dem Konsum regelmäßig in Zusammenhang stehen, aber von den Konsument_innen oft nicht als zum Konsum gehörig erkannt werden.

Das Hilfsmittel für diese Art der Kommunikation zwischen App und Konsument_in ist das sogenannte Konsumphasenmodell. Dafür wird die seit dem Konsum vergangene Zeit zurückrechnet und einer Phase zuordnet. Unterschieden werden dabei die Phasen Rush (»Drauf-Sein«), Adaption/Runterkommen, Crystal-Kater, Besserung/Rekonvaleszenz, die sich jeweils in den typischen physischen, psychischen und sozialen Effekten für die Konsument_innen unterscheiden.

Hintergrund für diese konzeptionelle Anlage der App ist die Erfahrung, dass es unter den Konsument_innen kaum Informationen über die langen »Nachhallzeiten« des Konsums gibt. Diese halten in Form von depressiven Verstimmungen, Angsten und körperlichen Missbefindlichkeiten oft mehr oder weniger intensiv über Wochen an (der sogenannte Crystal-Kater) und werden von den Konsument_innen deshalb in der Regel nicht mit ihrem Konsum in Verbindung gebracht (Barsch 2014: 70 ff.). Es gilt, dem Fehlschluss entgegenzuarbeiten, ein sich nach Tagen einstellendes psychisches Missbefinden und gesundheitliche Störungen nicht als Folge des Konsums zu deuten und deshalb irrtümlich zu schlussfolgern, gegen die als leidvoll erlebten Befindlichkeiten mit erneutem Crystal-Konsum angehen zu können (vgl. ebd.). Die App erklärt nicht nur erstens diese Zusammenhänge in ihrem Informationsteil, sondern gibt über die Verknüpfung mit dem Konsumtagebuch zweitens Rückmeldungen zum gegenwärtigen Status, in dem sich der/die Konsument_in befindet, und bietet drittens mit alltagspraktischen Hinweisen und Tipps auch Hilfestellungen an, wie sich Missbefinden ohne erneuten Crystal-Konsum bewältigen lässt. Auf diese Weise wird den Konsument_innen ermöglicht, die Bezüge zwischen dem Konsum und seinen kurz- und mittelfristigen Effekten besser zu verstehen. Die App schließt zugleich Lücken dort, wo Konsument_innen zunächst keine Strategien für Problem- und Konfliktlösungen bei der Bewältigung von problematischen Konsumeffekten kennen.

Substanzinformationen und Lexikon

Sowohl die qualitative Studie unter Crystal-Konsument_innen als auch die Erfahrungen der anonymen Crystal-Sprechstunde zeigten, dass die hohe Verfügbarkeit der Substanz und die geringen Schwarzmarktpreise für eine Konsumeinheit zumindest in der untersuchten Region zu einer hohen Griffnähe führen, durch die wiederum spontane Konsumentscheidungen ohne eine Auseinandersetzung mit den Wirkungen und den möglichen Risiken des Konsums gefördert werden. Insofern hinken Wissen und Erfahrungen der Konsument_innen der sich rasch etablierenden Konsumpraxis oft hinterher (Barsch 2014: 25 ff.). Deshalb galt es, die App zu einem Hilfsmittel zu machen, das erstens durch seine permanente Verfügbarkeit immer dann genutzt werden kann, wenn eine Frage auftaucht, das zweitens auch durch ein eher impulsgesteuertes »Klicken« sehr dynamische Wege anbietet, mit denen sich Wissen und Einsichten schnell, kurz und prägnant beschaffen lassen und über das drittens zudem Informationen zielgenau ermittelt werden können, weil genau das »erklickt« werden kann, was gerade interessiert und nachgefragt wird. In diesem Sinne bedient die App die vielfach berichteten Bedürfnissen der Konsument_innen nach Information und Beratung »jetzt und sofort« und die ebenfalls oft dargestellte Besonderheit, sich mit bestimmten Bezügen eher impulsgesteuert als planvoll auseinandersetzen zu können/zu wollen.

Für diesen Teil der App wurden Informationen, Hinweise und alltagspraktische Tipps zu folgenden Bereichen zusammengetragen:

- die Substanz Crystal und ihre Wirkungen;
- Ablauf der Konsumphasen mit typischen Symptomen und Möglichkeiten eines Managements;
- Besonderheiten bei Vorerkrankungen und beim Mischkonsum;
- Wechselwirkungen bei der Einnahme bestimmter Medikamente;
- Bezüge zwischen Crystal-Konsum und Sexualität und Schwangerschaft;
- Verletzungen in Zusammenhang mit Chemsex.

Nachvollziehbar wird, dass aus dem schier unüberschaubaren Fundus wissenschaftlicher Ergebnisse für die App in der Hauptsache Informationen zusammengestellt wurden, die sehr konkret für das Verstehen und die Bewältigung des Konsums und des Alltags Relevanz haben und zu denen es in gegenwärtig vorliegenden Aufklärungsmaterialien bisher nur wenige Hinweise gibt, sowie zu Zusammenhängen, die oft besonders schambesetzt sind (u. a. Chemsex, Mischkonsum, Schwangerschaft mit Crystal-Konsum). Auch an dieser Stelle wird nicht nur die Tatsache der absoluten Anonymität relevant, mit der die App arbeitet, sondern auch die Entscheidung, in der App kein Tool vorzusehen, welches eine individuelle Beratung durch reale Personen möglich macht.

Die genaue und verständliche Beschreibung von sich regelmäßig einstellenden physischen, psychischen und sozialen Symptomen nach Crystal-Konsum ist zudem in der Lage, Konsument_innen für die Exploration des eigenen Gesundheitszustandes zu motivieren und diese auch detailliert anzuleiten. Erwartet wird, dass sich daraus nicht nur Impulse für Korrekturen an den Konsumformen ableiten, sondern damit zugleich die Chancen steigen, mögliche Risiken und Gefahren für die körperliche, psychische und soziale Gesundheit als für sich persönlich relevant anzunehmen und deshalb die mit der App ebenfalls gegebenen Hinweise zu Risikomanagement und gesundheitlicher Sorge aufzugreifen und umzusetzen.

Selbsttests

Die in den Projekten gesammelten empirischen Erfahrungen lassen erkennen, dass die durch das Weckamin Crystal angestoßenen psychoaktiven Sofortwirkungen nicht geeignet sind, in der Zielgruppe den Konsum zu problematisieren und tatsächlich eine Änderungsbereitschaft zu bewirken. Die positiven Wirkungen des akuten Konsums werden zunächst eindrucksvoll als erhebliche Gewinne sowohl für das eigene Befinden als auch als Push bei der Umsetzung hochgeschätzter Werte wahrgenommen: u. a. erhöhte Leistungsbereitschaft und Leistungsvermögen in Beruf und Familie, gesteigerte Libido, Steigerung des Selbstwertgefühls, Verbesserung des Kommunikationsvermögens, Widerstandsfähigkeit gegenüber Stress- und hohen Leistungsanforderungen. Diese Gewinne erscheinen so bedeutungsvoll, dass die bisher popularisierten Warnungen vor einem raschen physischen und psychischen Verfall (u. a. Crystal-Faces) und einem sozialen Abstieg Konsumerfahrene eher unbeeindruckt lassen (vgl. Barsch 2014: 48 ff.). Die App versucht, die Glaubwürdigkeit vermittelter Botschaften über kleine Selbsttests zu fördern. Mit den Tests können sich die Konsument_innen selbst befragen, mit welchen Erwartungen und Motiven sie Crystal konsumieren. Als Rückmeldung werden die Konsument_innen wiederum auf sachgerechte Informationen verwiesen, die die positiven Effekte des Konsums nicht in Abrede stellen, aber durch einen Perspektivwechsel zumindest ein Durchdenken der eigenen Positionen und Wahrnehmungen anregen.

In diesem Pfad der App werden Selbsttests zu folgenden Bezügen angeboten:
- Selbstwertgefühl;
- Selbstkontrolle;
- Selbstrealisierung;
- Realitätsbezug.

Für die Konstruktion der App war es wichtig, keine diagnostischen Tests zu nutzen, die an die Konsument_in relevante Diagnosen zurückmelden und danach, bedingt durch die Grenzen eines technischen Systems, diese Person damit allein lässt. Deshalb sind die verwendeten Tests ausschließlich geeignet, die Selbstexploration und Reflektion zu den angeführten Themen anzuleiten.

Erste Hilfe

Die gesammelten Erfahrungen unterstrichen, dass es infolge ungewollter Überdosierungen, falsch eingeschätzter Risiken oder ohne geeignetes Risikomanagement mit dem Konsum zu sehr unterschiedlichen Gefährdungen kommen kann, auf die die Konsument_innen möglichst sachgerecht reagieren müssen, um Schaden für sich und andere abwenden zu können. Deshalb ist ein Pfad der App der Anleitung gewidmet, rechtzeitig sich anbahnende Notfallsituationen erkennen und darauf angemessen reagieren zu können.

Deshalb sind in diesem Bereich der App folgende Funktionen hinterlegt:
- die Vermittlung von Informationen, welche schwierigen physischen, psychischen und sozialen Situationen durch den Crystal-Konsum angestoßen werden können;
- Grundlagen zur Selbst- und Fremdeinschätzung;
- die Vermittlung von Strategien für Situationen, in denen »etwas nicht stimmt«;
- Anleitungen zum Verhalten im Notfall;
- schließlich auch die Programmierung einer Ruf-Taste für den medizinischen Rettungsdienst, der bei Betätigung selbständig wählt und verbunden ist mit Hinweisen auf Informationen, die für einen Notruf parat zu halten sind.

Die inhaltlichen Möglichkeiten der App

Nachvollziehbar wird, dass mit der App im Sinne von Sekundärprävention zentrale Informationen und Aufklärung über komplexe Wirkungszusammenhänge an eine für Suchtprävention schwer zu erreichende Zielgruppe gebracht werden sollen. Ferner soll die App für eine Auseinandersetzung mit dem Konsum unter bereits Konsumierenden und deren Angehörigen motivieren und für eine Umsetzung dringlich gebotener gesundheitsförderlicher Maßnahmen werben. Die gegebenen technischen Möglichkeiten, personenbezogene Rückmeldungen mit Bezug zu konkreten Konsummustern generieren zu können, erlauben erstmals, ein »suchtpräventives Coaching« zu entwickeln, das sich an therapeutischen Interventionen orientiert, die in Zusammenhang mit dem Ansatz »Kontrollierter Konsum« entwickelt und deren Erfolgsaussichten international und 2014 auch in Deutschland bestätigt wurden (vgl. Deutsche Gesellschaft für Psychiatrie und Psychotherapie, Psychosomatik und Nervenheilkunde 2014). Damit stellt sich die App der Herausforderung, die mangelhafte Effizienz von Suchtprävention besonders in Gruppen von bereits Konsumierenden beheben zu helfen.

Die technischen Details

Die inhaltlichen Ansprüche, denen die App gerecht werden soll, stellten auch an die technische Umsetzung Herausforderungen und forderten immer wieder Entscheidungen, die mit Blick auf die inhaltlichen Grundideen zu treffen waren:

- Entschieden wurde, die App über den Google-Play-Store zu vertreiben. Über diese Plattform ist die größtmögliche Verbreitung möglich, sodass die App allen Interessent_innen quasi schwellenlos zur Verfügung steht. Für die Nutzer_innen ist die einzige Hürde die von Google geforderte Anmeldung im Google-Play-Store. Diese Anmeldeprozedur wurde aber von vielen Nutzer_innen eines Smartphones oft schon in anderen Bezügen vorgenommen. Für die Macher_innen der App bedeutet dieses Verfahren aber, dass die erheblichen Mittel, die für die Entwicklung der App aufgebracht werden mussten, nicht über einen Vertrieb der App amortisiert werden können.
- Die App wurde so programmiert, dass sie nach Anmeldung und mit dem Herunterladen ihre eigene Software mitliefert. Deshalb ist ein zusätzlicher Installationsschritt, der für einzelne Konsument_innen zu einer Hürde werden könnte, nicht nötig – die Nutzung der App ist also von Beginn an nutzer_innenfreundlich.

- Die App arbeitet als ein in sich geschlossenes Informations- und Dialogsystem, das auch offline und deshalb selbst außerhalb der Reichweite des Internets arbeitet und damit tatsächlich immer verfügbar ist.
- Um den hohen Ansprüchen an Anonymität bei einer App gerecht zu werden, die sich mit einer nach dem BtmG strafbaren Handlung beschäftigt, ist die App so programmiert worden, dass alle eingegebenen Daten auf dem Gerät und innerhalb der Anwendung verbleiben. Das bedeutet auch, dass bei dieser App ausdrücklich der forschungsseitigen Begierde eine Absage erteilt wurde, Daten zu den Konsumgewohnheiten von Crystal-Konsument_innen zu sammeln.
- Die App ist als ein Dokumentationssystem entwickelt worden, in dem nicht nur schnell und einfach Daten festgehalten werden können. Da auch alle bereits eingegebenen Daten erhalten bleiben und so verschiedene Konsumepisoden zurückverfolgt und überschaut werden können, erhalten die Konsument_innen die Chance, sich sehr eingehend mit ihrem Konsum auseinanderzusetzen und diesen ggf. auch in größere Lebenszusammenhänge einordnen und so besser verstehen zu können.

Resümee

Deutlich wird, dass sich die Vorteile dieser App-Lösung daraus ergeben, dass den Konsument_innen in anonymer Form ein personenbezogenes Feedback zu einem Konsum gegeben werden kann, der zum einen strafrechtlich verfolgt wird und zum anderen mit vielfachen Stigmata der konsumierenden Personen belegt ist. Schon diese beiden, mit dem Crystal-Konsum konnotierten Besonderheiten erklären, warum die Betroffenen mit einem risikoreichen Konsum viel zu lange auf sich allein gestellt bleiben und das Hilfesystem erst sehr spät, d. h. erst beim Vorliegen physischer, psychischer und sozialer Krisen kontaktieren. Die CheckPoint-C soll die bisher ungenutzte Zeitspanne zwischen erstem Konsum und dem Ankommen im Hilfesystem möglichst so nutzen, dass Crystal-Konsument_innen zügig lernen, ihren Konsum zu reflektieren, zu kontrollieren, ggf. zu regulieren und durch ein Risikomanagement möglichen gesundheitlichen und sozialen Problemen zuvorzukommen. Anonymität, aber auch personenbezogene Information und Aufklärung sowie der Verweis auf Bewältigungsmöglichkeiten und Maßnahmen Erster Hilfe ohne ein spezialisiertes Drogen- und Suchtkrankenhilfesystem kontaktieren und/oder aufsuchen zu müssen, werden zu zentralen innovativen Angeboten, die dringlich gebraucht werden.

Prognostizieren lassen sich Chancen, mit Hilfe dieser besonderen technischen Lösung erstens tief in das Dunkelfeld bisher nicht auffälliger und kaum erreichbarer Crystal-Konsument_innen mit Information und Aufklärung zu gelangen, zweitens eine zielgenaue Adressierung von Safer-Use-Botschaften vornehmen zu können und drittens die Konsument_innen weit vor der Entwicklung physischer, psychischer und sozialer Probleme zu einer Regulierung des Konsums zu motivieren und zu befähigen. Die App erschließt insofern modernste Technik im Sinne von eHealth für den Bereich Suchtprävention und Drogenberatung – ein innovatives Vorgehen, das zudem ausbaufähig für andere Anwendungsfälle ist.

Das Projekt beschreitet mit seiner Anlage auch Neuland in Bezug auf Angebote der Drogen- und Suchtkrankenhilfe. Unter Expert_innen gehen die Meinungen dazu auseinander, ob sich illegalisierte Crystal-Konsument_innen ermutigen lassen, aus ihrer Privatheit herauszutreten und Hilfen in Anspruch zu nehmen. Problem- und Krankheitsuneinsichtigkeit werden sogar als wesentliche Merkmale von Drogenabhängigen benannt. Dieses Projekt wirft als wissenschaftliche Frage jedoch auf, ob es möglicherweise eher die Ansätze und Methoden gegenwärtiger Angebote an Coaching und Frühinterventionen für Kosument_innen von psychoaktiven Substanzen sind, die verhindern, dass ein Drogen- und Suchtkrankenhilfesystem von den Betroffenen rechtzeitig in Anspruch genommen wird. Insofern steht die anwendungsreife Crystal-App für die Strategie, quasi schwellenlos Aufklärung und Information zu persönlich nachgefragten Inhalten zu erhalten, die von aktuellen Konsument_innen auch angenommen werden. Die laufenden Testungen werden zeigen, ob dieses Angebot von Crystal-Konsument_innen auch angenommen und schließlich erfolgreich genutzt wird.

In einem mehrmonatigen Customer Satisfaction Survey werden nunmehr neben der Zuverlässigkeit, Sicherheit und Handhabbarkeit der App sowie der Relevanz des App-Feedbacks für die Konsument_innen auch Akzeptanz, Tauglichkeit, Geschmacks- und Gebrauchsmuster geprüft. Diese Prüfung erfolgt zum einen durch Testläufe im Entwickler_innenteam als auch unter Mithilfe aktuell oder vormals Konsumierender und deren Angehöriger. Die Zugänge zu potentiellen App-Nutzer_innen erfolgen durch zugehende Drogensozialarbeit durch Studierende der Sozialen Arbeit, im Rahmen der Zusammenarbeit mit suchtmedizinischen Praxen in Halle und Leipzig, über Party-Projekte sowie über soziale Netzwerke, die bereits in Zusammenhang mit der anonymen Sprechstunde etabliert und seitdem gepflegt wurden. Über diese unterschiedlichen Wege soll es gelingen, sehr verschiedene Crystal-Konsument_innengruppen zu erreichen.

Literatur

Agassi, Andre (2009): Open: An Autobiography.

Arzneimittel-Verzeichnis der DDR (1982): Ausgabe 1982, VEB Verlag Volk und Gesundheit, Berlin.

Barsch, G. (2014): »Crystal-Meth«. Einblicke in den Lebens- und Konsumalltag mit der Modedroge »Crystal«, Lengerich: Pabst Science Publ.

Degkwitz, P., Lotzin, A., Milin, S., Schäfer, U. Verthein, U., (2014): Zentrum für Interdisziplinäre Suchtforschung (ZIS) der Universität Hamburg. ATS-Bericht. Amphetamin und Methamphetamin – Personengruppen mit missbräuchlichem Konsum und Ansatzpunkte für präventive Maßnahmen.

Deutsche Gesellschaft für Psychiatrie und Psychotherapie, Psychosomatik und Nervenheilkunde 2014.

Pfeiffer-Gerschel, T., Kipke, I., Flöter, St., Jakob, L., Hammes, D., Rummel, Ch., unter Mitarbeit von Casati, A., Wojak, M. (2012): Bericht 2012 des nationalen REITOX-Knotenpunkts an die EBDD DEUTSCHLAND. Neue Entwicklungen, Trends und Hintergrundinformationen zu Schwerpunktthemen, Drogensituation 2011/2012.

Staatsministerium für Soziales und Verbraucherschutz (2014): Sächsischer Drogen- und Suchtbericht.

TMT (2014): Perspektive eHealth 2014. Deloitte & Touche GmbH Wirtschaftsprüfungsgesellschaft.

Websites

Addiction: http://www.addiction.de/ (5.8.2015).

Asklepios Klinik Nord – onlinegestützte Alkoholtherapie: http://www.asklepios.com/upload/Alkoholabhaengigkeit_onlinegestuetzte_Therapie_37163.pdf. (5.8.2015).

Breaking-Meth. Bundeszentrale für gesundheitliche Aufklärung. https://breaking-meth.de/ (5.8.2015).

drugsmeter.com: https://www.drugsmeter.com/ (5.8.2015).

National Cannabis Prevention and Information Centre (NCPIC): https://ncpic.org.au/ (5.8.2015).

»CheckPoint-C: Eine anonyme Crystal-Sprechstunde für (H)alle«

Gundula Barsch, Peter Jeschke

»CheckPoint-C: Eine anonyme Crystal-Sprechstunde für (H)alle« startete im Oktober 2014 als ein Pilotprojekt, das in interdisziplinärer Zusammenarbeit entwickelt und umgesetzt wurde. Daran wirkten mit die Hochschule Merseburg, speziell der Fachbereich Soziales, Medien und Kultur, die Ostdeutsche Arbeitsgemeinschaft Suchtmedizin e. V. und die Medizinische Fakultät der Martin-Luther-Universität Halle (Saale), speziell der Bereich Allgemeinmedizin.

Alle Beteiligten verband das Ziel, auf die in der Region sichtbar werdenden Problemlagen zu reagieren, die mehr oder weniger direkt mit dem Konsum von Crystal in Verbindung zu bringen sind und sehr unterschiedliche Facetten haben. Das Besondere und auch das Besorgniserregende an diesen Entwicklungen ist, dass zum einen im gesamten psychosozialen Hilfesystem vermehrt Konsumierende auftauchen, die in Zusammenhang mit ihrem Crystal-Konsum schwerwiegende Probleme entwickeln und für deren Bewältigung sehr spät professionelle Hilfe nachfragen. Deshalb erweisen sich Unterstützung und Behandlung als langwierig und schwierig. Zum anderen bleiben die bisher etablierten Hilfeangebote, die sich um eine frühzeitige Kontaktaufnahme zu Drogenkonsumierende bemühen, durch Crystalkonsumierende wenig nachgefragt. Selbst zugehende Drogenarbeit über Streetwork und Arbeit in Clubs bleiben hinter dem erwünschten Erfolg zurück. Ein Grund dafür ist, dass rund um die Substanz Crystal kaum klar zu ortende Szenestrukturen und Konsumierendennetzwerke erkennbar sind, weshalb die Zielgruppe nicht einfach zu finden ist.

Vor dem Hintergrund einer gewissen Ratlosigkeit, wie im professionellen Hilfesystem angemessen auf diese neuen Herausforderungen reagiert werden kann, ergriffen die Hochschule Merseburg und die Universität Halle als Forschungs- und Ausbildungsinstitutionen im Verbund mit der um Innovationen bemühten Ostdeutschen Arbeitsgemeinschaft Suchtmedizin e. V., hier insbesondere die suchtmedizinische Praxis von Peter Jeschke, die Initiative, ein Pilotprojekt zu starten. Es ging darum, mit neuen und unkonventionellen Methoden einen Versuch zu wagen, Crystalkonsumierende früher mit Informationen und Aufklärung zu erreichen und auf diese Weise das Entwickeln schwerwiegender physischer, psychischer und sozialer Problemlagen im Zusammenhang mit dem Konsum zu verhindern. Gestützt auf die Mitwirkung von Studierenden, die zumindest vom Alter her der anvisierten Zielgruppe sehr nahe kommen, sollten tastende Schritte in die Praxis, fern von erst noch einzuwerbenden Fördermitteln, erste

Hinweise ermitteln, wie bestimmte Angebote von der Zielgruppe beachtet werden und welche Bedürfnisse wie anzusprechen sind, damit angebotene Hilfe und Unterstützung nicht nur angenommen, sondern sogar gezielt gesucht werden.

Grundideen des Projektes: Was die Inanspruchnahme fördert?

Wenn auch in den populären Debatten wenig beachtet, finden sich in der wissenschaftlichen Literatur viele Hinweise dazu, dass weit mehr Menschen, die durch ihren Drogenkonsum für eine mehr oder weniger lange Zeit physische, psychische und/oder soziale Probleme entwickeln, diese allein regulieren und bewältigen. Diese Gruppe ist größer als die derjenigen, die dafür ein professionelles therapeutisches Angebot in Anspruch nehmen. Wienberg sprach in diesem Zusammenhang sogar von der vergessenen Mehrheit (vgl. Wienberg 2001). Auch alle Studien, die den sogenannten Selbstheiler_innen oder dem Phänomen des selbstinitiierten Ausstiegs nachgingen, bestätigten, dass es nicht zwingend ein professionelles therapeutisches Angebot sein muss, das die Betroffenen zu Veränderungen und zur Selbstkontrolle ihres Konsums motiviert und ihnen Hilfe und Unterstützung gibt (vgl. Weber/Schneider 1992). Hier findet sich bereits eine wesentliche konzeptionelle Grundüberlegung für das Konzept einer anonymen Sprechstunde.

Die Gründe, warum das professionelle Drogenhilfesystem von hilfebedürftigen Drogenkonsumierenden sehr lange gemieden wird, sind vielgestaltig und speisen sich zum einen aus den Konnotationen, die eine Abhängigkeitserkrankung in unserer Kultur noch immer hat und zum anderen, aus noch immer bestehenden Zielvorgaben, die den Betroffenen unbesehen übergestülpt werden: Sucht gehört, ähnlich wie psychische Erkrankungen, noch immer zu einem der schwersten Stigmata, die unsere Gesellschaft erzeugt; von dem defizitären Vermögen, mit einer psychoaktiven Substanz umgehen zu können, wird oft umgehend auf eine allumfassend defizitäre Persönlichkeit geschlossen. Unbesehen der tatsächlichen Problemlagen wird nach Bekanntwerden einer Abhängigkeit Totalabstinenz für grundsätzlich alle Substanzen gefordert; bei Nichteinhaltung von Vorgaben und in der Regel Abstinenzforderungen drohen schwerwiegende Eingriffe in persönlichen Freiheiten (u. a. Führerscheinentzug). Deutlich wird, dass das traditionelle Hilfesystem viele der Hemmschwellen selbst produziert hat und weiterhin produziert, die einer frühzeitigen Inanspruchnahme von Hilfe und Unterstützung entgegen wirken. Insofern kann unabhängig davon, welche psychoaktive Substanz konsumiert wird, davon ausgegangen werden, dass es eine Vielzahl von Menschen gibt, die faktisch strukturbedingt keine professionelle Hilfe nachfragen, auch wenn sie diese gut gebrauchen könnten. Dies wird zu einem zweiten Argument für einen Bedarf nach innovativen Projekten, die sich um eine bessere/frühere Inanspruchnahme von Hilfe und Unterstützung für drogenkonsumierende Menschen bemühen.

Zentrale Zielgruppen innovativer Hilfeangebote, die bisher kaum im Hilfesystem auftauchen, aber von Unterstützung profitieren könnten, sind

1. Konsumierende, die:
   - unauffällig und ohne Probleme mit ihrem Drogenkonsum leben und eine Rückversicherung suchen, wenn sie in ihrem Handeln verunsichert wurden (z. B. durch Medienberichte, suchtpräventive Botschaften);
   - gelegentlich in physische, psychische und/oder soziale Probleme geraten und Hilfe und Unterstützung suchen, um diese zu registrieren und zu reflektieren;
   - sich in einer Krise befinden und eine Orientierung brauchen, wo und wie sie Hilfe im professionellen Hilfesystem finden können und für sich klären wollen, wieweit sie in der Lage sind, diese auch tatsächlich annehmen zu können.

2. Angehörige, Lebenspartner_innen, Freund_innen, Kolleg_innen, die mit Drogenkonsumierenden leben und:
   - verunsichert sind, wie sie diese Tatsache bewerten sollen;
   - durch Probleme tangiert werden und Hilfe suchen, um diese zu registrieren und zu reflektieren;
   - selbst in einer physischen, psychischen und/oder sozialen Krise sind und eine Orientierung brauchen, wo und wie sie für sich Hilfe im professionellen Hilfesystem finden können.

3. Institutionen (u. a. Schule, Jugendarbeit, Jobcenter), die:
   - sich zu den Themen »Drogenkonsum« und »drogenbezogene Probleme« informieren wollen;
   - sich zu möglichen Handlungsstrategien beraten lassen wollen;
   - eine Orientierung brauchen, wo und wie sie Hilfe im professionellen Hilfesystem finden können.

Deutlich wird, dass das bestehende professionelle Drogenhilfesystem unter einem deutlichen Modernisierungsdruck steht, der sich vor allem aus strukturellen Bezügen erklärt. Dieser erhält durch das Aufkommen neuer Konsummuster nur schärfere Konturen; neu ist er nicht. Insofern kann davon ausgegangen werden, dass dem hier vorgestellten Pilotprojekt einer anonymen Sprechstunde eine allgemeine praktische Bedeutung zugesprochen werden kann. Und dies unabhängig davon, welche Substanz in den Mittelpunkt der Arbeit gestellt wird.

Da die Konsumierenden offenbar sehr lange das konventionelle Hilfesystem meiden (Barsch 2014), lag dem Projekt die Idee zugrunde, ein Angebot zu schaffen, das deutlich außerhalb etablierter Einrichtungen des Hilfesystems und mit anderen Leitideen agiert. In der Außendarstellung sollte diese besondere Qualität auch von der Zielgruppe wahrgenommen werden können und diese bewegen, die vorgehaltenen Hilfeangebote vorbehaltloser anzunehmen.
Ausgehend von diesen beiden Grundideen kreiste die Auseinandersetzung mit den existierenden Hilfe- und Unterstützungsangeboten für drogenkonsumierende Menschen um die Frage: Was könnte die Inanspruchnahme eines Angebots an Hilfe und Unterstützung fördern?

Entlang der herausgearbeiteten Kritikpunkte wurden folgende Leitideen formuliert und dem Konzept des Pilotprojektes zugrunde gelegt.

- Anonymität
- Peer-to-Peer-Ansatz
- Niedrigschwelligkeit
- Akzeptierendes Arbeiten
- Distanzierung von der Leidensdruck-Theorie
- Freiwilligkeit der Inanspruchnahme
- Kostenlose Angebote.

Jede dieser Grundideen sollte im Konzept als gleichrangig berücksichtigt werden; eine Rangfolge oder Hierarchisierung innerhalb dieser Leitideen wurde nicht vorgenommen.

Anonymität

Nur wenige Untersuchungen sind bisher der Frage nach der geringen freiwilligen Inanspruchnahme von Unterstützungsleistungen nachgegangen, die sich insbesondere an drogenkonsumierende Jugendliche wenden. In einer der wenigen vorliegenden Studien wurde als der meistgenannte Hinderungsgrund für die mangelhafte Inanspruchnahme von Leistungen durch Jugendliche die Befürchtung genannt, Eltern, Freund_innen, Mitschüler_innen oder andere Personen könnten von ihren Drogenproblemen erfahren (vgl. Schmidt, Broekman 2001: 521). Insofern wurde zu einer zentralen Leitidee des Pilotprojektes, den Besucher_innen volle Anonymität zu garantieren.

In der Umsetzung dieses Anspruches sicherte dieses Projekt allen Besucher_innen höchstmögliche Anonymität zu. Selbst Namen und weitere Personendaten mussten nicht genannt werden, wenn die Besucher_in dies nicht wünschte.

Zudem wiesen die Mitarbeitenden die Besucher_innen der Sprechstunde aktiv darauf hin, dass sie selbst bestimmen konnten, ob und in welchem Umfang bestimmte Daten zu ihrem Beratungswunsch erfasst werden. Im Falle der Ablehnung der Datenerhebung wurde lediglich die Tatsache des Kontaktes und der Ablehnung jeglicher Dokumentation festgehalten. Die Besucher_innen wurden schließlich durch die Mitarbeitenden auf die Möglichkeit der Aushändigung einer Kopie ihrer erfassten Daten aufmerksam gemacht.

In Bezug auf den Inhalt der Gespräche und die Daten der Besucher_innen wurden darüber hinaus alle Mitwirkenden des Teams der Verschwiegenheitspflicht nach § 203 Abs. 1 StGB unterstellt. Diese hatten eine die Verpflichtung, die auch nach dem Ausscheiden der Mitarbeitenden oder nach der Beendigung des Projektes fortbesteht, schriftlich zu bestätigen.

Peer-to-Peer-Ansatz

Der Rückgriff auf den Peer-to-Peer-Ansatz begründete sich aus dem Versuch, mit dem Pilotprojekt vor allem jugendliche Konsumierende zwischen 16-25 Jahren zu erreichen. Epidemiologische Studien (vgl. u. a. BzgA Drogenaffinitätsstudie 2012) unterstreichen, dass in dieser Altersphase mehrheitlich der Einstieg in den gelegentlichen oder regelmäßigen Konsum psychoaktiver Substanzen erfolgt und sich diese Zusammenhänge auch beim Crystal-Konsum zeigen.

Mit der Wahl des Peer-to-Peer-Ansatzes wurde auf vorliegende Erfahrungen zurückgegriffen. Längst gibt es international und national Konsens dazu, dass Hilfe- und Unterstützungsangebote für junge Menschen, die vornehmlich aus der Perspektive Erwachsener konzipiert werden, Gefahr laufen, an der Zielgruppe vorbei entwickelt zu werden (vgl. Raithel 1999: 226). Bei der Planung und Durchführung von innovativen Projekten für die Zielgruppe jugendlicher Crystalkonsumierender ist es deshalb notwendig, an die täglichen Handlungsmuster, an die Erlebnisse, Erfahrungen und Interessen der jugendlichen Zielgruppe direkt anzuknüpfen.

Dieser Grundgedanke wurde auf die Anlage des Pilotprojektes übersetzt, indem Studierende der Medizin und der Sozialen Arbeit zu den Mitwirkenden sowohl an der Entwicklung als auch an der Umsetzung der Projektidee wurden. Studierende gehören selbst mehrheitlich zu der Jugendgeneration, zu der auch die in den Blick genommene Zielgruppe gehört. Gemeinsame Alltagserfahrungen der fast gleichaltrigen »Berater_innen« (Peer-Edukator_innen) und »Besucher_innen« (Crystalkonsumierende), aber auch die hohe Wahrscheinlichkeit, dass die

Peer-Edukator_innen drogenbezogene Konfliktsituationen bereits selbst z. B. in ihrem sozialen Nahfeld erlebt haben, waren zentrale Grundannahmen, die für ein derart konzipiertes Peer-to-Peer-Projekt sprachen. Auf dieser Basis wurden gute Voraussetzungen für die Berater_innen gesehen, mit den Besucher_innen Erfahrungen und Einstellungen offen diskutieren, bearbeiten und reflektieren zu können sowie glaubwürdig und anschaulich über die Auswirkungen des Crystal-Konsums und die Entstehungszusammenhänge physischer, psychischer und sozialer Probleme zu sprechen und die Akzeptanz und Annahme auch kritischer Botschaften zu riskanten Verhaltensweisen bei den Besucher_innen zu fördern.

Praktisch umgesetzt wurde der Peer-to-Peer-Ansatz nicht nur in der laufenden Projektorganisation und -weiterentwicklung, in die die Lehrenden nur durch das Sichern der Rahmenbedingungen für die Arbeit des Projektes unterstützend eingriffen. Auch die Durchführung der Sprechstunden selbst folgte streng der Peer-to-Peer-Methode: Ausnahmslos jede Sprechstunde wurde von jeweils zwei Studierenden (der Medizin und der Sozialen Arbeit) in eigener Regie durchgeführt. Die Rolle der Leiter_innen bzw. der Senior-Experts blieb auch während der Sprechzeiten auf eine Absicherung im Hintergrund beschränkt. Es sprach für den wertschätzenden Umgang aller an der Sprechstunde Beteiligten, dass bei ausbleibenden Besucher_innen oft alle Beteiligte die Gelegenheit zu einem gemeinsamen Gespräch nutzten.

Während der Inanspruchnahme der Sprechstunden bestätigte sich, dass die gleichaltrigen Peer-Edukator_innen schnell eine Gesprächsbasis für eine offene Diskussion über den Drogenkonsum fanden, ohne dass die Besucher_innen Sanktionen oder Stigmatisierungen fürchten mussten.

Deutlich wird, dass das Pilotprojekt während seiner gesamten Laufzeit ein Projekt war, das von jungen Menschen für junge Menschen konzipiert und maßgeblich von jungen Menschen gestaltet wurde. Es konnte deshalb im besten Sinne als ein Peer-to-Peer-Projekt gelten.

Niedrigschwelligkeit

Die angestrebte »Niedrigschwelligkeit« des Pilotprojektes »Anonyme Sprechstunde« ist theoretisch-methodisch eine nicht eindeutig zu definierende Qualität. Diese rangiert in einem Spannungsfeld von individuellen Wahrnehmungen und Zuschreibungsprozessen sowohl auf Seiten der Adressat_innen als auch auf Seiten der Anbietenden von Hilfe und Unterstützung. Für das Pilotprojekt wurde Niedrigschwelligkeit vorrangig als Möglichkeit einer Inanspruchnahme von Hilfe und Unterstützung ohne Vorbedingungen und bürokratische

Regelungen sowie mit tatsächlichem zieloffenen Ausgang definiert. Damit wurde Studienergebnissen Rechnung getragen, die als wichtigen Grund einer Nichtinanspruchnahme von Hilfe und Unterstützung durch Jugendliche die Ablehnung bürokratischer Zugangsvoraussetzungen (u. a. Terminvergabe, Wartelisten, Motivationsprüfung) ermittelten (vgl. Schmidt, Broekman 2001: 517).

Zielsetzend für die Entwicklung des Pilotprojektes war zudem der Ansatz, das Angebot an den tatsächlich existieren Nutzungsbedürfnissen der Konsumierende auszurichten und zugleich die Rahmenbedingungen so zu gestalten, dass die Besucher_innen selbst einschätzen konnten, dass das Risiko stigmatisiert zu werden, gering ist.

Dieser Ansatz wurde in eine Grundhaltung aller am Projekt Beteiligten übersetzt: Diese ging davon aus, dass alle Crystalkonsumierenden ein Bedürfnis nach physischem, psychischem und sozialem Wohlbefinden haben, an das sich mit den Angeboten an Hilfe und Unterstützung anknüpfen lässt, auch wenn in bestimmten Fällen dieses Bedürfnis auf andere/nicht immer verständliche Weise zum Ausdruck gebracht wird. Diese Grundhaltung war keineswegs von Beginn an bei allen Beteiligten präsent, sondern wurde Ergebnis einer Auseinandersetzung, die sich immer wieder um die Wahrnehmung des Drogenkonsums und seiner Problematisierungsmuster rankte.

Akzeptierendes Arbeiten

Die Kernidee des Projekts orientierte sich an den Leitideen akzeptierender Drogenarbeit (vgl. Bundesverband für akzeptierende Drogenarbeit und humane Drogenpolitik 1999). Danach ist nicht der Konsum psychoaktiver Substanzen per se ein Problem. Es wird vielmehr davon ausgegangen, dass es gelungene Formen des Drogenkonsums gibt, die weder die Konsumierenden selbst noch ihr soziales Nah- und Umfeld gefährden und deshalb nicht per se zu problematisieren sind. Folgerichtig geht es auch in Zusammenhang mit Crystal nicht darum, um jeden Preis Abstinenz durchzusetzen. Ziel ist vielmehr, die Entwicklung leidvoller physischer, psychischer und sozialer Probleme für die Konsumierenden selbst, aber auch für ihr soziales Umfeld zu verhindern.

Akzeptierendes Arbeiten geht zugleich davon aus, dass die Entwicklung unproblematischer Konsummuster keineswegs profan ist und eine Vielzahl von Kenntnissen, Fähigkeiten und Ressourcen voraussetzt, deren Entwicklung durch Hilfe und Unterstützung gefördert werden kann. Vor diesem Hintergrund verstehen sich Angebote an Hilfe und Unterstützung ermutigend, fördernd und befähigend und sind im besten Sinne emanzipatorisches Empowerment.

Diesem akzeptierenden Arbeitsprinzip wurde bereits mit dem Ansatz des Pilotprojekts CheckPoint-C gefolgt, indem den konsumierenden Besucher_innen ein medizinisches Check-Up angeboten wurde, das eine gewisse Aufklärung dazu geben konnte, ob und in welchen Bereichen der Konsum von Crystal bereits relevante Störungen in der physischen Gesundheit angestoßen hat.

Auch die vorbereitende Ausbildung sowie die Auseinandersetzungen der Mitwirkenden hin zu einer gemeinsamen Haltung bei der Arbeit im Projekt ermöglichte schließlich einen als selbstverständlich erachteten Konsens dazu, Crystalkonsumierenden Hilfe und Unterstützung bei der Reflexion ihres Konsums anzubieten, sie in Bezug auf sinnvolle Safer-Use-Strategien zu beraten und zu einer aktiven Selbstfürsorge zu motivieren. Die ausgereichten Give-Aways, beispielsweise in Form der Crystal-Tüte, folgten diesem Prinzip.

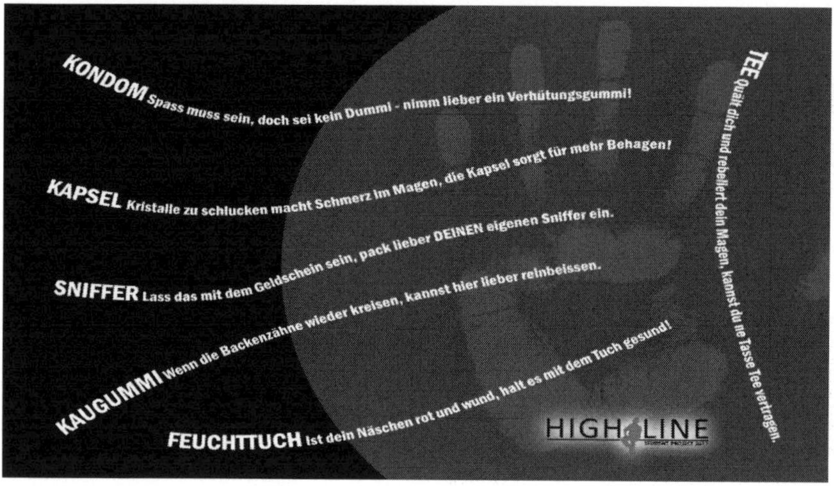

Abb. 1: Flyer, der den Inhalt der Crystal-Tüte beschreibt

Distanzierung von der Leidensdruck-Theorie

Viele Jahre basierte die Arbeit des traditionellen Drogenhilfesystems auf der Leidensdruck-Theorie. Diese geht davon aus, dass Konsumierende psychoaktiver Substanzen nicht einsichtsfähig in Bezug auf Probleme wären, die mit ihrem Konsum in Zusammenhang stehen. Deshalb würden sie nur unter existentiellem Druck eine Motivation entwickeln, ihre Konsummuster zu überdenken und Hilfe und Unterstützung anzunehmen. Mit Bezug auf diese

Annahme wurde im professionellen Hilfesystem auf alle Konsumformen, insbesondere von illegalisierten Substanzen, mit der gesamten Breite juristischer und/oder sozialer Sanktionen mit dem Ziel reagiert, Problemdruck, Leid und Verzweiflung in der Lebenswelt der Konsumierenden zu erzeugen und auf diese Weise möglichst schnell eine »Beratungswilligkeit« herzustellen.

Diese Grundhaltung wird heute in großen Teilen des Hilfesystems in Frage gestellt bzw. kann insbesondere im akzeptierenden Drogenhilfesystem als überwunden gelten. Dennoch kommt es gegenwärtig zu einer Rückbesinnung auf diese Leidensdruck-Ansätze: Zum einen auf Grund der Tatsache, dass Crystalkonsumierende das existierende Hilfesystem kaum kontaktieren bzw. erst um Unterstützung suchen, wenn bereits erhebliche physische, psychische und soziale Problemlagen entstanden sind. Und zum anderen, weil es eher die Familienangehörigen und das soziale Nahfeld sind, die relativ schnell durch diverse Konsumprobleme ihrer konsumierenden Angehörigen in Mitleidenschaft gezogen werden. Deshalb werden nun wieder Ideen und Forderungen laut, die als nicht zurechnungsfähig deklarierten Crystalkonsumierenden unter Zwang zu setzen, Hilfe und Unterstützung anzunehmen (vgl. unveröffentlichte Debatte im Präventionsrat der Stadt Halle vom 26.6.2015).

Vor dem Hintergrund dieser Entwicklungen war von zentraler Bedeutung, dass sich das Pilotprojekt CheckPoint-C ausdrücklich von einer solchen Sichtweise auf Crystalkonsumierende distanzierte und seine Angebote an emanzipatorischen Handlungsansätzen ausrichtete: Das Selbstverständnis der Sprechstunde basierte auf einer respektvollen und wertschätzenden Haltung gegenüber den Konsumierenden und auf der Grundlage einer Akzeptanz ihrer Autonomie und Entscheidungsfreiheit auch in Bezug auf ihren Drogenkonsum. Dies ganz im Sinne einer Conditio sine qua non von Menschenwürde.

Aus diesen Grundprinzipien leitete sich der akzeptierende und nicht-stigmatisierende Ansatz der Sprechstunde ab. CheckPoint-C ging von der Annahme aus, dass der Gebrauch psychoaktiver Substanzen bestimmte Zwecke und Ziele verfolgt, aus denen sich für die Konsumierenden ein praktischer Nutzen ableitet, über den nur sie selbst urteilen können. Deshalb ist der Drogenkonsum keine Legitimation zur Entmündigung des Individuums. Vielmehr unterstellte das Projekt jeder konsumierenden Person ein inhärentes Bedürfnis, sich um seine physische und soziale Gesundheit zu sorgen und Konsummuster derart zu optimieren, dass die Herstellung und Aufrechterhaltung von Wohlergehen für sich selbst als auch für das soziale Umfeld realisierbar wird.

Freiwilligkeit der Inanspruchnahme

Unmittelbar mit der Ablehnung aller Formen von Leidensdruck ist das Arbeitsprinzip der anonymen Sprechstunde verbunden, auf Freiwilligkeit bei der Inanspruchnahme des Angebots der Sprechstunde durch die Besucher_innen zu bestehen. Hintergrund dieser Grundhaltung ist die Tatsache, dass bis heute im Drogenhilfesystem mit vielen Formen von Zwang gegenüber den Konsumierenden gearbeitet wird. Dazu gehören nicht nur Therapieauflagen, die den Konsumierenden im Zuge einer Verurteilung nach dem Betäubungsmittelgesetz auferlegt werden. Auch Drohungen mit einem Führerscheinentzug bei Nichtbefolgen therapeutischer Anweisungen, der Entzug von Sozialleistungen für den Fall, dass sich Konsumierende nicht in eine angewiesene Behandlung begeben und diverse Formen von Nötigungen (u. a. vollständige Schweigepflichtsentbindungen vor Therapiebeginn) unterstreichen, dass noch immer von der Legitimität und der therapeutischen Notwendigkeit von Zwang ausgegangen wird. Die vielfältigen Erfahrungen der Konsumierenden werden damit jedoch zu einem wesentlichen Hinderungsgrund, Hilfe und Unterstützung im Drogenhilfesystem zu suchen (vgl. Schmidt/Broekman 2001: 521).

Zu den zentralen Leitprinzipien des Pilotprojekts CheckPoint-C gehörte deshalb, kompromisslos bei jeder Inanspruchnahme der Sprechstunde zunächst zu klären, ob die Besucher_innen tatsächlich aus freien Stücken Hilfe nachfragten. Dies wurde insbesondere dann besonders relevant, wenn die Besucher_innen in Begleitung von Freund_innen, Angehörigen oder einer Betreuer_in in der Sprechstunde erschienen. In einem solchen Fall wurde darauf bestanden, die Besucher_in allein zu sprechen und in diesem Gespräch zunächst zu klären, wie die eigentliche Motivationslage zu den Angeboten der Sprechstunde tatsächlich ist, wie sich die Besucher_in einen Umgang der Sprechstundenmitarbeitenden mit mehr oder weniger klar von außen formulierten Forderungen vorstellte und ob sich aus diesen Mandaten tatsächlich ein gemeinsamer Arbeitsprozess entwickeln ließ. Tatsächlich konnte auf diese Weise immer eine eigenmotivierte Inanspruchnahme bestimmter Angebote der Sprechstunde durch die Besucher_in erreicht werden. Abbrüche der Konsultationen erfolgten in keinem Fall.

Kostenlose Angebote

Zu wesentlichen Hinderungsgründen für die Inanspruchnahme von Hilfe- und Unterstützung gehören Kosten, die sofort und umgehend anfallen (vgl. Schmidt/Broekman 2001: 521). Das schließt auch Regelungen ein, vor einer Inanspruchnahme eine Krankenversicherungskarte vorlegen zu müssen. Hier überschneiden sich zum einen die Bedürfnisse der Konsumierenden, in Bezug auf ihren Drogenkonsum anonym bleiben zu wollen mit der Tatsache geringer finanzieller Ressourcen von vor allem jungen Konsumierenden, Hilfeleistungen abgelten zu können. Insbesondere für jugendliche Besucher_innen, deren Erziehungsberechtigte den Umgang mit der Chip-Karte der Krankenversicherung bzw. eine per Post ankommende Rechnungsstellung kontrollieren können, ist eine solche Verfahrensweise ein absoluter Ausschlussgrund.

Leitidee des Pilotprojektes CheckPoint-C war deshalb, allen Besucher_innen unabhängig von deren sozialökonomischen oder sozialstrukturellen Status die vorgehaltenen Leistungen kostenlos anzubieten. In Vorbereitung des Projektes wurde viel Engagement dafür eingesetzt, Gelder für den Betrieb des Projekts über die vorgesehene Zeit von neun Monaten einzuwerben. Auch die von Beginn an erwartete Ehrenamtlichkeit der Arbeit aller Mitwirkenden sicherte die Umsetzung dieser Leitidee.

Das Leistungsangebot der Sprechstunde

Die oben vorgestellten Leitideen des Pilotprojektes wurden umgesetzt durch das Angebot einer kostenfreien, anonymen, niedrigschwelligen und fern von professionellen Versorgungsstrukturen etablierten Sprechstunde. Diese wurde durch in Ausbildung befindliche Sozialarbeitende und Mediziner_innen realisiert.

Die Sprechstunde bot ein auf Crystal bezogenes erstes medizinisches und psychosoziales Check-Up an, stellte Informationen und Aufklärungsmaterialien zu den Besonderheiten der Wirkung von Crystal, zu den Risiken seines Konsums und zu einem möglichen Risikomanagement bereit. Es ermöglichte zudem Aufklärung, Information und Beratung zu Themen, die von den Besucher_innen gewünscht und vorgetragen wurden und gewährte Hilfestellungen für den Fall, dass die Vermittlung professioneller Hilfen angezeigt war und von den Besucher_innen auch gewünscht wurde.

Mit dieser Palette an Leistungen, die in der Sprechstunde abgerufen werden konnte, wurde an die positiven Erfahrungen angeknüpft, die mit der in Rostock installierten »Ecstasy-Sprechstunde« gesammelt wurden (vgl. Nordbeck/Streibhardt/Fegert 2000). Insbesondere die Möglichkeit einer anonymen medizinischen Konsultation im Rahmen der Sprechstunde wurde zu einem Alleinstellungsmerkmal, durch das sich CheckPoint-C von allen in der Region verfügbaren Hilfeangeboten für die Zielgruppe Crystalkonsumierende hervorhob. Mit diesem Angebot sollte den Besucher_innen die Chance eingeräumt werden, ein frühzeitiges Feedback zu möglichen physischen und psychischen Folgen ihres

Konsums zu erhalten. An diese Vorgehensweise knüpfte sich die Erwartung, über die Vermittlung von Safer-Use-Botschaften und Hintergrundwissen zu Harm Reduction sekundärpräventiv wirksam zu werden und die Besucher_innen zu ermutigen und zu befähigen, für sich Strategien zu entwickeln, Schäden ihrer biopsychosozialen Gesundheit zuvorzukommen.

Im Einzelnen bot die Sprechstunde folgende Leistungen an:

- Ein auf die Besonderheiten des Crystalkonsums ausgerichtetes medizinische Check-Up ohne Chipkarte der Krankenversicherung oder Kostenstellung.
- Detaillierte medizinische Information zu den biomedizinischen Wirkprinzipien der Substanz und den somatischen Folgen eines Kurz- und Langzeit-, Hoch- und Niedrigdosis- sowie hoch- und niedrigfrequenten Konsums.
- Systemische/klientenzentrierte Gespräche zum Abklären psychosozialer Themen, für die ein Zusammenhang zum Crystalkonsum herzustellen ist sowie Reflexion, Aufklärung und Information zu konsumbezogenen Zusammenhängen, die sich im Lebens- und Konsumalltag ergeben können.
- Auf Wunsch Weitervermittlung an Vertrauensärzt_innen (z. B. HNO, Gynäkologie, Zahnärzt_innen).
- Auf Wunsch Weitervermittlung in das Drogenhilfesystem der Region.
- Ausgabe von Informationsmaterial zu Safer-Use und Harm Reduction bei Crystalkonsum.
- Ausgabe von Informationsmaterialien für crystalkonsumierende Eltern.
- Ausgabe von Safer-Use-Materialien über die sogenannte »Crystal-Tüte« (u. a. saubere Ziehröhrchen, Feuchttuch, Kondom, Gleitgel, Kapsel) für einen risikobewussten Konsum (Safer Use).
- Angebot eines Schwangerschaftstests.
- Medizinische Ersthilfe (u. a. Verbandsmaterial, Nasensalbe).
- Drogentests.

Nicht zum Leistungskatalog gehörten:

- Therapeutische Angebote und Leistungen.
- Langangelegte kontinuierliche Begleitungen,
- Assistierende Sozialarbeit bei der Regelung psychosozialer Problemlagen.
- Eine inhaltliche und organisatorische Therapievorbereitung.
- Hilfe bei der Überweisung in Therapieeinrichtungen.
- Eine telefonische Beratung.
- Die Vergabe von Terminen und die Arbeit mit Wartezeiten.

Die Praxiserfahrungen

Das in Auseinandersetzung mit anderen praktischen Projekten und bereits vorliegenden Erfahrungen entstandene Projekt CheckPoint-C startete nach Monaten langer inhaltlicher und organisatorischer Vorbereitung im Herbst 2014. Bis zum Sommer 2015 konnten sich Konsumierende, Interessierte und Angehörige aus Halle, dem Saalekreis und der näheren Umgebung zweimal wöchentlich rund um das Thema »Crystal« informieren. Über die Gesamtdauer des Projekts haben 14 Studierende der Medizin, 30 Studierende der Sozialen Arbeit und 8 Senior-Experts am Projekt mitgewirkt. Insgesamt wurden 67 Sprechstunden durchgeführt und mehr als 603 ehrenamtliche Arbeitsstunden eingesetzt. In der Zusammenfassung war die Resonanz auf die Sprechstunde positiv: Viele Nachfragen aus Jobcentern, der Jugendarbeit, von Streetworker_innen, Polizeisozialarbeitenden sowie aus diversen Ämtern, unterstrichen das große Interesse an der Sprechstunde. Zu vertrauensvollen Gesprächen fanden sich nachfragende Angehörige und Konsumierende ein. Einhellig war die Einschätzung, sowohl der Kolleg_innen des Hilfesystems als auch aus Konsumierendenkreisen, dass die Laufzeit des Projektes mit nur neun Monaten allerdings viel zu kurz war, um sich als Hilfeangebot weiter etablieren zu können. Diesem Einwand steht aber gegenüber, dass weder die eingeworbenen finanziellen Mittel noch die besondere Lebenssituation von Studierenden, die durch Prüfungen, Praktika und schließlich auch Studienabschlüsse nicht über eine sehr lange Zeit zu einem solchen anspruchsvollen und ehrenamtlichen Engagement verpflichtet werden können.

Im Rahmen dieser Pionierarbeit mit all ihren konzeptionellen Überlegungen, ihrer konkreten praktischen Umsetzung und den dabei gesammelten Rückmeldungen zu Gelingen und Scheitern, ist ein umfangreicher Fundus an Erfahrungen gesammelt worden. Dieser ist mit dem Buch »Baukasten für eine anonyme Drogensprechstunde. Das Beispiel CheckPoint C« zusammengefasst. Beschrieben werden detailliert, mit welchen Leitideen das Projekt konzipiert wurde, in welchen oft kleinteiligen Schritten sich an die Praxis herangetastet wurde und welche Herangehensweisen und Materialien sich für die Arbeit als zentral und wichtig erwiesen haben. Dies alles wird abgerundet durch eine Evaluation des Gesamtprojektes, die im Wintersemester 2015/2016 durch Studierende der Hochschule Merseburg durchgeführt wurde. Diese ermöglicht nicht nur eine systematische Rückschau, sondern trug wertvolle Hinweise und Ratschläge für nachfolgende Projekte zusammen.

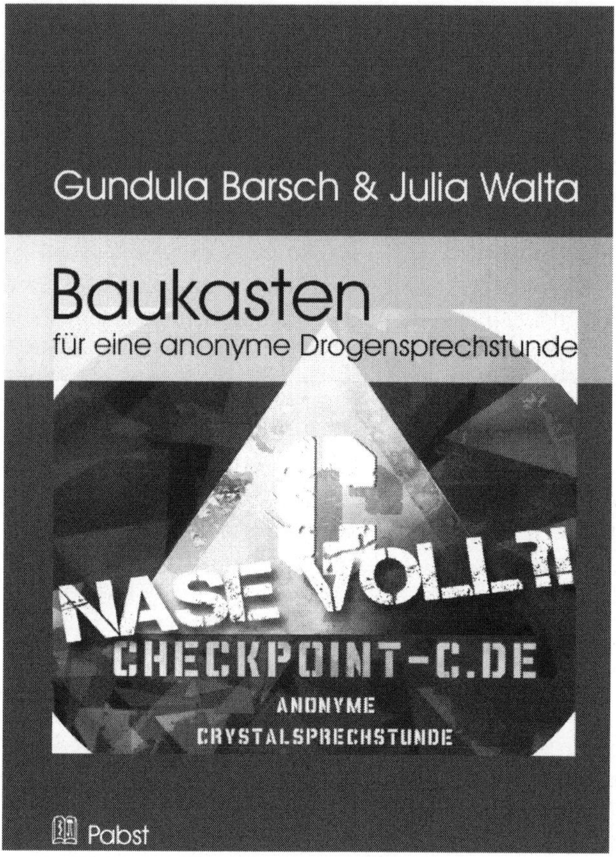

Abb. 2: Publikation »Baukasten für eine anonyme Drogensprechstunde«

Nachahmer_innen sollen mit dieser Materialsammlung, die quasi wie ein Baukasten für ähnliche Projekte zusammengestellt ist und zu einer direkten Übernahme der im Pilotprojekt verwendeten Materialien einlädt, ausdrücklich ermutigt werden. Als ein studentisches Pilotprojekt, das immer zeitlich und in seinen Ressourcen begrenzt ist, konnten nur die Hinweise auf eine Machbarkeit der entwickelten Ansätze nachgezeichnet werden. Eine feste Implementierung mit einem solchen Rahmen kann nur in Ausnahmefällen gelingen. In unserem Pilotprojekt kündigten bereits die intensiven Vorbereitungen auf das Staatsexamen der Medizinstudierenden den notwendigen Abschied an.

Literatur

Barsch, G. (2014): Crystal-Meth. Einblicke in den Lebens- und Konsumalltag mit der Modedroge »Crystal«. Lengerich.
Bundesverband für akzeptierende Drogenarbeit und humane Drogenpolitik (1999): Materialien Nr. 3: Leitlinien der akzeptierenden Drogenarbeit. Berlin.
Bundeszentrale für gesundheitliche Aufklärung (2012). Die Drogenaffinität Jugendlicher in der Bundesrepublik Deutschland 2011. Der Konsum von Alkohol, Tabak und illegalen Drogen: aktuelle Verbreitung und Trends. Köln: Bundeszentrale für gesundheitliche Aufklärung.
Nordbeck, R., Streibhardt, U., Fegert, J. (2000): Präventive und sekundärpräventive Maßnahmen für jugendliche Drogenkonsumenten. Die Rostocker Designerdrogen-Sprechstunde als innovatives kinder- und jugendpsychiatrisches und psychotherapeutisches Angebot. In: Suchtmedizin in Forschung und Praxis 3 (2000): 147-152.
Raithel, J. (1999): Unfallursache: Jugendliches Risikoverhalten. Verkehrsgefährdung Jugendlicher, psychosoziale Belastungen und Prävention. München.
Schmidt, B., Broekman, A (2001): Unterstützungsleistungen für drogenkonsumierende Jugendliche: Mitmachen und gewinnen? In: Neue Praxis 5 (2001): 514-522.
Weber, G., Schneider, W. (1992): Herauswachsen aus der Sucht illegaler Drogen. Selbstheilung, kontrollierter Gebrauch und therapiegestützter Ausstieg. Ein Resümee – Eine Zusammenfassung der ersten deutschen Studie zum Phänomenkreis eines autonom kontrollierten Gebrauchs illegalisierter Drogen wie Heroin und Kokain), Westfälische Wilhelms-Universität Münster, Institut für Soziologie/Sozialpädagogik i. G., Band 14 der INDRO-Buchreihe, Münster.
Wienberg, G. (2001): Auf dem Weg zur vergessenen Mehrheit: Innovative Konzepte für die Versorgung von Menschen mit Alkoholproblemen.

Need NO Speed – eine Initiative zur Drogenprävention in der Nordoberpfalz

Gerhard Krones

Einleitung

Need NO Speed ist eine grenzübergreifende Präventionsinitiative (Deutschland-Tschechien), in der verschiedene Organisationen, Verbände und Personen zusammenarbeiten. Need NO Speed versteht sich als zivilgesellschaftliche Initiative. Wir wollen die Auswirkungen, die die gesellschaftlichen Problemlagen auf die privaten Lebensbereiche haben, thematisieren und problemlösende Diskurse in der Öffentlichkeit verankern.

Seit 1.4.2016 begleitet Need NO Speed die »Präventionsstelle Need NO Speed«, derzeit in Trägerschaft des Bayerischen Jugendrings, im Rahmen der Fachaufsicht. Im bundesweiten Präventionswettbewerb »Innovative Suchtprävention vor Ort« erreichte Need NO Speed im Jahr 2016 einen zweiten Platz. In der Initiative haben sich ständig aktive Mitglieder (Stadt Weiden, Landkreise Neustadt und Tirschenreuth, Kreisjugendringe Neustadt und Tirschenreuth, Stadtjugendring Weiden, Suchtarbeitskreise Neustadt und Tirschenreuth, Fachambulanz der Caritas Weiden, Magisches Projekt Weiden sowie ppm Visual&Internet Weiden) und Kooperationspartner_innen (Lionsclub Goldene Straße Weiden i. d. OPf., Ostbayerische Technische Hochschule Amberg-Weiden, Tandem Regensburg und Pilsen, Landestheater Oberpfalz) verbündet und bringen unterschiedliche Ressourcen ein.

Grenzübergreifende Kooperation war von Beginn an in der Zusammenarbeit und dem Austausch mit Partner_innen aus Tschechien, die in den Bereichen Prävention, Beratung und Therapie tätig sind, bedeutsam. Einseitige Schuldzuweisungen sollten abgebaut und ein gemeinsames Lernen sollten ermöglicht werden.

Information von und Austausch mit Politiker_innen auf Bundes-, Landes- und kommunaler Ebene und Erarbeitung von Forderungen zur Verbesserung im Bereich Prävention und Frühintervention war und ist ein weiterer Schwerpunkt.

In einer Crystal-spezifischen Prävention soll fachlich fundiert und sachlich neutral über die Droge Crystal (und andere NPS), deren (Aus-)Wirkungen sowie über Beratungs- und Behandlungsmöglichkeiten informiert werden. Präventi-

onsmaßnahmen, vor allem im Kontext Schule mit Lehrer_innen, Eltern und Schüler_innen in interaktiver, dialogischer, zielgruppenorientierter Form sollen Entwicklungen im Netzwerk gleichzeitig anregen.
Multiplikator_innen im Bereich Prävention und Beratung, Jugendgruppenleiter_innen, Lehrer_innen, Psycholog_innen und (Sozial-)Pädagog_innen können in unseren Workshops drogenspezifische und kommunikative Kompetenz lernen.

Grenzübergreifende Zusammenarbeit

Seit dem Jahr 2013 wurden drei grenzübergreifende Fachdialoge (Austausch über die Lage in der Region, Präventionsstrukturen in Deutschland und Tschechien, Präventionskonzepte) mit jeweils ca. 70 Teilnehmer_innen in Kooperation mit Tandem Regensburg und Pilsen in Weiden und Pilsen durchgeführt. Parallel dazu wurden mehrere Treffen zum Austausch über Präventionsziele und -methoden durchgeführt. In den Jahren 2015 und 2016 fanden wechselseitig Hospitationen und Besuche in Beratungs- und Präventionseinrichtungen statt. Von tschechischer Seite waren als Organisator_innen CPPT Pilsen und Prevent 99 in Südböhmen beteiligt.

Präventionskontexte

Crystal-Konsum in Verbindung mit der sog. Partyszene scheint in unserer ländlichen Region eine untergeordnete Rolle zu spielen. Deshalb haben wir drei Kontexte als Schwerpunkt gewählt, die sich aus dem regionalen Bedarf ergeben:

- Kommunen mit Vereinen als Netzwerk für Erwachsene in ihrer Elternfunktion und für Jugendliche in Jugendverbänden.
- Schulen als den Ort, an dem Jugendliche wegen ihrer verpflichtenden Anwesenheit gut erreicht werden können.
- Eltern von drogenkonsumierenden Kindern und Jugendlichen als grenzübergreifendes Projekt: »Wenn sich nichts ändert, muss ich mich ändern!«

Konkrete Präventionsangebote

Interaktive Dialoge für Vereine und Jugendverbände

Auf Anfrage bieten wir Dialogrunden (Dauer: 2-3 Stunden) an. Von Beginn an entwickeln wir den Dialog, geleitet durch Fragen, die sich aus dem Teilnehmer_innenkreis heraus ergeben.

Zielsetzungen sind der Angstabbau bei Teilnehmer_innen durch sachgerechte Information über Drogen und das Thematisieren von »Mythen über Drogen«, das Erkennen von und Reagieren auf Drogenkonsum als Freund_in, Elternteil oder sonstige Bezugsperson. Kommunikationskompetenz im Kontakt zu Konsument_innen (»Gute/r Freund/in sein« in riskanten Situationen) soll gefördert und elterliche Autorität bestärkt werden. Rausch- und Risikobalance und »Gesellschaft als Hintergrund« von Drogenkonsum werden ebenfalls thematisiert.

Theaterprojekt mit dem Landestheater Oberpfalz: »Tanz den Rausch« und »Leben!Punkt – Sucht, was ist das?«

Das Landestheater Oberpfalz erarbeitete mit Jugendlichen zwei Stücke. In »Tanz den Rausch« drücken die Schauspieler_innen mit Musik und Tanz Rauscherleben aus. »Leben!Punkt – Sucht, was ist das?« zeigt typische Szenen aus dem Leben junger Menschen (Drogen, Handy, Mobbing) und Reaktionen der Umwelt auf »abhängige Menschen«. Die Schauspieler_innen wurden während ihrer Probenarbeit von Need NO Speed mit Reflexionsrunden zu ihrem Erleben während der Proben und ihrer persönlichen Lebenssituation begleitet. Nach den Aufführungen schlossen sich Dialogrunden mit Zuschauer_innen an, um das eigene Erleben als Reaktion auf das Theaterstück und offene Fragen zu thematisieren.

Theaterprojekt: »Dann habe ich NEIN gesagt!« – Verbindung von Theaterpädagogik und Prävention

Ausgangssituation

Crystal, Cannabis und sogenannte Legal Highs sind im unmittelbaren Umfeld von Schulen für Jugendliche verfügbar und werden bereits ab dem 14. Lebensjahr probiert. Erwachsene im Umfeld (Eltern, Lehrer_innen, Sozialpädagog_innen) reagieren aus der Sicht der von uns befragten Jugendlichen nicht effektiv bzw. schauen sogar darüber hinweg. Drogen und Drogenkonsum gehören aber zur Lebensrealität der Jugendlichen. Beratungseinrichtungen sind den Jugendlichen nicht ausreichend bekannt oder werden eher als Einrichtungen für Erwachsene gesehen. Bisherige Präventionsangebote, vor allem als einmalige, kurze Informationsveranstaltungen im Unterricht, werden von den Jugendlichen als wenig sinnvoll betrachtet. Die Illegalität des Kontaktes mit Drogen erschwert den Jugendlichen ferner den offenen, vertrauensvollen Austausch mit Erwachsenen. Ein Problembewusstsein besteht in der Regel nicht.

Projekt und Projektteilnehmer_innen

Theaterpädagogik und Prävention lassen sich aus mehreren Gründen in diesen Zusammenhängen gut verbinden. Im Projekt arbeiten Schüler_innen, die sich selbst anmelden und zum Teil »Drogenerfahrungen« mitbringen, eine Theaterpädagogin und Mitglieder von Need NO Speed zusammen. Jugendliche partizipieren am Projekt, indem sie selbst ein Theaterstück zum Themenfeld Drogen und jugendliche Lebenswelt unter Anleitung entwickeln. So lernen sie auf verschiedenen Ebenen als Beteiligte am Projekt für ihr Leben auf unterschiedliche Weise dazu.
Emotionen in den Rollen werden erlebt und reflektiert. Spielfreude setzt kreative Kräfte frei. Das Selbstwertgefühl steigt. Durch angeleitete Reflexion werden Einstellungen, Werte und Handlungsoptionen reflektiert. Handlungsstrategien zur Lösung von Problemsituationen werden entwickelt und in der Rolle handelnd umgesetzt und erfahrbar gemacht.
Die Zuschauer_innen durchleben durch Identifikation die Konfliktsituationen aus unterschiedlicher Perspektive und können diese durch nachfolgende Reflexionsangebote im Anschluss an die Vorstellung verarbeiten.

Begleitende Dialogrunden für die jugendlichen SchauspielerInnen und ihre Eltern

Die teilnehmenden Jugendlichen erleben im Rahmen der Sitzungen zur Stückentwicklung zusätzlich dialogische Gesprächsrunden, in denen sie ihre Fragen zu Inhalten des Theaterstücks und Erfahrungen damit in einem geschützten Raum erzählen und reflektieren können.
In den Dialogrunden mit den jugendlichen Schauspieler_innen lernen diese die Mitarbeiter_innen von Need NO Speed kennen, persönliche Fragen zu Drogenkonsum, Konsummotiven und Beratungsmöglichkeiten werden beantwortet. Über »Wie treffe ich Entscheidungen in konflikthaften Lebenssituationen (Kopf-/Bauchentscheidung, Reflexionspartner_innen)?« wird reflektiert. Das Thema »Gute/r-Freund/in-Sein in riskanten Situationen« und »Wer sind meine Freunde?« wird ausführlich aufgegriffen.
Die Dialogrunden mit den Eltern der jugendlichen Schauspieler_innen haben die persönlichen Anliegen der Eltern zum Inhalt.

Dialogrunden mit Zuschauern

Schüler_innen erhalten die Möglichkeit, das Theaterstück in der Gesamtheit als Bühnenwerk zu sehen. Von Need NO Speed sowie der Regionalen

Präventionsstelle Need NO Speed werden zur Nachbereitung im Rahmen des Unterrichts Dialogrunden angeboten.
Lehrer_innen, die das Theaterstück besuchen, machen wir auf unser nachhaltiges schulisches Präventionsprojekt (siehe unten) mit Schüler_innen, Eltern und Lehrer_innen aufmerksam.

Einjähriges Präventionsprojekt Schule

Zielgruppen sind hier Schüler_innen ab der 8. Klasse, Eltern und Bezugspersonen sowie Lehrer_innen. Drogen und Drogenkonsum sind möglicherweise noch kein Thema oder in einer Klasse zeigen sich als weitere Indikation bereits problematisches Verhalten und Verdacht auf Drogenkonsum.
In einem »Auftragsgespräch« mit Schulleitung und Klassenlehrer_innen tauschen wir uns über die Situation in der Klasse und der Schule aus, klären die Indikation, analysieren den konkreten Präventionsbedarf und unterzeichnen dann eine Kooperationsvereinbarung mit wechselseitigen Verpflichtungen.
Das Projekt besteht aus drei mehrstündigen Gruppenveranstaltungen mit der Klasse (Dialogrunden, Medienangebot, Erlebnispädagogik), einer Dialogrunde mit Eltern und einem pädagogischen Tag mit den Lehrer_innen.
Die Zufriedenheit mit dem Projekt wird parallel über Feedback-Bögen erfragt. Abschließend wird ein Auswertungsgespräch durchgeführt.

Grenzübergreifendes Elternwochenende: »Es muss sich etwas ändern, also muss ich mich ändern«

Background zum Hilfesystem und zur Familiensituation bei Drogenkonsum

Drogenhilfe konzentriert sich im Rahmen von Prävention und Beratung/Therapie bisher vorwiegend auf die Konsument_innen. Wenn man das Umfeld der Konsument_innen in Veränderungsprozesse nicht aktiv einbezieht, leiden weitere Menschen mit und es bleiben Veränderungsressourcen ungenutzt. Drogenkonsum hat eine Geschichte in einem Lebensumfeld. Das Umfeld, speziell die Familie, leidet unter den Auswirkungen mit. Das Problem wird zunächst meist nicht bemerkt. Wenn der Konsum wahrgenommen wird, reagieren die Eltern meist panisch, machen sich aber auch selbst Vorwürfe. Gleichzeitig glaubt man Versprechungen der Kinder, der Konsum sei nicht problematisch bzw. man konsumiere ab jetzt nicht mehr. Schließlich gestehen sich die Eltern die Ernsthaftigkeit des Problems ein, verhalten sich aber bei dem Versuch der Problemlösung oft konträr und sind damit kontraproduktiv bzw. führen nicht zum Erfolg.

Die Eltern beschuldigen sich wechselseitig und dann wieder gemeinsam den Jugendlichen. Scham und Schuldgefühle dominieren. Die Familienmitglieder gehen auf Distanz. Es kommt zum »Rauswurf« des Jugendlichen. Resignation und Hoffnungslosigkeit machen sich breit. »Ungesunde« Familienrollen etablieren sich. Man hofft, dass sich die Konsument_innen irgendwann ändern. Zwischenzeitlich werden Beratungseinrichtungen nicht mehr als unterstützend erlebt. Zeit verstreicht und das Problem chronifiziert.

Das Projekt

Dieses Elternprojekt wurde inhaltlich von Gerhard Krones, Need NO Speed, konzipiert. Unterstützung bei der Durchführung im Jahr 2016 leisteten Tomas Brejcha, Prevent 99 (CZ), Katherina Vickers (CZ), Präventionsstelle Need NO Speed, Lionsclub Goldene Straße Weiden i. d. Opf. und die Bayerische Repräsentanz in Prag. Die Finanzierungsgrundlage der Veranstaltung bildete ein Kooperationsvertrag mit dem Lionsclub Goldene Straße Weiden und Need NO Speed, ferner eine großzügige finanzielle Unterstützung durch Euregio Egrensis. Die Veranstaltung fand über drei Tage in einem regionalen Hotel statt. Teilnehmer_innen waren Eltern drogenkonsumierender Kinder aus Tschechien und der nördlichen Oberpfalz. Die Maßnahme war für die Eltern komplett kostenfrei. Zwei Dolmetscherinnen standen für Simultanübersetzung zur Verfügung.

Zielsetzung des Elternwochenendes

Deutsche und tschechische Familien begegnen sich als »Nachbar_innen« und erleben wie Eltern diesseits und jenseits der Grenze ähnlich leiden. Vorurteile und Schuldzuweisungen bezüglich der Crystal-Problematik in der Grenzregion sollen abgebaut werden.

Die Eltern lernen darüber hinaus, dass sie über Kompetenzen verfügen, aber früher Gelerntes und anfänglich Gekonntes nicht weiterentwickelt haben und kaum an neue Bedingungen und Entwicklungsaufgaben der Familien (vom Kind zu Jugendlichen) adaptierten.

Familien werden aus Angst/Lähmung und Hilflosigkeit/Ohnmacht gefolgt von Verzweiflung herausbegleitet, wenn Hoffnung aufgebaut und die Familiensituation verstanden wird. Die Notwendigkeit einer autoritativen elterlichen Haltung (Konzept »Neue Autorität«) wird vermittelt, damit Eltern konsequent Orientierung geben (»Freiheit in Grenzen«) und gleichzeitig liebevoll, respektvoll und wertschätzend reagieren. Besonders fokussieren wir darauf, dass Eltern sich selbst wieder liebevoll und wertschätzend in den Blick nehmen und eigene Lebensziele entwickeln (Selbstfürsorge).

All dies geschieht in einer Wohlfühlatmosphäre (Rundumversorgung im Hotel) mit Gruppenarbeit, Einzelgesprächen und selbstorganisiertem Austausch der Teilnehmer_innen.

Ausblick

Need NO Speed beachtet im Bereich Prävention weiterhin folgende Aspekte:

- **Regionalisierung**: Prävention orientiert an den Bedürfnissen der Menschen in der Region.
- **Zielgruppenorientierung**: Prävention richtet sich nach den konkreten Konsum- und Lebensmustern der Menschen, die angesprochen werden sollen.
- **Dialogorientierung**: Beziehungsaufbau und Zuhören ist eine wichtige Voraussetzung für gelingende Präventionsarbeit; reine Informationsvermittlung ist nicht zielführend.
- **Netzwerkorientierung**: Ganzheitliche Präventionsansätze nehmen nicht nur die Jugendlichen bzw. die Konsument_innen selbst in den Blick, sondern streben auch die Mitentwicklung der Umgebung und der Bezugspersonen an (z. B. Eltern, Schule).
- **Finanzierung**: Prävention muss ausreichend finanziert und personell ausgestattet werden.
- **Evaluierung**: Präventionsprojekte müssen evaluiert werden. Das Gesamtprojekt Need NO Speed und die regionale Präventionsstelle sollen wissenschaftlich begleitet und evaluiert werden. Hierzu ist es erforderlich, dass eine Kooperation mit einer Universität oder Hochschule eingegangen wird. Bisher scheitert dies an der Finanzierung.

Spotting. Ein alpinsportliches, selektives Präventionsprojekt für junge (Risiko-)Konsumierende von NPS und ATS[1]

David Röhlinger, Martin Kießling

»Spotting« – ein Projekt der mudra Drogenhilfe e.V. in Nürnberg

Die Rahmenbedingungen für das Bundesmodellprojekt »Spotting« ergeben sich in erster Linie durch die Trägerschaft der mudra – Alternative Jugend- und Drogenhilfe e.V. in Nürnberg. Seit 1980 hält mudra als anerkannter Träger ein breites Netz von Drogen- und Suchthilfeangeboten bereit. Generalziel der mudra ist es, Menschen mit Sucht- und Drogenproblemen auf dem Weg in ein gelingendes, selbstbestimmtes und zufriedenes Leben zu begleiten. Grundsätzlich arbeitet mudra akzeptanzorientiert.

Für die Durchführung von bzw. den Zugang zu »Spotting« relevant sind hier insbesondere die Arbeitsbereiche »Niedrigschwellige Hilfe und Beratung« (Beratungszentrum und enterprise – eine gesonderte Beratungsstelle für KonsumentInnen von Party- und Trenddrogen bis 21 Jahre) und »Ambulante Behandlung« (Betreutes Einzelwohnen und ambulante Therapie).

»Spotting« reiht sich ein in eine Tradition innovativer Projekte, die mudra auf den Weg brachte um besonderen Herausforderungen der Drogenhilfe und neuen Problemlagen – etwa dem vermehrten Auftreten von Crystal Meth im süddeutschen Raum – gerecht zu werden. Anstoß und Erfahrungsgrundstock von »Spotting« war das Projekt »Über den Berg«, aus welchem der Mountain Activity Club e.V. hervorging. Beide werden zum besseren Verständnis der vorliegenden Projektdarstellung im Folgenden kurz dargestellt.

»Über den Berg«

Das Projekt »Über den Berg«, initiiert und geleitet von Norbert Wittmann (Dipl.-Soz.päd. (FH), Alpiner Wanderleiter DAV), fand von 2007 bis 2013 im zweijährigen Zyklus statt. Der Projektname ist dabei als Metapher und Programm zugleich zu verstehen: Als Kern des Projekts bewältigen Drogenabhängige eine Alpenüberquerung zu Fuß von Oberstdorf nach Meran, auf einem Teilabschnitt des Fernwanderweges E5: 110 Kilometer und 11.000 Höhenmeter (auf und ab) in

---

[1] Gefördert durch das Bundesministerium für Gesundheit.

alpinem Gelände, innerhalb von sieben Tagen und mit 10 Kilogramm Gepäck, bilden die Herausforderung, die es für die Teilnehmer_innen zu überwinden gilt. Ziel des Projekts ist nicht die Drogenabstinenz durch die intensive Auseinandersetzung mit Sucht- und Konsumverhalten der Teilnehmer_innen, sondern die Initiierung einer persönlichen Entwicklung auf Basis von positivem und ganzheitlichem Erleben hin zu einer intrinsischen Veränderungs- und Ausstiegsbereitschaft. An Stelle einer problem- und defizitorientierten Arbeitsweise rücken die Thematisierung und das Erleben von eigenen Potenzialen. Lebenslust und -freude überwiegen die Ohnmachts- und Opfermentalität, Selbstwirksamkeit soll erfahrbar werden – »Vom Leben begeistern, statt von Sucht bekehren!«

Die eigentliche Alpenüberquerung wird umrahmt von einer sechsmonatigen Vorbereitungszeit (Konsumstabilisierung, Gruppenentwicklung, Lauftraining, ...) und einer bis zu zwölfmonatigen Nachbereitungsphase (individuelle Begleitung der Erlebnisse zu Handlungsbereitschaft). Wie später bei »Spotting« waren zentrale methodische Mittel das gemeinsame, »echte«, intensive Erleben, das Spüren und Überwinden von Grenzen sowie (alpine) Naturerfahrungen.

Zunächst ausschließlich für Opiatabhängige konzipiert, wurde »Über den Berg« 2013 erstmals erfolgreich mit Methamphetaminkonsument_innen durchgeführt. Vier der Teilnehmer_innen dieser Staffel waren spätere Gründungsmitglieder des Mountain Activity Club e.V. (Kießling 2014).

Mountain Activity Club e.V.

Der Mountain Activity Club e.V. (M.A.C.) ist ein im Frühjahr 2015 gegründeter, gemeinnütziger Verein für Drogenprävention und Peerarbeit. Neben den vier erwähnten »Über den Berg«-Teilnehmer_innen, die dem Alpinsport treu blieben und zu diesem Zeitpunkt bereits über mehrere Jahre clean waren, zählen zu den Gründungsmitgliedern Sozialarbeitende und kletterbegeisterte Menschen ohne eigene Drogenerfahrung, welche sich nicht an den Drogenbiographien, z.B. den Therapie- und Hafterfahrungen, ihrer Kletterpartner_innen stören und so eine vorurteilsfreie Inklusion ermöglichen. Der M.A.C. hat das Ziel, Menschen mit aktueller Drogenproblematik einzubinden. So wurde schon vor der Vereinsgründung ein wöchentliches Bouldertraining angeboten, um im Rahmen der Selbsthilfe alternatives, drogenfreies Erleben zu bieten – Klettern statt Drogen.

Im Projekt »Spotting« – welches momentan als Kooperation zwischen mudra e.V. und Mountain Activity Club e.V. läuft – fungieren die Ex-User unter den M.A.C.-Mitgliedern als Peers. Der Begriff »Peer« wird im Kontext von »Spotting« schlicht als »Person mit ähnlichem Hintergrund (hier: Drogen- bzw. Suchtbiographie) und gleicher Altersgruppe« verwendet. Also diejenigen, die Ähnliches erlebt haben wie die »Spotting«-Teilnehmer_innen und z.T. auch heute noch die Nachwirkungen von Sucht und Straffälligkeit spüren.

Ebenso bereichert die Mitwirkung von drogenbiographisch nicht vorbelasteten, nicht-professionellen Menschen das Angebot: Teilnehmer_innen werden nicht auf ihren aktuellen oder zurückliegenden Drogenkonsum reduziert, es geschieht ein Austausch über »ganz normale« Anliegen und Probleme – für die Teilnehmer_innen ein wichtiger Schritt zurück in die Gesellschaft.

Mudra e.V. und Mountain Activity Club e.V. schöpfen im Projekt »Spotting« damit die Potenziale aus, die durch ein Zusammenwirken von professioneller Drogenhilfe und ehrenamtlicher Selbsthilfe zur Verfügung stehen.

»Spotting«

Der Begriff »Spotting« stammt aus dem Klettersport und bezeichnet eine vor allem beim Bouldern eingesetzte Sicherungstechnik: Der »Spotter« steht hinter bzw. unter dem/der Kletternden mit erhobenen Armen bereit, um bei einen Absturz ein unkontrolliertes Fallen zu verhindern und eine kontrollierte Landung auf der Weichbodenmatte/Crashpad zu ermöglichen.

Als selektives Präventionsprojekt für junge Risikokonsument_innen von neuen psychoaktiven sowie amphetamintypischen Substanzen ist der Begriff »Spotting« metaphorisch zu verstehen. Sicher abgefangen werden soll der Absturz in dauerhaften Konsum, drohende Abhängigkeit und Illegalität.

Verbindendes Medium und gemeinsames Abenteuer ist dabei der Klettersport in verschiedensten Spielarten: vom wöchentlichen Bouldern bis zur alpinen Klettertour werden den Teilnehmer_innen Erlebniswelten nahe gebracht, die unendliches Potenzial für Kick- und Grenzerfahrungen bergen (mudra 2015).

Konzeption

Das Projekt startete am 1.3.2015 als Bundesmodellprojekt und war vorerst auf eine Laufzeit von einem Jahr begrenzt – im weiteren Verlauf wurde die Förderung des Bundesministeriums für Gesundheit um ein weiteres Jahr verlängert. Nach gegenwärtigem Wissensstand endet die Förderung des Projekts durch das Ministerium am 30.4.2017.

Aufgabenteilung

Die Kletternden der Spottinggemeinschaft bestehen im Wesentlichen aus Teilnehmer_innen, Peers bzw. (ehrenamtlichen) M.A.C.-Mitgliedern, als auch der sozialpädagogischen Begleitung.

Der sozialpädagogischen Begleitung kommen in erster Linie administrative Aufgaben zu. Die Kommunikation zwischen Peers/M.A.C. und mudra, als auch der Kontakt zu den Klient_innen. Der Kontakt zu neuen Klient_innen besteht in aller Regel aus einem Clearing Gespräch außerhalb der Boulderhalle, bei welchem es einerseits um ein Vorstellen des Projekts, als auch um ein gegenseitiges Kennenlernen geht. Weiter kann dabei herausgefunden werden, ob evtl. Kontraindikationen vorliegen bzw. das Projekt aus anderen Gründen für den/die Klient_in ungeeignet ist. Zusätzlich besteht die Möglichkeit für den/die Klient_in kostenlose Leihkletterschuhe anzuprobieren und so Leihgebühren im Café Kraft[2] zu sparen.

Aufgabe der Peers ist es, den/die Klient_in in der Gruppe aufzunehmen und willkommen zu heißen um damit eine für ihn/sie angenehme Atmosphäre zu schaffen – um so kein pädagogisch/therapeutisches und somit eher hochschwelliges und ggf. abschreckenden Setting entstehen zu lassen. Eine weitere Aufgabe der Peers ist es, als authentisches Vorbild zu fungieren. Die meisten Teilnehmer_innen von »Spotting« haben die ernsthafte Absicht, ihrem Leben bzw. ihrem Konsum eine Wendung zu geben und profitieren daher von dem Kontakt zu offenen Personen, welche den von ihnen anvisierten Weg bereits erfolgreich begangen haben. Hier können die Peers den Teilnehmer_innen wertvolle und authentische Tipps geben. Schlussendlich kommt den Peers auch die Aufgabe eines Coaches zu. Dieses Coaching bezieht sich einerseits auf die sportlichen Boulderprobleme – aber auch auf Herausforderungen welche den Klient_innen im Alltag begegnen.

Nicht zuletzt, werden immer wieder Klient_innen durch die Peers auf »Spotting« aufmerksam (gemacht) und finden den Weg zum Projekt über diese. Dies geschieht teils gezielt, durch die von den M.A.C.-Mitgliedern übernommenen Aufgaben im Bereich der Präventionsarbeit, teils »zufällig«, etwa durch geteilte Social Media Beiträge.

---

2 Boulderhalle in Nürnberg und Kooperationspartner von »Spotting«.

Anspruch von »Spotting«

»Spotting« ist ein jungendspezifisches Präventionsprojekt für (Risiko) Konsumierende von Crystal Meth bzw. ATS und NPS. Studien haben ergeben, dass gerade Projekte der selektiven Prävention drei wichtige Kriterien erfüllen müssen.

Zu diesen zählen sowohl Glaubwürdigkeit und Passgenauigkeit als auch die Vermeidung von Stigmatisierung (Milin 2014). »Spotting« erreicht diese wichtigen Kriterien folgendermaßen:

Dadurch, dass die Peers persönliche Erfahrungen mit Drogen haben, und einige von ihnen die vielen Facetten des Drogenkonsums – bis hin zu Haft- bzw. Therapieaufenthalt – am eigenen Leib erfahren haben, werden die Unterhaltungen zwischen Teilnehmer_innen und Peers sehr authentisch und glaubwürdig. Ebenso können die ehrenamtlichen M.A.C. Mitglieder – von denen viele keine Drogenbiographie haben – ihre Meinungen als Außenstehende äußern, bzw. Wissen und Erfahrung aus völlig anderen Bereichen beisteuern und damit als authentische Alltagscoaches fungieren.

Eine hohe Passgenauigkeit erreicht »Spotting« durch die Kombination mit einer Trend-/aber auch Outdoorsportart. Damit liegt »Spotting« gleich zweimal im Trend. Während Outdoorsport generell so beliebt ist, wie schon lange nicht mehr und Hersteller von Outdoorartikeln regelmäßig neue Verkaufsrekorde aufstellen, hat sich auch das Bouldern als ernstzunehmende und eigenständige Sportart entwickelt, welche gerade unter Jugendlichen und jungen Erwachsenen extrem beliebt ist. Der Charakter des Angebots, der offen lässt, ob die Teilnehmer_innen »nur« zum Bouldern kommen oder ob sie ein (informelles) Beratungsgespräch suchen, erhöht die Kompatibilität von »Spotting« mit den verschiedenen Klient_innen in unterschiedlichsten Lebenslagen zusätzlich.

Als letztes ist die Vermeidung von Stigmatisierung ein wichtiges Kriterium für ein erfolgreiches Angebot. Dies wird bei »Spotting« vor allem durch die gemischte Gruppe aus Peers, Sozialarbeitenden und ehrenamtlichen M.A.C.-Mitgliedern erreicht. Für die Klient_innen ist auf den ersten Blick nicht ersichtlich, wer Klient_in bzw. M.A.C.-Mitglied mit bzw. ohne eigene Drogenerfahrungen ist. Dadurch entsteht eine Gruppe, die in erster Linie eines verbindet – der Sport. Generell sind meiner persönlichen Ansicht nach Kletterer bzw. Boulderer im Allgemeinen häufig grundsätzlich offene und vorurteilsfreie Personen – vorausgesetzt die Begeisterung für den Sport wird geteilt.

»Hier werde ich halt ernst genommen. Hier komme ich hin und die Leute sehen mir das gleich an, wenn es mir scheiße geht, die sagen dann, »ei komm, gehen wir mal eine rauchen. Was ist los?«, vor allem wenn man halt außerhalb nicht so die Unterstützung hat. Du bist hier nicht der Drogensüchtige mit dem Stempel auf dem Kopf.« (Aussage einer/eines Teilnehmenden, Schwan et al. 2016)

Projektziele

»Spotting« als Projekt der selektiven Prävention zielt in erster Linie darauf ab, der Entwicklung einer manifestierten Drogenproblematik entgegenzuwirken. Dazu soll den Klient_innen unter anderem eine alternative und drogenfreie Freizeitgestaltung gezeigt werden. Dabei erlernen sie zusätzlich den Umgang mit Erfolg/Misserfolg und können Selbstwirksamkeit erfahren und so ihre Selbstsicherheit steigern. Ein Aspekt, der immer wieder von Klient_innen bzw. Peers gezeigt wird, und der das Bouldern als Sportart besonders geeignet erschein lässt, ist die Möglichkeit echte Kick- und Grenzerfahrungen zu erleben, bei denen das gute Gefühl bestehen bleibt und nicht früher oder später dem Kater weicht.

Den Klient_innen soll die Möglichkeit gegeben werden, sich in eine Szene zu integrieren in welcher sie nicht in erster Linie Drogenkonsument_in sind. »Spotting« bietet ihnen eine Ersatzszene, in welcher aber sehr wohl auch das Thema »Droge und Drogenkonsum« behandelt werden kann, ohne Stigmatisierung zu erfahren.

Angebote

Im Rahmen von »Spotting« werden unterschiedliche Unternehmungen angeboten. Diese lassen sich grob in drei Kategorien einordnen. Die Angebote sind nicht zwingend aufeinander aufbauend, stellen aber gerade im Hinblick auf die zentrale Regel der Nüchternheit während der Aktionen mehr oder weniger große Herausforderungen für die Teilnehmer_innen dar.

Anders als andere Projekte, ist »Spotting« als fortlaufendes Projekt konzipiert. Damit ist gemeint, dass nicht eine festgelegte Gruppe ein konkretes Programm durchläuft und abschließt. Bei »Spotting« wird immer für die gerade Anwesenden bedürfnisorientiert gearbeitet.

Café Kraft

Das Bouldertraining im Café Kraft ist der integrale Bestandteil des Projekts. Zweimal wöchentlich findet ein offenes Bouldertraining statt. Dabei können neue Teilnehmer_innen die Sportart, die Boulderhalle ggf. andere Klient_innen als auch die anwesenden Peers kennen lernen. Bereits erfahrenere Teilnehmer_innen haben dagegen die Möglichkeit sich mit andern Peers, Teilnehmer_innen bzw. M.A.C.-Mitgliedern über sportliche aber auch alltägliche Themen bzw. Probleme miteinander auszutauschen und neue soziale Kontakte – außerhalb einschlägiger Szenen – zu knüpfen.

Besonders geeignet ist das Bouldern für solch ein niedrigschwelliges Angebot, da nicht wie beim Klettern zuerst aufwendige und komplexe Sicherungstechniken erlernt werden müssen. Die subjektive Gefahr ist beim Bouldern sehr gering, da nur in geringer Höhe (max. ca. zwei bis zweieinhalb Meter Tritthöhe) geklettert wird. Auch objektiv betrachtet ist die Gefahr von (schweren) Verletzungen beim Bouldern minimal. Ein weiterer Aspekt, der das Bouldern als einstieggeeigneter als das Klettern erscheinen lässt, ist der geringe Materialeinsatz. Während beim Klettern Gurte, Seile, Karabiner und Sicherungsgeräte zum Einsatz kommen besteht eine minimalistische Boulderausrüstung aus lediglich einem Paar spezieller Kletterschuhe. Folglich ist das Bouldern auch deutlich weniger kostenintensiv.

Klettern an künstlichen Wänden (Bouldern und Sportklettern) ist perfekt und individuell »dosierbar« (Zajetz 2015). Darunter ist zu verstehen, dass in einer Kletter-/Boulderhalle für jeden erdenklichen Trainingszustand (sowohl aus körperlicher als auch psychischer Sicht) auf engstem Raum Kletterrouten vorhanden sind. Daher können sowohl Anfänger, Fortgeschrittene aber auch »Alte Hasen« in direkter Nachbarschaft zueinander trainieren und sich gegenseitig Tipps geben, sich anfeuern und Erfolge der Anderen würdigen. Gerade beim Bouldern geben erfahrungsgemäß die Zurufe der unten Stehenden das letzte bisschen Kraft, das zu einer erfolgreichen Begehung einer Route am persönlichen Limit nötig ist.

Beim regelmäßigen Bouldertraining haben die Teilnehmer_innen die Möglichkeit, echte – nicht drogeninduzierte – Kicks zu erleben aber auch den gesunden Umgang mit Erfolg und Misserfolg zu üben.

Da alle im weiteren beschriebenen Angebote von »Spotting« höhere Ansprüche an das Verantwortungsbewusstsein, die Zuverlässigkeit und auch das Konsumverhalten der Klient_innen stellen, dient das Bouldertraining auch dazu, die Teilnehmer_innen besser kennen zu lernen, und deren »Tauglichkeit« bzw. Motivation im Hinblick auf Outdoor- bzw. Seilkletteraktionen und »Clean Climbing Camps« einzuschätzen.

Outdoorklettern/Sportklettern

Gerade im Frühling, Sommer und Herbst bietet das Nürnberger Umland mit der Fränkischen Schweiz den idealen »Spielplatz« für kletteraffine Menschen. Die Fränkische Schweiz ist eines der bekanntesten und größten deutschen Klettergebiete in dem aus sportlicher Sicht bereits mehrfach Kletterschichte geschrieben wurde. Sei es die Erfindung des sog. Rotpunktkletterns durch Kurt Albert oder die Erstbegehung der weltweit ersten Route im elften Schwierigkeitsgrad – »Action Directe« – durch Wolfgang Güllich.

Zusammen mit den Mitgliedern des M.A.C. und den Peers finden von Frühling bis Herbst regelmäßige Outdoortage statt. Dabei kann sowohl das Bouldern als auch das Seilklettern am Fels auf dem Programm stehen. Im Winter – oder bei schlechten Witterungsbedingungen – stehen außerdem Kletterhallen in Nürnberg und Umgebung zur Auswahl.

Das Seilklettern ist ein wesentlich ernsthafterer Sport als das Bouldern. Auch wenn das Seilklettern an Kunstwänden – vorausgesetzt die Sicherungstechniken werden beherrscht – als sicherer Sport gilt, so ist die subjektive Wahrnehmung meistens eine andere. Im Gegenzug bietet das Seilklettern aber auch für die meisten Menschen größere Herausforderungen. Gerade dem Seilklettern werden daher sowohl verschiedenste erlebnispädagogische als auch -therapeutische Eigenschaften nachgesagt. Ein ganz wesentlicher Punkt, den die Teilnehmer_innen dabei hautnah erleben können, lässt sich etwa unter dem Stichwort »Vertrauen« zusammenfassen. Wer sich in zwölf Metern Höhe mit schwitzenden Fingern an kleinen Griffen und Tritten hält, spürt, was es heißt, sich auf jemanden zu verlassen bzw. jemandem zu vertrauen. Dem/der Sichernden muss Vertrauen entgegengebracht werden. Diese/r steht über das Seil in direkter Verbindung zum/zur Kletternden und hält dessen Leben buchstäblich »in der Hand«. Daher kann auch das Seilende der/des Sichernden eine eindrucksvolle Erfahrung bieten.

Clean Climbing Camps

Für den/die kletternde/n Leser_in sei an dieser Stelle angemerkt, dass sich das »clean climbing« nicht auf die Verwendung von mobilen Sicherungsmitteln bezieht, sondern auf die Abstinenz von Substanzen (sowohl legale als auch illegale) – ausgenommen davon war in der Vergangenheit lediglich Tabak und ggf. notwendige Substitute.

In der nun mehr fast zweijährigen Laufzeit von »Spotting« fanden bereits vier dieser Clean Climbing Camps statt. Die Reise ging dabei zweimal ins österreichische Ötztal und zweimal ins französische Fontainbleau.

Beide Orte boten den Teilnehmer_innen einmalige Erfahrungen und Erlebnisse. Der Wald von Fontainbleau ist europaweit – wenn nicht sogar weltweit – das bekannteste Bouldergebiet überhaupt. Nicht nur die Tatsache, dass die (leider weitgehend undokumentierten) geschichtlichen Wurzeln des Bouldersports in Fontainbleau vermutet werden, auch die malerische Kulisse der wie zufällig auf weißem Sand verteilten Sandsteinformationen machen ´Bleau zu einem echten Pilgerort für Boulderbegeisterte. Ebenso besondere – wenn auch andere Herausforderungen – bietet das Ötztal mit seiner Alpinen Kulisse. Die Highlights neben den bestens abgesicherten Sportkletterrouten bieten Klettersteige und Wanderungen mit atemberaubender Aussicht.

Durch die Teilnahme an den Clean Climbing Camps bzw. den Outdoortagen werden die Teilnehmer_innen nicht selten ein fester Bestandteil der Gruppe und finden ebenso einen Weg, die Schönheit der Natur wieder für sich zu entdecken.

> »Ich war am Wochenende mit der Gruppe in der Fränkischen Schweiz und habe das erste Mal wieder Natur gesehen und habe gemerkt, wie geil das eigentlich ist und es lohnt sich halt jetzt und gehe auch viel raus und wenn es nur spazieren ist«.

> »Wenn ich das Verlangen nun habe gehe ich raus und gehe spazieren, ich habe ein ganz anderes Empfinden zum Sport gekriegt, ich war vorher sehr faul und habe auch 20kg mehr gewogen.« (Aussage einer/eines Teilnehmenden, Schwan et al. 2016)

Teilweise setzt bereits die Ankündigung eines Camps und die Option für die Teilnehmer_innen an der Fahrt teilzunehmen ungeheure Energie und Motivation frei. So haben es in der Vergangenheit Klient_innen immer wieder geschafft ihren Konsum bis hin zur Abstinenz zu reduzieren damit sie am Camp teilnehmen konnten. Die Erfahrung, eine Woche nüchtern und dennoch intensiv zu leben, unterstützt häufig den Willen auch nach dem Camp abstinent bzw. mit reduziertem Konsum zu leben.

Zugangswege für Teilnehmer_innen

Der Großteil der »Spotting«-Teilnehmer_innen wird von Kolleg_innen innerhalb der mudra Beratungsstelle vermittelt. Eine dahingehende Auswertung im Zwischenbericht der Otto-Friedrich-Universität Bamberg ergab, dass für den Monat Juni 2016 9 von 16 aktiven Teilnehmer_innen über die mudra Beratungsstelle bzw. über die mudra Beratungsstelle für Jugendliche »enterprise« vermittelt wurden. Weitere drei Teilnehmer_innen wurden durch die Peers auf das Angebot aufmerksam. Ebenso finden sich Selbstmelder_innen unter den Teilnehmer_innen, welche über Literatur bzw. Social Media auf das Projekt aufmerksam wurden.

Voraussetzungen an die Teilnehmer_innen

Das Projekt richtet sich vorrangig an junge (Risiko)KonsumentInnen von neuen psychoaktiven sowie amphetamintypischen Substanzen (NPS bzw. ATS). Der Begriff »jung« ist in diesem Zusammenhang jedoch nicht näher definiert, sondern lässt sich eher auf die Attraktivität des Boulderns/Kletterns speziell für junge Menschen zurückführen[3]. Ebenso ist der Konsum anderer Substanzen kein Ausschlusskriterium. Wichtig dagegen ist, dass bei den Teilnehmer_innen noch keine manifestierte Abhängigkeit vorliegt, damit diese die Möglichkeit haben, zu den Aktionen nüchtern zu erscheinen. Diese Bedingung stellt das einzige KO-Kriterium dar, und ist nicht nur für die Boulderabende im »Café Kraft« Voraussetzung. Ebenso relevant ist diese Regel um an Outdoortagen und den Clean Climbing Camps teilzunehmen. Ebenso sollten keine akuten Psychosen bei den Teilnehmer_innen vorliegen. Letztlich entscheidet über die Möglichkeit am Projekt teilzunehmen ein persönliches Clearinggespräch und die jeweilige Einzelfallentscheidung.

Zwischenauswertung

Die folgende Zwischenauswertung bezieht sich sowohl auf die rein statistischen Teilnehmer_innenzahlen als auch auf die Ergebnisse aus dem Zwischenbericht der wissenschaftlichen Begleitung des Projekts durch die Otto-Friedrich-Universität in Bamberg.

Empirische Auswertung

Aus der Auswertung der Teilnehmer_innenzahlen bzw. der Anzahl der Teilnahmen ergeben sich folgende Zahlen.

3 Einer Studie des DAV zufolge sind 60 Prozent aller Kletteranfänger zwischen zwölf und 20 Jahren, 20-39 jährige Kletterer wurden als die am dauerhaftesten aktive Gruppe identifiziert (DAV o.J.).

Bisher fanden in der Boulderhalle seit dem Start des Projekts 147 Bouldertrainings statt. An diesen Terminen ergaben sich bisher 402 Teilnahmen durch 58 verschiedene Teilnehmer_innen. Damit beträgt die durchschnittliche Teilnehmer_innenzahl 2,75 Teilnehmer_innen pro Monat pro Bouldertraining. Betrachtet man, wie häufig einzelne Teilnehmer_innen am Bouldertraining teilgenommen haben, ergeben sich folgende Zahlen:

Teilnahmehäufigkeit einzelner TeilnehmerInnen

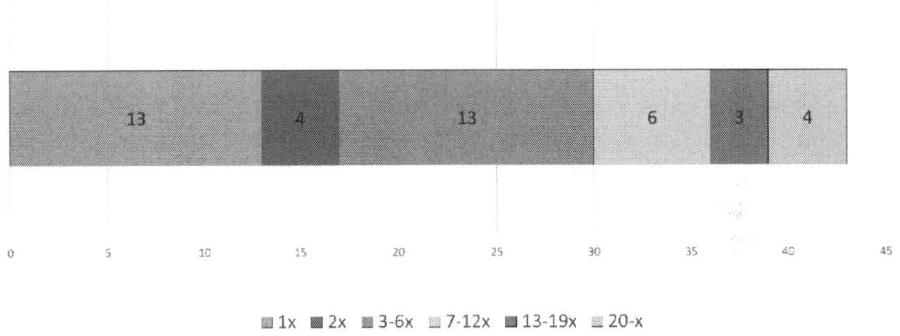

Dabei beziehen sich die Zahlen der oben stehenden Grafik nur auf das erste Projektjahr, also den Zeitraum von März 2015 bis April 2016. Weiter ist anzumerken, dass etwa zwei der Teilnehmer_innen mit 20 und mehr Teilnahmen im Laufe des ersten Projektjahrs aus der Rechnung »heraus fielen« da sie das Projekt von nun an als Peers begleiteten. Ebenfalls ist die große Zahl der Einmalkontakte zu relativieren, da drei der Einmalkontakte im ersten Projektjahr weiterhin am Projekt teilnahmen. Die bisherige Zahl der tatsächlichen Einmalkontakte beläuft sich für den gesamten Projektverlauf auf 15 bei einer gesamt Teilnehmer_innenzahl von 58 Personen (Stand Oktober 2016).

Ergebnisse der wissenschaftlichen Auswertung

Die Ergebnisse der wissenschaftlichen Begleitung der Universität Bamberg unter der Leitung von Prof. Dr. Jörg Wolstein stützen sich zum einen auf Fragebögen, welche im Zeitraum von Juni 2015 und Juli 2016 zu verschiedenen Zeitpunkten für einen Prä-/Postvergleich erhoben wurden, auf halbstrukturierte Interviews mit Peers, Teilnehmer_innen als auch Mitarbeiter_innen von mudra sowie der Projektleitung. Zusätzlich wurden teilnehmende Beobachtungen während des regelmäßigen Bouldertrainings durchgeführt.

Durch die Auswertung der Fragebögen bzw. der Interviews kam die Wissenschaftliche Begleitung der Universität Bamberg zu folgenden Ergebnissen:

Unter andrem ergab sich eine signifikante Veränderung beim Umgang mit Frusterlebnissen. So gaben die Teilnehmer_innen und Peers an, dass sie sich bei Frusterlebnissen und Misserfolgen weniger schnell aus der Ruhe bringen lassen würden bzw. niedergeschlagen wären. Ebenso wurde angegeben, dass die Charakteristik des Boulderns dazu geeignet sei, den Umgang mit Frusterlebnissen besonders zu schulen (Schwan et al. 2016).

Eine weitere signifikante Veränderung betrifft die Selbstwirksamkeit der Teilnehmer_innen bzw. Peers:

> »Die Teilnehmenden und Peers scheinen sich in schwierigen Situationen eher auf ihre Fähigkeiten verlassen zu können, die meisten Probleme zunehmend aus eigener Kraft gut meistern zu können und anstrengende Aufgaben eher lösen zu können.« (ebd.).

Dies deckt sich mit den Quellen der Selbstwirksamkeit nach Bandura (1997), welche wie auf das Bouldern zugeschnitten wirken. Demnach liegen die Quellen der Selbstwirksamkeit in eigener Erfahrung, in stellvertretender Erfahrung (die Beobachtung anderer), in verbaler Verstärkung und auch in affektiven und physiologischen Umständen (ebd.). Diese vier Elemente sind bei jedem Bouldertraining zu beobachten: Beobachten von anderen Teilnehmer_innen und Kletterhallenbesucher_innen, eigene Erfolgserlebnisse, die motivierenden Zurufe der untenstehenden Kletter_innen als auch das Spüren des eigenen Körpers bzw. das Glücksgefühl am Top einer Route.

In Bezug auf das Konsumverhalten ergab sich aus dem Prä-/Postvergleich, dass alle am Vergleich teilnehmenden Personen, die zum Zeitpunkt der Erstbefragung angaben, clean zu sein, ihre Abstinenz auch zum Zeitpunkt der zweiten Befragung bestätigten. Eine besonders starke Konsumabnahme lässt sich zwischen den Zeitpunkten eins und zwei beim Cannabiskonsum feststellen (ebd.).

Ausblick

Innerhalb der mittlerweile 1 ½-jähigen Laufzeit konnte sich »Spotting« als anerkanntes und positiv wahrgenommenes Projekt etablieren, das als ambulanter Baustein neue Möglichkeiten in der Arbeit mit Konsument_innen eröffnet und bestehende Angebote ergänzt. Der Nutzen für Klient_innen und Peers ist unübersehbar. Ebenso befinden alle Beteiligten und Vermittler_innen

»Spotting« als einen Zugewinn. Die Wissenschaftliche Begleitung der Universität Bamberg geht sogar davon aus, »dass sich der Einsatz von Peers auch auf andere Bereich übertragen lässt« (ebd.).

Unklar ist momentan, wie der Fortbestand des Projekts nach der Förderung als Bundesmodellprojekt, welche am 30.4.2017 ausläuft, gesichert werden kann. Die Projektbeteiligten sind um eine Lösung bemüht, die Ergebnisse der Modellphase nachhaltig zu sichern und »Spotting« weiterhin regelmäßig anbieten zu können.

Fest steht, dass »Spotting« auch zukünftig eine Kooperation zwischen professioneller Drogenhilfe und ehrenamtlicher Selbsthilfe bleiben sollte, um die bisherigen Qualitätsansprüche zu wahren. So scheint weder eine komplett ehrenamtliche Fortführung durch den Mountain Activity Club e.V., noch – umgekehrt – eine rein professionelle ohne Selbsthilfeaspekt zielführend.

Spannend bleibt weiterhin zu beobachten, inwiefern das Konzept für andere Regionen und Einrichtungen adaptiert, modifiziert und multipliziert werden kann. Sicher ein weiterer Grund, »Spotting« auch über die Projektphase hinaus fortzuführen.

Literatur

DAV Presse-und Öffentlichkeitsarbeit (o.J.): Hintergrundinformation, Klettern im Deutschen Alpenverein Zahlen und Fakten. http://www.alpenverein.de/chameleon/public/6b648f65-9aa7-32c4-b9bb-4f562243b131/Klettern-Fakten_26050.pdf (17.11.16).

Kießling, M. (2014): Klettern statt Drogen! Beobachtung einer Selbsthilfegruppe zur Förderung einer drogenfreien Freizeit- und Lebensgestaltung.

Milin, S. (2015): Verstehen – Informieren – Mut machen. proJugend 3/2014: 13-16.

mudra (2015): mudra Aktuell I.

Schwan, M., Schmoll, M., Wolstein, J. (2016): Zwischenbericht 2015/2016 zur Evaluation [unveröffentlicht, erhältlich unter spotting@mudra-online.de].

Zajetz, A. (2015): Warum eignet sich Klettern als therapeutisches Medium. In: Kowald, A. (Hrsg.); Zajetz, A. (Hrsg.)Therapeutisches Klettern. Stuttgart: Schattauer Verlag: 41-43.

Hard & Smart – Prävention im Partysetting und Nachtleben in Tschechien

Otakar Vesely

Einleitung

Nachfolgend soll mit ausgewählten Daten zum Programm Hard & Smart sowie mit allgemeineren Informationen über die aufsuchende Arbeit in der Tanzszene, im Nachtleben und Partysetting auf die Präsentation Bezug genommen werden, die im Rahmen des deutsch-tschechischen Symposiums zur Prävention und Behandlung einer Methamphetamin-Abhängigkeit in Berlin vorgetragen wurde. Durch die insgesamt lockere und ungezwungene Atmosphäre hat das Symposium tatsächlich einen aktiven Erfahrungs- und Informationsaustausch zwischen den Teilnehmenden ermöglicht. Dafür möchte ich den Organisator_innen meinen großen Dank aussprechen. Es wurden hier zahlreiche interessante Informationen aus der Drogenproblematik mit besonderem Fokus auf Methamphetamin vorgestellt, wobei ein Großteil der dargestellten Erkenntnisse über ihre konkrete Ausrichtung hinaus auch Relevanz für die Drogen- und Suchtproblematik im Allgemeinen hat. Auch die Präsentation über die Erfahrungen aus dem Programm Hard & Smart zielte auf das gesamte Spektrum der Risiken ab, die mit dem Nachtleben einhergehen. Auch wenn bezüglich der Suchtmittel vorrangig auf die im Zusammenhang mit Methamphetamin stehenden Ansätze und auf die Konsumierenden dieses Suchtmittels eingegangen wurde, können die Erkenntnisse in vielerlei Hinsicht ebenfalls auf andere Suchtstoffe übertragen werden.

In der Tschechischen Republik stellt Methamphetamin eine seit langem stark etablierte psychoaktive Substanz dar, die sowohl bei den sog. problematisch Konsumierenden als auch bei der allgemeinen Bevölkerung, vertreten durch Gelegenheitskonsumierende und Psychonauten, eine führende Stellung einnimmt. Die zwei letztgenannten Gruppen stellen den Hauptanteil der Zielklient_innen des Programms Hard & Smart dar. Dieses im Nachtleben-Milieu konzentrierte Spektrum von Konsumierenden stellt den größten Anteil der Drogenkonsumierenden überhaupt. Obgleich die Beständigkeit des Drogenkonsums in diesen Gruppen sehr variabel ist, sind sie im Hinblick auf eine etwaige Drogensucht in qualitativer Hinsicht ähnlichen Risiken ausgesetzt. Ein bestimmter Teil dieser Gruppe verfällt dann in tiefere soziale oder gesundheitliche Pathologien und gleitet in die Subkultur der regelmäßigen Drogenkonsumierenden ab. Aufgrund des Charakters dieses Milieus kann dieser Trend zwar nicht vollständig unterbunden, mit Hilfe bestimmter Maßnahmen, die im Folgenden allgemein dargestellt werden, in gewissem Maße jedoch beobachtet und auch wirksam abgeschwächt werden.

Grundidee und konzeptioneller Ansatz des Programms Hard & Smart

Das auf das Partysetting und Nachtleben-Milieu ausgerichtete Programm Hard & Smart wird von der NGO »Podané ruce« (deutsch: Gereichte Hände) umgesetzt. Dieser Träger ist bereits seit mehr als 25 Jahren auf dem Gebiet von Drogensucht und -prävention tätig. Er ist auf die Suchthilfe sowie suchtbezogene Programme für Kinder und Jugendliche spezialisiert und mit 29 Facheinrichtungen in mehr als 20 Gemeinden der Tschechischen Republik präsent.

Die einzige Möglichkeit, sich weiter zu entwickeln und neue Ansätze für die gegenwärtige Party-Szene zu erschließen, besteht darin, hinter deren aktuelle Grenzen vorzudringen. Das Projekt Hard & Smart ist eines der Projekte, die sich zum Ziel gesetzt haben, auf neu aufkommende Trends aktiv einzugehen und ein besseres und sichereres Umfeld im Nightlife- und Party-Setting anzustreben (Motto von Hard & Smart).

Die im Rahmen des Programms Hard & Smart entwickelten Angebote gehen von der Grundüberlegung aus, dass der Gebrauch von Substanzen, die auf das zentrale Nervensystem einwirken, für die Menschheit seit Jahrtausenden etwas ganz Natürliches ist. Drogen und Drogenabhängigkeit sollten deshalb nicht nur als Problem aus medizinischer Sicht wahrgenommen werden, indem man sich nur darauf beschränkt, das Problem zu fokussieren und als Krankheit zu bekämpfen. Ebenso wenig scheint der rein moralisierende Standpunkt zu funktionieren, indem man den Konsum dieser Substanzen ständig in Verbindung mit dem Wort »Problem« anspricht und ihn damit ausschließlich als etwas Negatives und gesellschaftlich nicht Akzeptierbares dargestellt. In beiden Betrachtungsweisen werden nämlich Ursache und Folge, d.h. ein breiterer Blickwinkel auf diese Problematik, außer Acht gelassen. Anthropologische Forschungen haben bewiesen, dass psychoaktive Substanzen von der Menschheit als Art, ebenso wie von anderen Säugetierarten, seit Urzeiten angewandt wurden. Einige an heutigen Primaten durchgeführte Forschungen haben sogar gezeigt, dass auch die Vorfahren des Menschen diese Substanzen wahrscheinlich durchaus bewusst konsumiert haben, und es ist anzunehmen, dass dies einen nicht unwichtigen Einfluss auf die Evolution gehabt haben könnte:

> »Primärer Zweck unserer Untersuchung ist die Entwicklung der Ansicht, dass das koevolutionäre Verhältnis des Menschen zu psychotropen Pflanzensubstanzen Millionen Jahre alt ist. Wir sind der Meinung, dass sich dieses ›tiefe‹ Verhältnis sowohl in den sich bei den Säugetieren herausgebildeten chemisch-ökologischen Anpassungen zur Verstoffwechselung psychotroper Pflanzensubstanzen, als auch in den herausgebildeten pflanzlichen chemischen Abwehrstoffen, deren Struktur die der Neurotransmitter der Säugetiere nachgeahmt hat, und die gelernt haben, in die Funktion der Neurotransmitter einzugreifen, widerspiegelt. Unser Argument stützt sich auch auf archäologische und historische Belege über die Nutzung psychotroper Substanzen im Altertum, was darauf hindeutet, dass psychotrope Pflanzensubstanzen in der Vergangenheit von den Menschen nicht nur zu rituellen und spirituellen Handlungen genutzt wurden, sondern vielmehr Bestandteil ihres alltäglichen weltlichen Lebens waren, wie für viele Menschen heute auch.« (Sullivan R. 2002)

> »In verschiedenen Ansätzen zu Diagnostik, Prävention und Behandlung von Drogenabhängigkeit kann uns die Erforschung der evolutionären Grundlage der Abhängigkeit zu einem besseren Verständnis verhelfen, denn Persönlichkeitsentwicklung, Verhalten und Drogenmissbrauch sind eng miteinander verbunden. Es ist unsere Pflicht als Wissenschaftler, die evolutionäre Grundlage und den Ursprung der Drogenabhängigkeit in ihren Grundursachen zu erforschen, anstelle sich nur auf die physiologischen Merkmale und das globale Ausmaß dieser Epidemie zu begrenzen. Sehr häufig ist nämlich die Suchtbehandlung einfach nur auf die Milderung physiologischer Aspekte und auf die Überwindung von Entzugserscheinungen ausgerichtet. Wir dürfen uns jedoch bei der Aufstellung globaler Vorgehensweisen und Präventivprogramme nicht nur auf diesen einen Aspekt der Abhängigkeit beschränken. Wir müssen vielmehr in Betracht ziehen, dass es nicht nur rein die Physiologie der Abhängigkeit ist, die wir bekämpfen müssen. Drogenabhängigkeit unterliegt insgesamt drei Einflussfaktoren: dem biologischen, dem psychologischen und dem sozialen. Das Risiko der Entstehung einer Abhängigkeit ist demnach nicht zu hundert Prozent eine nur vom Willen des Menschen abhängige und bewusste Entscheidung. Vielmehr nimmt hier auch der soziokulturelle Kontext wesentlichen Einfluss.« (Saniotis 2010).

Es ist also eindeutig belegt, dass die Menschheit in ihrer ganzen Geschichte psychoaktive Substanzen verwendet hat.
Bevor wir den konkreten Ansatz unseres Programms entwickelt haben, mussten wir uns folgende wichtige Fragen stellen: Warum? Wie? Und wo?
Die Frage nach dem *Warum* ist mit einer Vielzahl von Faktoren verbunden, die bei der Bearbeitung individueller Biografien und Bedürfnisse unserer einzelnen Klient_innen im Rahmen unseres Programms Hard & Smart wichtig sind. Ant-

worten auf die Frage nach dem *Wie* suchen wir mit Hilfe von Monitoring und Analyse der relevanten Szene und der Bedürfnisse unserer Zielgruppe. Diese umfasst natürlicherweise Jugendliche und junge Erwachsene im Partysetting und aus der Ausgehszene. Typisch sind Clubszene und Festivals oder Veranstaltungen in Musik-Locations überhaupt, womit sich die Frage nach dem *Wo* beantwortet.

> »Umfragen im Rahmen des Flash Eurobarometers aus 2014, in denen die Haltung junger Europäer im Alter zwischen 15 und 24 Jahren zu Drogen erfragt werden sollte, haben ebenfalls gezeigt, dass ein hohes Maß an Erfahrungen mit illegalen Drogen besteht. Im Vergleich zu den anderen europäischen Staaten war dieser Trend in der Tschechischen Republik höher.« (Flash Eurobarometer 2014).

Der Grund, warum gerade dieses Milieu gewählt wurde, bestand einfach darin, dass hier der Konsum psychoaktiver Substanzen mit soziokulturellem Kontext verbunden werden kann. In der Vergangenheit war der Konsum psychoaktiver Substanzen häufig mit spirituellen Ritualen, Initiationen und Feiern verbunden. Auf der Grundlage vieler Untersuchungen kann bestätigt werden, dass dieser Trend auch heute weiterhin anhält und mit Szenen verbunden ist, die von der EBDD (Europäische Beobachtungsstelle für Drogen und Drogensucht) als »Nightlife« oder »Recreational Setting« bezeichnet werden. In diesen Szenen bewegen sich also unsere Klient_innen von Generation zu Generation und konsumieren hier in steigendem Maße legale und illegale psychoaktive Substanzen, einhergehend mit dem wachsenden Risiko sozialer und gesundheitlicher pathologischer Phänomene:

> »2009 gaben mehr als drei Viertel (76,6 %) der Befragten an, dass sie manchmal auf Partys gesundheitliche Beschwerden hatten. In den meisten Fällen handelte es sich um Übelkeit, Erbrechen oder Kopfschmerzen. Als Grund dafür gaben die meisten Befragten einen übermäßigen Drogenkonsum oder die überraschende Wirkung von Drogen an.« (Tschechischer Regierungsrat zur Koordinierung der Drogenpolitik, 2009)

Aus einem von der tschechischen Nationalen Beobachtungsstelle für Drogen und Drogensucht (tschechisch: Národní monitorovací středisko, NMS) unter der allgemeinen Population ein und derselben Generation vorgenommenen Datenvergleich ging hervor, dass der Konsum von Alkohol, Tabak, THC, MDMA, Methamphetamin und anderen ausgewählten illegalen Substanzen bei Personen im Nightlife-Setting um ein Vielfaches höher ist.

Tab. 1: Prävalenz der Erfahrungen mit legalen und illegalen Substanzen in der allgemeinen Population in 2014

Drogenart	**Altersgruppe 15–64 Jahre**			**Junge Erwachsene**
	Männer (n = 441)	Frauen (n = 429)	gesamt (n = 870)	15–34 Jahre (n = 313)
Lebenszeitprävalenz				
Beliebige illegale Drogen insgesamt	39,8	22,1	31,1	48,5
Cannabis-Substanzen	36,2	21,0	28,7	44,9
Ecstasy	9,0	2,8	6,0	12,8
Crystal Meth	3,4	1,6	2,6	4,9
Kokain	1,6	0,2	0,9	2,3
Heroin	1,1	0,2	0,7	1,3
LSD	1,4	0,0	0,7	1,6
Halluzinogene Pilze	6,6	1,9	4,3	9,4
Flüchtige Substanzen	2,1	0,2	1,2	1,9
Andere synthetische Drogen	0,2	0,0	0,1	0,3
Andere pflanzliche Drogen	1,6	0,9	1,3	1,3
Medikamente (Sedativa, Hypnotika, Opioidanalgetika)	31,8	38,0	34,8	25,8
Anabole Steroide	3,2	0,7	2,0	2,9

Tab. 2: Prävalenz der Erfahrungen mit legalen und illegalen Substanzen unter Fans der elektronischen Tanzmusik 2000-2014 (NMS 2015)

Droge	2000	2003			2007			2010			2014		
	LTP	LTP	12M	30D	LTP	12M	30D	LTP	12M	30D	LTP	12M	30D
Alkohol	87,5	97,9	94,9	83,8	97,1	94,8	90,1	99,1	96,2	92,3	93,2	87,2	61,8
Tabak	n. a.	90,6	78,0	61,4	90,8	76,2	67,9	93,9	79,3	69,2	85,6	73,8	48,9
Cannabis-Substanzen	82,9	92,0	84,7	65,2	91,5	76,3	60,3	94,9	77,1	54,6	85,6	70,4	42,0
Ecstasy	53,7	67,1	54,2	32,6	69,2	49,7	29,9	70,2	42,6	19,9	62,6	44,0	16,5
Psilocybe*	38,7	43,0	20,3	3,5	47,8	19,9	3,9	51,2	17,7	4,3	58,0	34,2	13,4
LSD*	49,8	45,2	22,8	8,8	43,0	20,8	6,8	47,6	17,6	4,9			
Crystal Meth	34,4	40,7	25,0	13,8	47,7	28,1	15,8	47,4	24,0	12,1	41,3	23,3	9,8
Kokain	18,9	20,1	12,4	4,3	30,6	19,1	7,5	47,2	28,6	10,8	43,1	23,9	7,6
Poppers	11,2	35,1	21,2	7,9	45,1	16,8	5,8	41,8	9,6	2,5	32,6	12,5	5,4
Amphetamin	19,8	18,4	7,6	2,9	n. a.	n. a.	n. a.	29,7	9,6	3,6	n. a.	n. a.	n. a.
Ketamin	n. a.	6,7	1,7	0,9	7,9	2,1	0,4	9,8	2,5	0,8	21,1	11,9	4,3
Heroin	9,5	6,0	1,2	0,4	6,2	1,0	0,5	6,8	0,6	0,5	11,5	3,1	2,0
GHB	9,7	6,8	2,1	0,9	5,9	1,3	0,2	6,4	0,8	0,2	11,3	4,7	2,5
Flüchtige Substanzen	4,5	5,5	1,6	0,7	5,1	0,8	0,2	5,7	0,6	0,3	11,6	3,6	1,8
Crack	2,3	2,2	1,1	0,4	1,8	0,3	0,1	2,7	0,6	0,2	n. a.	n. a.	n. a.

LTP = Lebenszeitprävalenz, 12M = 12-Monats-Prävalenz, 30D = 30-Tages-Prävalenz.

Diese Sachlage wird auch durch Untersuchungsdaten der EBDD belegt. Diese wurden zu einer sog. Toolbox zusammengetragen, die Basisdaten, Beispiele für Vorgehensweisen und im Nightlife-Setting in breiterem Maße umgesetzte Best-Practice-Beispiele liefert und im Prinzip Outputs und Empfehlungen enthält, von denen auch das Programm Hard & Smart ausgeht.

»Das mit dem sog. Recreational Setting verbundene Umfeld ist ein Ort des Konsums von Alkohol und illegalen Drogen. Deshalb sind sie für die Anwendung professioneller Präventionsmaßnahmen von Bedeutung. Schätzungen zeigen, dass im vergangenen Jahr die Prävalenz des Drogenkonsums unter den regelmäßigen Besuchern der Clubszene 4 bis 25mal höher war als in derselben Altersgruppe der allgemeinen Population der EU.« (EBDD, 2017)

Setting und Praxis des Programms Hard & Smart

Neben dem, was vorstehend dargestellt wurde, stützt sich das Programm Hard & Smart auf die Erfahrungen des Trägers »Podané ruce«, der in den Jahren 1999 bis 2004 an der aufsuchenden Arbeit in diesem Milieu und an der Drogenprüfung von Ecstasy-Tabletten mit Hilfe von Marquis-Reagenz direkt auf Partys beteiligt war. Insgesamt ging es bei dieser Maßnahme um den Check auf synthetische Substanzen und die damit zusammenhängende Beratung in der Tanzszene. Diese von Fachleuten sehr geschätzte Aktivität wurde leider 2010 nach langen Verhandlungen auf Verlangen der dem Innenministerium unterstehenden Nationalen Drogen-Zentrale eingestellt mit der Begründung, dass der Drug-Check in dieser Form kontraproduktiv und potenziell auch gesetzwidrig sei. Die letzte Aktivität im Nightlife-Setting war die Mitwirkung an gemeinsamen Maßnahmen im Rahmen des Projekts »Safer Party«, das im Zeitraum 2007 bis 2009 auf die Club- und Festival-Szene ausgerichtet war.

Obgleich die Organisation »Podané ruce« und andere ähnlich ausgerichtete Träger über reiche Erfahrungen verfügten, handelte sich bei professionellen Interventionen im relevanten Milieu früher eher um vereinzelte, kurzfristigere Aktionen ohne ausreichende Kontinuität. Erst nach fast 26 Jahren, nachdem bei uns die ersten Drogenhilfen entstanden sind, hat sich das Programm Hard & Smart mit seinem integrativen Ansatz langsam seinen Platz im System der Suchthilfe der Tschechischen Republik erobert. 2013 begann es als assoziiertes Projekt im Rahmen der aufsuchenden Programme, die für problematische Drogenkonsumierende in der tschechischen Stadt Brünn bestimmt waren. Erst 2016 konstituierte es sich zu einem selbständigen Dienst. Deshalb stützt es sich auch in großem Maße auf ausländische Erfahrungen. Einer der Grundsteine ist das Bottom-up-Prinzip des holländischen Modells der Drogenpolitik, das darauf gerichtet ist, von unten in das relevante Milieu einzudringen. Auf der Grundlage dieses Ansatzes geht es darum zu sog. Peers zu werden und mit Hilfe dieser Authentizität einfacher an die Zielgruppe, aktuelle Trends und die Bedürfnisse der einzelnen Akteur_innen heranzukommen. Daraus ergibt sich für unser Programm die Möglichkeit, dass wir uns ein komplexeres Bild über die Problematik machen können, und auf der Grundlage dieser Erkenntnisse dann unsere Suchthilfeangebote entsprechend gestalten und relativ flexibel dem aktuellen Bedarf anpassen können.

> »Veränderungen in der traditionellen Drogenpolitik in Richtung des Bottom-up-Ansatzes und der heutigen Schadensminimierung begannen in den Niederlanden schon 1972. In diesem Jahr hatte die NWP (Arbeitsgemeinschaft für Narkotika) ein Dokument veröffentlicht, aus dem hervorging, dass die Leitlinien der Drogenpolitik mit dem Risikomaß des Drogenkonsums korre-

spondieren sollten. Dieser Ansatz war in großem Maße von Drogenkonsumierenden und Drogenabhängigen in den Niederlanden angeregt worden. Die Drogenkonsumierenden haben die Ausgestaltung der Drogenhilfe, die ungefähr wie eine Art Interessenvertretung der Drogenkonsumierenden und Drogenabhängigen funktioniert, mitbeeinflusst. Dieser aktive Ansatz hat sich später auch auf andere große Städte der Niederlande ausgeweitet.« (Wijngaart 1991).

Grundsätzlicher Einfluss auf die Entwicklung des Programmkonzepts von Hard & Smart ging und geht noch immer von den Praxiserfahrungen der im europäischen Netzwerk Party+/New Net zusammengeschlossenen Dienste der Drogenhilfe aus, deren Tätigkeit ebenfalls auf ähnliche Aktivitäten im Nachtleben-Milieu abzielt (u. a. »Quality Nights« aus Frankreich; »La Fetez« aus Spanien; »Check it!« aus Österreich). In dieser Hinsicht war für unser Programm die sog. »Party Proposal to create safer nightlife label« ein Grundsatzdokument, das zu der heutigen Ausprägung von Hard & Smart und zur Vollmitgliedschaft des Programms in diesem Netzwerk der Drogenhilfe geführt hat.

Ziel war es, mit Hard & Smart ein gutes und innovatives Programm aufzusetzen, das aktive aufsuchende Arbeit gegenüber der Zielgruppe in ihrem natürlichen Milieu, Monitoring der Drogenlage und weiterer Risikobereiche in der Party- und Nachtleben-Szene, die Anwendung des Schadensminimierungsansatzes, Kontaktaufnahme und Beratung der Klient_innen (um sie zu einer Änderung zu motivieren) sowie die Prävention gegen pathologische und andere Risikoerscheinungen mit intensiver Ausrichtung auf die Milderung ausgewählter Risikofaktoren in sich vereinen sollte. In Zusammenarbeit mit den Betreibenden der einzelnen Locations und Festivals gelingt es, durch die Vergabe von Zertifikaten, eine Änderung des Nachtleben-Milieus und des Party-Settings/der Ausgehszene in Richtung des sog. Safer Clubbings zu erzielen.

Änderung im Verhalten von Einzelpersonen und Gruppen

Hier geht es vor allem um die Reduzierung und Minimierung der mit dem Milieu verbundenen Risiken für Besuchende ausgewählter Musik-Locations und Veranstaltungen im Kontext von Schadensminimierung und öffentlicher Gesundheit. Wege zur Umsetzung sind direkte Interventionen, ein Informationsdienst für zehn konkrete Risikobereiche und damit verbundene Themen, Verteilung von Hilfsmitteln zur Schadensminimierung und damit zusammenhängenden Materialien (z.B. Kondome, Kampagne mit Informationsflyern, Ohrstöpsel), weitere Leistungen (wie z.B. Messungen mit Alkoholtester, Messungen mit Tonometer, Demonstration der Wirkung psychoaktiver Substanzen auf das

Zentralnervensystem anhand von Modellen). Weiterhin bekommen diejenigen, die intensive Hilfe brauchen, Unterstützung oder Begleitung bei der Aufsuche von Hilfe. Feedback und orientierende Untersuchungen des Milieus erfolgen mit Hilfe anonymer Befragungsstudien unter den Besuchenden von Musikveranstaltungen und Locations.

Beitrag zur Verbreitung und Sichtbarmachung wesentlicher Informationen

Die Umsetzung erfolgt im Rahmen eines komplexen Informationsdienstes und mit Hilfe von Leistungen, die direkt vor Ort bei Musikveranstaltungen in der für das Programm Hard & Smart relevanten Szene angeboten werden. Damit ist die Schaffung klar sichtbarer Ruhezonen gemeint, in denen diese Leistungen in geeigneter Form erbracht werden können. Zugleich soll darauf hingearbeitet werden, diesen Service zu einem festen Bestandteil des Milieus zu entwickeln. Deshalb wird auch auf die Sichtbarmachung und Promotion des Programms Hard & Smart sowohl in den Massenmedien als auch in der virtuellen Umgebung der einzelnen in dieser Szene stattfindenden Aktionen (Facebook, Internetseiten einzelner Veranstaltungen und Clubs) besonders großer Wert gelegt. Der zweite Weg, um Informationen sichtbar zu machen und Zugriffsmöglichkeiten zu zeigen, besteht darin, dass in ausgesuchten Musikclubs und für ausgesuchte Festivals, die für sich eine Zertifizierung anstreben, bestimmte Maßnahmen eingeführt werden, die für die gesamte Betriebsdauer gelten. Dabei kann es sich um eine ständige Informationskampagne zu den zehn Zertifizierungskriterien (s. unten) des Hard & Smart-Zertifikats handeln, die an stark frequentierten Orten eines Clubs oder einer Veranstaltung läuft, oder auch um andere Maßnahmen, die von den Kriterien der Hard & Smart-Zertifikate ausgehen (internes Zertifizierungsdokument Hard & Smart).

Frühzeitige Edukation auf den Gebieten der medizinischen, sozialen und rechtlichen Hilfe

Neben dem, was vorstehend bereits dargestellt wurde, geht es auch um tiefergehende, meist einmalige, individuelle Beratung und Krisenintervention und somit darum, einer Ausweitung oder Vertiefung eines Problems vorzubeugen, oder gegebenenfalls Kontakt zu einem Netzwerk von bestehenden Fachdiensten herzustellen. Besonderes Augenmerk gilt dabei der aktiven Präventionsberatung in konkreten Situationen und in Milieus, in denen der Konsum legaler und illegaler psychoaktiver Substanzen und damit verbundene pathologische Phänomene an der Tagesordnung sind.

Engere Zusammenarbeit mit bestimmten Musikclubs und Open-Air-Musikfestivals

Die Zusammenarbeit in der Tanz- und Party-Szene und im Nachtleben-Milieu soll positive Veränderungen im Sinne der Risikominderung und der Erhöhung des Komforts in Clubs und bei Festivals herbeiführen, wobei die komplexeste Einwirkung durch die Erfüllung der Hard & Smart Zertifizierungskriterien erreicht wird (d.h. der Umsetzung der sog. zehn Schritte zu einem sichereren Party- oder Musikclub oder Festival). Dabei handelt es sich um Themenbereiche, die der allgemeinen Ausrichtung des Programms Hard & Smart entsprechen und die in den einzelnen Zertifizierungskriterien näher beschrieben sind: illegale Drogen, Alkohol, Gehörschädigung, Dehydrierung und Überhitzung, Risikosex, sicherere Heimkehr, geschultes Personal, geschulter Sicherheitsdienst, Ruhezonen, sichere Garderoben.

Zusammenarbeit mit ausgewählten betroffenen Institutionen

Hier geht es um den Aufbau von Dialog und Zusammenarbeit mit der Tanz- und Partyszene mit dem Ziel, wichtige Institutionen auf lokaler und staatlicher Ebene an der Entwicklung von Lösungen der Probleme dieser Szene zu beteiligen (fachliche und politische Institutionen, Polizei, Vertreter_innen aus der mit der Szene kommerziell verbundenen Sphäre, Medienvertretende u. ä.). Sinn und Zweck ist die Entwicklung und Förderung eines konzeptionellen Ansatzes und die durch das Programm Hard & Smart angestrebte Einführung neuer Leitlinien für diese Problematik unter Berücksichtigung regionaler Besonderheiten und die Zusammenarbeit in Programmen der Öffentlichkeitsarbeit (Trends, ausgewogene Information, Frühwarnung, Untersuchungen). Dieser Ansatz soll dazu beitragen, dass sich das Bewusstsein über das Projekt und sein Wirkungsradius auf immer mehr Musikklubs und Open-Air-Musikfestivals der Tschechischen Republik ausbreiten.

Der auf die Tanz- und Party-Szene und deren Besonderheiten im breiteren Kontext und auch auf das Nachtleben-Milieu abzielende integrative Ansatz stützt sich auf bewährte Praxiserfahrungen ähnlicher europäischer Projekte, die im Rahmen des Netzwerks Party+ zusammenarbeiten. Das Programm Hard & Smart ist als vollwertiges Mitglied dieses Netzwerks insbesondere auf die Lösungsansätze für nachfolgend genannte Risiken fokussiert: Konsum legaler und illegaler Substanzen, ungeschützter oder ungewollter Sex, Gewalt, Gehörschädigung, Probleme in Verbindung mit dem sicheren Verlassen von Musikveranstaltungen, andere damit zusammenhängende Probleme.

Diese Risiken können zu gesundheitlichen Beschwerden, Krisensituationen, Verkehrsunfällen und eventuell auch zur Infektion mit HIV oder HCV führen. Im Rahmen der Möglichkeiten konzentrieren wir uns in der Praxis bei der Vereinbarung mit den Klient_innen auf folgende Schwerpunkte:

- **Edukation und Aufklärung** zu Risikokonsum und Wirkung legaler und illegaler Drogen unter der Zielsetzung, eine vernünftigere Herangehensweise an diese Problematik zu erreichen, in Verbindung mit fachlicher Beratung und Hilfe im Vorfeld und im Verlauf einer akuten Intoxikation des Organismus. Das nächste Ziel ist dann die Zurverfügungstellung von Rahmeninformationen und eventuell die Begleitung des Prozesses der Kontaktaufnahme mit relevanten Hilfe-Netzwerken.
- **Schutz des Gehörs** durch komplexen Informationsservice und die Abgabe von Schutzmitteln.
- **Beseitigung oder Milderung von anderem zusammenhängendem Risikoverhalten** und Angebot neuer Strategien direkt vor Ort, wie zum Beispiel die Einhaltung von Safer-Sex-Regeln, Vorbeugung von Dehydrierung und Überhitzung, Vorbeugung von aggressivem Verhalten und der damit verbundenen rechtlichen Folgen, Chill-out-Möglichkeiten und Energie-Nachschub durch den sog. Vitamin-Service und die unentgeltliche Bereitstellung von Trinkwasser u. ä.
- **Sicherere Heimkehr**, d.h. Abhol-Service oder die Bereitstellung von Informationen über Transportmöglichkeiten für Personen, die unter Alkoholeinfluss stehen, mit der Möglichkeit der Nutzung eines Alkoholtesters, und entsprechender Informationsservice.
- **Sekundäre Ziele** sind zum Beispiel: die Reduzierung von Straftaten und Ordnungswidrigkeiten in der Szene, die Förderung positiver Bindungen, Beziehungen und eines gesünderen Lebensstils, d.h. mit Freunden, der Familie, dem Partner/der Partnerin, Kindern u. ä., die Stabilisierung des Gesundheitszustandes und Linderung somatischer Schädigungen. Beratung, Edukation und gegebenenfalls Vermittlung zu Diensten und Institutionen zum Zwecke der Stabilisierung der sozialen und finanziellen Situation (im Falle eines Konflikts, zum sicheren Verlassen der Veranstaltung u. ä.) oder der Stabilisierung der psychischen Situation (vor allem im Falle sog. »bad trips«, toxischer Psychosen, psychotischer Episoden – Krisenintervention, Therapie u. ä.).

Fazit

In den letzten Jahren hat sich der Trend des Methamphetamin-Konsums vor allem in den an die Tschechische Republik angrenzenden Gebieten Deutschlands weiter ausgeweitet. Betroffen ist erneut ein breites Spektrum von

Konsumierenden und Personen, die traditionell der Gefahr des Drogenkonsums ausgesetzt sind. Aus diesem Grunde bin ich der Ansicht, dass dies einen weiteren wichtigen Impuls zu einer Revision des gesamten heute bestehenden Systems der Drogenhilfe und der an sie anschließenden Folgedienste darstellt. Auf der Grundlage einer kritischen Hinterfragung und der Zusammenarbeit zwischen Fachleuten und politischen Vertreter_innen beider Länder bin ich davon überzeugt, dass die kontinuierliche und konzentrierte Fokussierung auf das Nachtleben-Milieu nicht nur als notwendige Ergänzung des derzeit bestehenden Hilfesystems, sondern als eine der wesentlichsten Bestrebungen im Rahmen von Prävention und fachlicher Intervention im Bereich der Drogenproblematik und der damit verbundenen sozialen und gesundheitlichen Risiken wahrgenommen werden muss. Diese Überzeugung stützt sich auch auf das in 2016 verzeichnete vielfältige Interesse am Programm Hard & Smart seitens der Clubbetreibenden, Organisator_innen von Festivals und Klient_innen dieses Milieus selbst. Damit korrespondiert auch die gestiegene Anzahl von Leistungen im Vergleich zu 2015. Eine ähnliche Entwicklung wurde auch von anderen Diensten der Drogenhilfe in ganz Europa, einschließlich Deutschland, verzeichnet.

Literatur

EBDD (2017): Fact sheet from the EU drugs in Lisbon. Responding to drug and alcohol use and related problems in nightlife settings. Lisbon: European Monitoring centre for drugs and drug addiction. Online: http://www.emcdda.europa.eu/news/fs1/2017/emcdda-hosts-healthy-nightlife-toolbox

Flash Eurobarometr (2014): Young people and drugs-report. European Commission, Directorate-General for Justice. Online: http://ec.europa.eu/public_opinion/flash/fl_401_en.pdf

Mravčík, V. (2016): Výroční zpráva o stavu ve věcech drog v České republice v roce 2015 [Annual Report on Drug Situation 2015 – Czech Republic]. Praha: Úřad vlády České republiky.

RVKPP (2009): Výroční zpráva o činnosti Rady vlády pro koordinaci protidrogové politiky za rok 2009. Praha.

Saniotis, A. (2010): Evolutionary and anthropological approaches towards understanding human need for psychotropic and mood altering substance. Journal of Psychoactive Drugs 42.

Sullivan, R., Hagen E. (2002): Psychotropic substance-seeking: evolutionary pathology or adaptation?Auckland: Addiction.

Wijngaart, G. (1991): Competing perspectives on drug use: The dutch experience. Amsterdam: Swets & Zeitlinger.

Projekt MINDZONE: Akzeptanzorientierte, aufsuchende Suchtprävention im Partysetting

Sonia Nunes

Einleitung

Laut Reitox-Bericht 2015 der Deutschen Beobachtungsstelle für Drogen und Drogensucht (DBDD) haben rund ein Viertel aller Erwachsenen in Deutschland im Laufe Ihres Lebens Erfahrungen mit illegalen Substanzen gesammelt. In manchen Lebenswelten ergeben sich bezüglich des Substanzkonsums höhere Prävalenzahlen als in der Allgemeinbevölkerung. So weisen bestimmte Subkulturen wie die elektronische Musikszene einen höheren Substanzgebrauch auf als beispielsweise die breite Masse der Partygänger_innen. Den oder die Partygänger_in gibt es nicht. Das Publikum ist so heterogen, wie es die Anlässe auch sind.

Partygänger_innen haben oftmals verschiedene Erwartungen, das Feiern stimuliert verschiedene Bedürfnisse und die Nacht ist attraktiv für Grenzerfahrungen. Besonders auf Partys besteht ein großes Verlangen nach Ekstase und Rauscherleben – oft unterstützt durch legale und illegale Substanzen. Partygänger_innen setzen sich oftmals mit ihrem Substanzkonsum höheren gesundheitlichen Risiken aus: Sie betreiben häufig Mischkonsum und tragen eine erhöhtes Risiko, Substanzen überzudosieren. Gleichzeitig geht aus Studien hervor, dass offenbar andere Wege in der Ansprache dieser Zielgruppe erforderlich sind, da diese kaum oder gar nicht von den Angeboten der klassischen Suchtprävention und Suchthilfe erreicht werden.

Das Projekt MINDZONE

Das Suchtpräventionsprojekt MINDZONE wurde im März 1996 vom Landes-Caritasverband Bayern e.V. in Kooperation mit dem Bayerischen Gesundheitsministerium gegründet. Anlass war der gestiegene Konsum verschiedener Designerdrogen (u.a. Ecstasy bzw. MDMA) unter Partygänger_innen. Zur selben Zeit entstand im Raum München eine sehr lebendige, ausgeprägte Clubkultur und Partyszene.

Da die damaligen, oft auf Abschreckung und Repression abzielenden Präventionsmaßnahmen sich als nicht zielführend erwiesen und in der Partyszene nur auf wenig Akzeptanz stießen, ging es den Gründern von MINDZONE darum, ein innovatives Projekt mit niederschwelligem, aufsuchendem und akzeptanzorientiertem Ansatz auf den Weg zu bringen. Primäres Ziel war dabei, bedürfnisgerechte und zielgruppenaffine Präventionsmethoden zu entwickeln, die konkret an die Lebenswelt junger Partygänger_innen angepasst sind. Dank dieser lebensweltorientierten Ausrichtung konnte der Zugang zu einer bis dato schwierig oder gar nicht erreichbaren Klientel verbessert werden.

MINDZONE möchte allen interessierten Partygänger_innen die Möglichkeit geben, sich über Themen wie Partydrogen, Konsum, Missbrauch, Lebensgestaltung, Gesundheit und Eigenverantwortung zu informieren und will somit für diese Thematiken sensibilisieren. Generell setzt sich MINDZONE mit den Problemen auseinander, die beim Konsum von legalen und illegalen Substanzen in verschiedener Weise auftreten können. Weiter geht es darum, die Risiken des Konsums von psychoaktiven Substanzen selbstverantwortlich abschätzen zu können. Das Projekt möchte weder den Zeigefinger erheben und den Drogenkonsum verteufeln, noch will es diesen verharmlosen. Drogenkonsum wird grundsätzlich nicht moralisch bewertet.

Die Angebote und Ziele von MINDZONE

Unter dem Motto »sauber drauf!« ist MINDZONE direkt in Clubs oder auf Festivals aktiv. Bei den Vor-Ort-Aktionen werden am Info-Stand jugendgerechte Info-Materialien (u.a. Flyer, Info-Booklets) zu verschiedenen in der Partyszene relevanten psychoaktiven Substanzen verteilt und aktuelle Pillenwarnungen ausgelegt.

Aufgrund der in Deutschland geltenden Altersbeschränkungen nach dem Jugendschutzgesetz ist das anzutreffende Klientel in den Clubs meist volljährig. Da MINDZONE keine langzeitpädagogische Betreuungsmaßnahme darstellt, sondern als Vermittler zwischen Adressaten und entsprechenden Beratungseinrichtungen fungiert, arbeiten die Projekt-Mitarbeiter mit ständig wechselndem Klientel. MINDZONE möchte mit Partygängern ins Gespräch kommen und sie für Drogenrisiken sensibilisieren. Dabei sollen gezielt junge Konsumenten erreicht werden, noch bevor sich ein problematischer Konsum oder gar eine Abhängigkeit manifestiert.

Durch die Weitergabe von realistischen Informationen über die psychischen und physischen Gefahren des Substanzkonsums sowie Safer-Use und Harm Reduction-Hinweisen zielt MINDZONE darauf ab, gesundheitliche Risiken zu verringern.

Generell ist davon auszugehen, dass der Drogenkonsum bei Jugendlichen und jungen Erwachsenen überwiegend eine zeitlich begrenzte Phase darstellt, so dass es oftmals bei einem Probier- oder Gelegenheitskonsum bleibt. Nur selten kommt es zu einer Abhängigkeitsentwicklung und dadurch zu einer notwendigen Anbindung an das Suchthilfesystem.

Für diese temporären Konsumenten können Informationen über die Wirkungsweisen von Substanzen ein wirksamer Schutz vor »Drogenunfällen« sein. Hinzu kommen bei den Vor-Ort-Aktionen Maßnahmen, die allgemeinen gesundheitlichen Schäden vorbeugen sollen, wie z.B. das Bereitstellen von frischem Obst und Traubenzucker gegen Kreislaufprobleme sowie das Verteilen von Ohrstöpseln gegen Gehörschäden oder die Aufklärungen über die Gefahren von sexuell übertragbaren Krankheiten (HIV- und Hepatitis-Infektion) durch die kostenlose Abgabe von Kondomen.

Manche Jugendliche praktizieren einen regelmäßigen und hochdosierten Konsum und sind somit potentiell gefährdet, eine Abhängigkeit zu entwickeln. Auch für diese spezielle Gruppe ist MINDZONE ein wichtiger Ansprechpartner. Neben gezielten Maßnahmen zur Risikominderung möchte MINDZONE Konsumenten bei ihren Abstinenzversuchen unterstützen. Hierbei besteht die Möglichkeit zur individuellen Erstberatung und Weitervermittlung an Einrichtungen des Suchthilfesystems.

Durch die Präsenz im Nachtleben möchte MINDZONE Jugendliche und junge Erwachsene für einen verantwortungsvollen Umgang mit Suchtmitteln sensibilisieren, zum Nachdenken anregen, eine Diskussionsgrundlage schaffen und für Gesundheit werben.

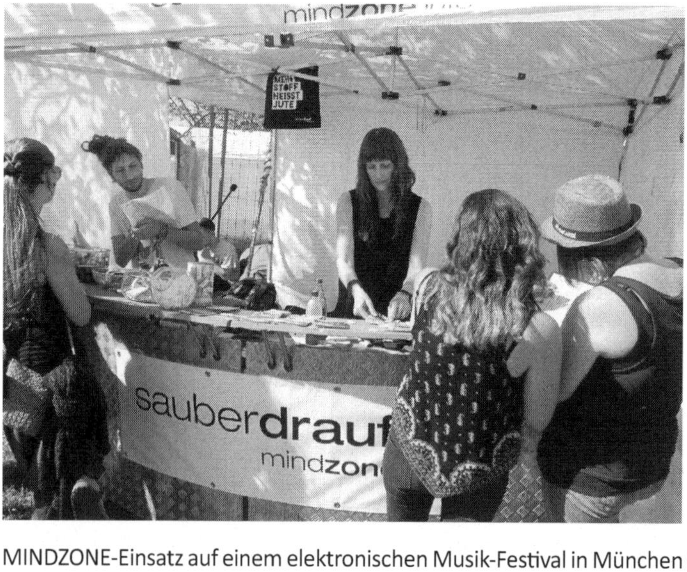

Abb. 1: MINDZONE-Einsatz auf einem elektronischen Musik-Festival in München (2016)

Ein Rückblick auf 20 Jahre MINDZONE

MINDZONE kann mittlerweile in der Münchener Projektzentrale auf 20 Jahre aufsuchende, niedrigschwellige und akzeptanzorientiert Präventionsarbeit zurückblicken. In dieser Zeit hat sich einiges verändert: Zum einen das Konsumverhalten der Partygänger (u.a. zunehmender Mischkonsum und erhöhte Risikobereitschaft), aber auch die Partyszene selbst ist einem stetigen Wandel unterworfen. Neben neuen Konsummustern tauchen permanent neuartige, synthetische Substanzen am Drogenmarkt auf. Diese Entwicklungen stellen für die Prävention generell immer wieder neue Herausforderung dar. MINDZONE versucht zu beobachten und schnell auf neue Trends zu reagieren.

Um diesen Entwicklungen und dem Informationsbedarf der Partygänger gerecht zu werden, hat MINDZONE im Laufe der Jahre kontinuierlich auf neue Schwerpunktthemen gesetzt und diverse Informations-Kampagnen gestartet: z.B. hat sich MINDZONE im Jahr 2010 mit den »Risiken des Drogenmischkonsums« auseinandergesetzt. In den darauffolgenden Jahren standen die Schwerpunkthemen »Crystal Meth« (im Jahr 2012) und »Neue psychoaktive Substanzen« (seit 2014 bis heute) im Vordergrund.

Zu den Entwicklungen im Projekt gehört aber auch das projektinterne Ringen um Positionen und Aussagen, die gerade in Bayern einen schweren Stand haben: z.B. Umgang mit Akzeptanz, Drogenmündigkeit, Drug-Checking, Entkriminalisierung, gesetzliche Regulierung. Hierbei stößt MINDZONE auch immer wieder an Grenzen. Inhaltlich ist oft ein Spagat zu meistern: Einerseits setzt die Bayerische Drogenpolitik einen Rahmen. Andererseits muss das Projekt mit den immer neu auftretenden Komsumtrends und Entwicklungen in der Partyszene Schritt halten können.

Der Peer-to-Peer-Ansatz

Insgesamt gab es viele Veränderungen in den letzten Jahren. Das Wesentliche der MINDZONE-Arbeit ist jedoch gleich geblieben: der Peer-to-Peer-Ansatz. Die Peers bilden das eigentliche Herzstück des Projekts.

Gruppensoziologische Untersuchungen schreiben der Gleichaltrigengruppe bei der Entstehung des Substanzkonsums oder Abhängigkeitsverhaltens und Vermittlung von geltenden Normen und Verhaltensmustern eine überaus bedeutende Rolle zu. Auch die jeweiligen Konsumgewohnheiten junger Heranwachsenden bilden sich häufig innerhalb der Clique heraus und finden dort ihre Verbreitung. Unter Berücksichtigung dieser gruppensoziologischen Einflussmechanismen kann der Einbezug von jugendlichen Gleichaltrigen mit Szenebezug in die Planung und Durchführung von Präventionsprojekten durchaus sinnvoll und erfolgsversprechend sein.

MINDZONE gilt als eines der ersten Präventionsprojekte deutschlandweit, bei dem junge Gleichaltrige mit Bezug zur Partyszene im Sinne der »Peer-to-Peer-Education« als szenenahe Multiplikatoren eingesetzt werden. Der direkte Einbezug von jungen Partygängern, den sog. Peers, in die Projektarbeit ist dabei ein wesentlicher Bestandteil des Gesamtkonzepts.

Momentan engagieren sich bayernweit rund 100 Jugendliche und junge Erwachsene im Alter zwischen 18 und 30 Jahren auf ehrenamtlicher Basis. Für die Präventionseinsätze werden sie speziell geschult und von sozialpädagogischen Fachkräften angeleitet und unterstützt. Am Infostand suchen sie das Gespräch mit interessierten Partybesuchern, um sich über deren Konsumverhalten auszutauschen. Ziel ist dabei, zur Reflexion des eigenen Konsumverhaltens anzustoßen, Informationen über verschiedenste legale und illegale Drogen, sowie deren Wirkweisen und Risiken, zu vermitteln und zu einem verantwortungsvollen Konsum anzuregen.

Die Peer-Arbeit hat sich in der fast 20-jährigen Projektarbeit bewährt und bringt MINDZONE erhebliche Vorteile: Die Gespräche am Infostand finden unter Gleichaltrigen auf Augenhöhe statt und dies verschafft MINDZONE die notwendige Nähe, Glaubwürdigkeit und Akzeptanz. Auf die Mitwirkung von szenefremden und party-unerfahrenen Drogenberatern wird dabei bewusst verzichtet.

Die Nutzung jugendaffiner Info-Medien

Im Zusammenhang mit den verschiedenen Themenschwerpunkten entstand im Laufe der Jahre eine große Bandbreite an jugendgerechten Info-Materialien, wie z.B. Flyer, Plakate, Postkarten und Info-Booklets.

Auch im medialen Bereich, u.a. mit verschiedenen Profilen im Social-Media-Bereich (z.B. Facebook und Twitter) bemüht sich MINDZONE um zielgruppengerechte Informationsvermittlung.

Ebenso weist die MINDZONE-Homepage www.mindzone.info kontinuierlich ansteigende Zugriffszahlen auf: Mit durchschnittlich 3000 bis 4000 aktiven Nutzern pro Tag erfreut sich die Webseite großer Beliebtheit. Das Angebotsspektrum wurde stetig erweitert. Im Jahr 2007 richtete MINDZONE unter der Domain www.onlineberatung.mindzone.info eine benutzerfreundliche, anonyme und vertrauliche Online-Beratung ein, um für Ratsuchende noch leichter erreichbar zu sein. Dieses virtuelle Beratungsangebot wendet sich sowohl an Betroffene als auch an Angehörige und Bezugspersonen. Mittlerweile hat es einen zentralen Stellenwert in der Projektarbeit eingenommen und erfreut sich einer hohen Auslastung.

Apps haben die Mediengesellschaft grundlegend verändert: Smartphones und mobile Endgeräte gehören mittlerweile zu unserem Alltag. Insbesondere für die jüngeren Generationen sind sie zu einem unverzichtbaren Begleiter geworden. Deshalb gibt es auch bei MINDZONE vermehrt Ansätze und Bestrebungen, digitale Apps in die Projektarbeit mit einfließen zu lassen.

So wurde beispielsweise eine interaktive Pillenfinder-App entwickelt. Mit dieser neuen App www.pillen.sauberdrauf.com kann man sich über eine spezielle Suchfilter-Funktion (z.B. Eingabe von Pillen-Logo, Pillen-Farbe) einen Überblick über aktuelle Pillenwarnungen verschaffen.

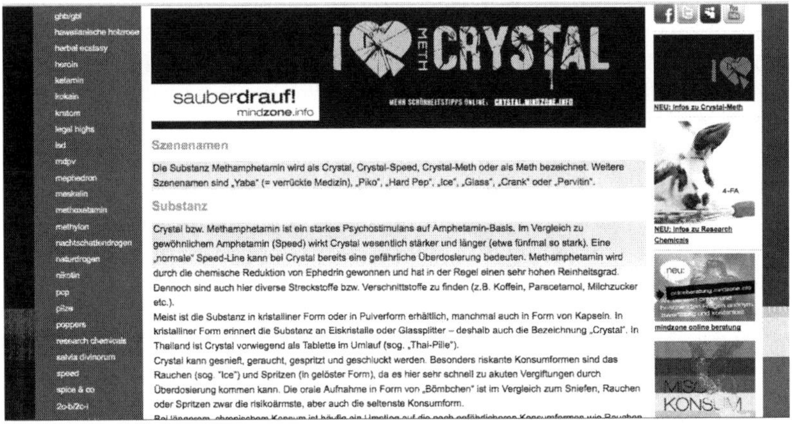

herbal ecstasy
heroin
ketamin
kokain
kratom
legal highs
lsd
mdpv
mephedron
meskalin
methoxetamin
methylon
nachtschattendrogen
naturdrogen
pilze
poppers
research chemicals
salvia divinorum
speed
spice & co
I CRYSTAL
METH
sauberdrauf!
mindzone.info
Szenenamen
Die Substanz Methamphetamin wird als Crystal, Crystal-Speed, Crystal-Meth oder als Meth bezeichnet. Weitere Szenenamen sind „Yaba" (= verrückte Medizin), „Piko", „Hard Pep", „Ice", „Glass", „Crank" oder „Pervitin".
Substanz
Crystal bzw. Methamphetamin ist ein starkes Psychostimulans auf Amphetamin-Basis. Im Vergleich zu gewöhnlichem Amphetamin (Speed) wirkt Crystal wesentlich stärker und länger (etwa fünfmal so stark). Eine „normale" Speed-Line kann bei Crystal bereits eine gefährliche Überdosierung bedeuten. Methamphetamin wird durch die chemische Reduktion von Ephedrin gewonnen und hat in der Regel einen sehr hohen Reinheitsgrad. Dennoch sind auch hier diverse Streckstoffe bzw. Verschnittstoffe zu finden (z.B. Koffein, Paracetamol, Milchzucker etc.).
Meist ist die Substanz in kristalliner Form oder in Pulverform erhältlich, manchmal auch in Form von Kapseln. In kristalliner Form erinnert die Substanz an Eiskristalle oder Glassplitter – deshalb auch die Bezeichnung „Crystal". In Thailand ist Crystal vorwiegend als Tablette im Umlauf (sog. „Thai-Pille").
Crystal kann gesnieft, geraucht, gespritzt und geschluckt werden. Besonders riskante Konsumformen sind das Rauchen (sog. "Ice") und Spritzen (in gelöster Form), da es hier sehr schnell zu akuten Vergiftungen durch Überdosierung kommen kann. Die orale Aufnahme in Form von „Bömbchen" ist im Vergleich zum Sniefen, Rauchen oder Spritzen zwar die risikoärmste, aber auch die seltenste Konsumform.
NEU: Infos zu Crystal-Meth
4-FA
NEU: Infos zu Research Chemicals
neu:
mindzone online beratung
KONS

Abb. 2: MINDZONE-Homepage Rubrik »Crystal Meth« unter www.mindzone.info

Die bayernweite Präventionskampagne »I ♥ Crystal Meth«

In den Medien wird vermehrt über den ansteigenden Methamphetaminkonsum in Deutschland berichtet. Auch die Suchtberatungsstellen in Bayern, vor allem im Grenzgebiet zu Tschechien der Crystal-Brennpunktregion im Nordosten Bayerns melden erschreckende Beobachtungen. Allerdings wird nur wenig auf die Motive des Konsums eingegangen. Warum verfallen Menschen dieser Droge? Wieso versuchen die Konsumenten Bedürfnisse wie Hunger, Durst und Schlaf zu unterdrücken? Wozu möchten sie das Hochgefühl der weißen Kristalle erleben, welches auf den extrem hohen Dopamin- und Noradrenalinausstoß im Gehirn zurückzuführen ist? Was treibt diese Menschen dazu, um jeden Preis mehr leisten zu wollen, als die körpereigenen Reserven hergeben? Mit diesen Fragen hat sich das Team vom Projekt MINDZONE auseinandergesetzt. Die Ergebnisse sind in die Gestaltung einer eigenen Präventionskampagne zum Thema Crystal Meth eingeflossen. Nach unserer Einschätzung sind mit Präventionsmaßnahmen am ehesten konsumunerfahrene Jugendliche gut erreichbar, die noch nicht mit der Droge Crystal in Berührung gekommen sind.

In diesem Zusammenhang wurden neue, jugendgerecht aufgemachte Info-Materialien zum Thema Crystal entwickelt, die auf den bayernweiten Präventionsmaßnahmen von MINDZONE in der Partyszene sowie im jugendlichen Freizeitbereich Anwendung finden und eine glaubwürdige Zielgruppenansprache ermöglichen sollen.

Auch wenn die Crystal-Problematik momentan in der Partyszene (noch) eine untergeordnete Rolle spielt und Crystal hier nur vereinzelt in bestimmten Sub-Szenen (z.B. Schwulen-Szene) konsumiert wird, kommen Erstkonsumenten nicht selten erstmals mit Crystal als Partydroge im Partykontext in Kontakt. In der Partyszene ist ein besorgniserregender Trend festzustellen: So steigen Amphetamin-Konsumenten vermehrt auf Methamphetamin um, das ein deutlich höheres Wirkpotential aufweist als herkömmliches, gestrecktes Amphetamin. Zudem ist Crystal momentan leicht verfügbar, vergleichsweise billig und durch den hohen Reinheitsgrad sehr ergiebig.

Die fatalen, körperlichen und psychischen Folgewirkungen der Droge Crystal werden generell unterschätzt und verharmlost. Junge Heranwachsende insbesondere Partygänger blenden meist das extrem hohe Suchtpotential, die Neurotoxizität der Substanz sowie das Risiko für lebensbedrohliche Überdosierungen aus. MINDZONE sieht hier einen großen Aufklärungs- und Informationsbedarf.

Die Crystal-Präventionskampagne »I ♥ Crystal Meth« besteht aus vier verschiedenen Bildmotiven, einem Warnplakat und einem Info-Booklet. Sie richtet sich vorwiegend an Jugendliche, die noch keine Konsumerfahrungen mit der Substanz haben. Die Motive beschäftigen sich auf provokante Weise sowohl mit den Konsum-Hintergründen als auch mit den Folgen, die der Crystal-Konsum mit sich bringt.

Crystal hat eine extrem zerstörerische Wirkung auf den Körper und die Psyche. Diese Botschaft wird auch in den Bildmotiven der Kampagne deutlich. Im Mittelpunkt steht hier der Slogan: »I ♥ Crystal Meth« (»I love Crystal Meth«). Dieser Slogan soll das extrem hohe Suchtpotential der Droge Crystal verdeutlichen: Jeder Crystal-Abhängige »liebt« sein Crystal, weil er ohne diese Substanz seinen Lebensalltag nicht mehr bewältigen kann.

Für den Betrachter ist ein zersprungenes und zersplittertes Herz erkennbar – die eigentliche Kern-Botschaft, die bildhaft vermittelt werden soll: »Crystal zerstört Deinen Körper, Deine Seele und Deinen Geist!«

Auch werden gezielt sensible Themen des Jugendalters aufgegriffen, mit denen sich junge Heranwachsende intensiv auseinandersetzen, wie beispielsweise: Liebe und Partnerschaft, gutes Aussehen, Attraktivität, Selbstbewusstsein. Der Fokus liegt hierbei auf den körperlichen Auswirkungen von Crystal mit einer klaren, unmissverständlichen Botschaft: Crystal bewirkt massive und v.a. sichtbare Folgeschäden. Crystal zerstört dein Körper, dein Aussehen, deine Jugendlichkeit, deine Attraktivität! Insbesondere junge Heranwachsende (Teenager = Kernzielgruppe), die ja in der Regel sehr auf ihr Äußeres bedacht sind, lassen sich mit solchen Botschaften gut erreichen.

Dennoch sind die Bilder bewusst abweichend von den extrem abschreckenden Präventionskampagnen aus den USA und speziell auf den deutschsprachigen Raum zugeschnitten. Hierzulande gelten die in den USA erschienenen Vorher-Nachher-Bilder von Crystal-Langzeitkonsumenten als unglaubwürdig und unrealistisch, da eine solch erschreckende Verelendung und ein extremer körperlicher Verfall im Zusammenhang mit Crystal durch die Versorgung im deutschen Gesundheitssystem im Allgemeinen eher eine Ausnahme darstellt.

Ziel der Präventionskampagne ist es, Crystal ein Negativ-Image zu verpassen und eine Anti-Crystal-Werbung zu erzeugen. Hier wird v.a. die emotionale Ebene angesprochen, d.h. negative Emotionen, Empfindungen und Assoziationen im Zusammenhang mit Crystal geweckt: »Crystal ist eine Elendsdroge und hat mit Glanz und Glamour nichts zu tun!«.

Der Einstieg in den Konsum soll somit verhindert und Jugendliche durch gezielte Warnbotschaften für die Gefahren des Methamphetaminkonsums sensibilisiert werden.

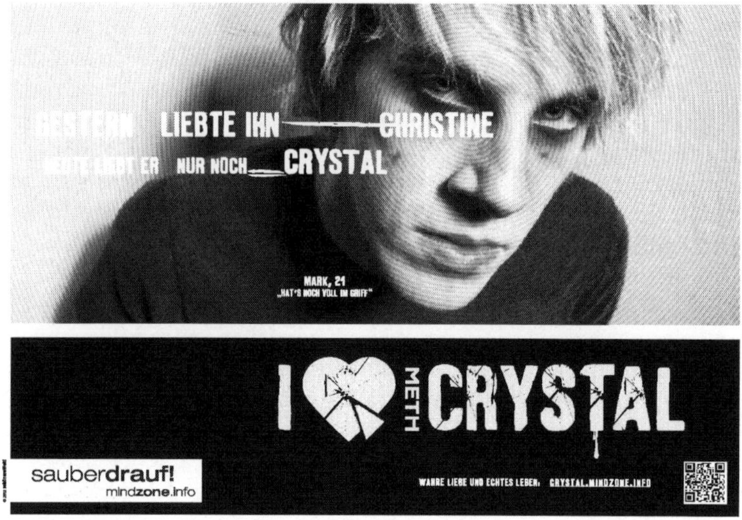
LIEBTE IHN CHRISTINE
ER NUR NOCH CRYSTAL
MARK, 21
„HAT'S NOCH VOLL IM GRIFF"
I METH CRYSTAL
sauberdrauf!
mindzone.info
WAHRE LIEBE UND ECHTES LEBEN. CRYSTAL.MINDZONE.INFO

Abb. 3: Bildmotiv 1: »Gestern liebte ihn Christine – heute liebt er nur noch Crystal«

Mit dieser Aussage wird auf die Gefühlskälte angespielt, die mit einem längeren Methampetaminkonsum einhergeht. Soziale Kontakte geraten in den Hintergrund, bis die Droge den neuen Lebensmittelpunkt der Konsumenten bildet.

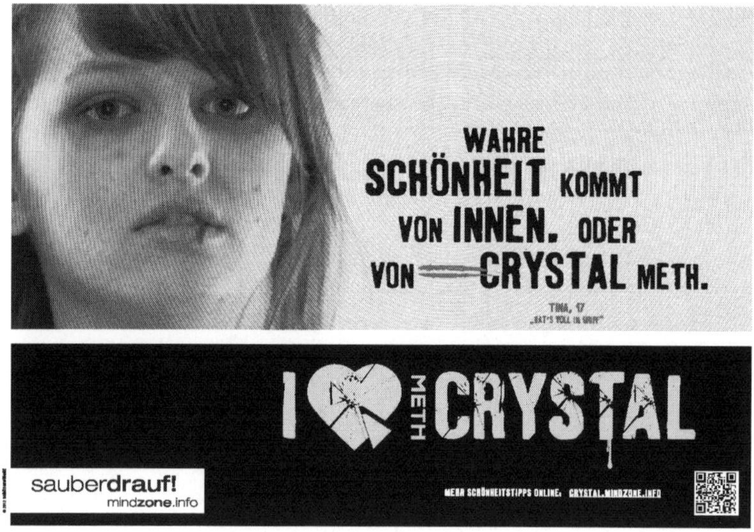
WAHRE
SCHÖNHEIT KOMMT
VON INNEN. ODER
VON CRYSTAL METH.
TINA, 17
I METH CRYSTAL
sauberdrauf!
mindzone.info
MEHR SCHÖNHEITSTIPPS ONLINE: CRYSTAL.MINDZONE.INFO

Abb. 4: Bildmotiv 2: »Wahre Schönheit kommt von innen – oder von Crystal Meth«

Oft wird Crystal missbräuchlich zur Gewichtsreduktion konsumiert. Die negativen Folgewirkungen (z.B. entzündete Hautstellen) werden von betroffenen Konsumenten meist ignoriert.

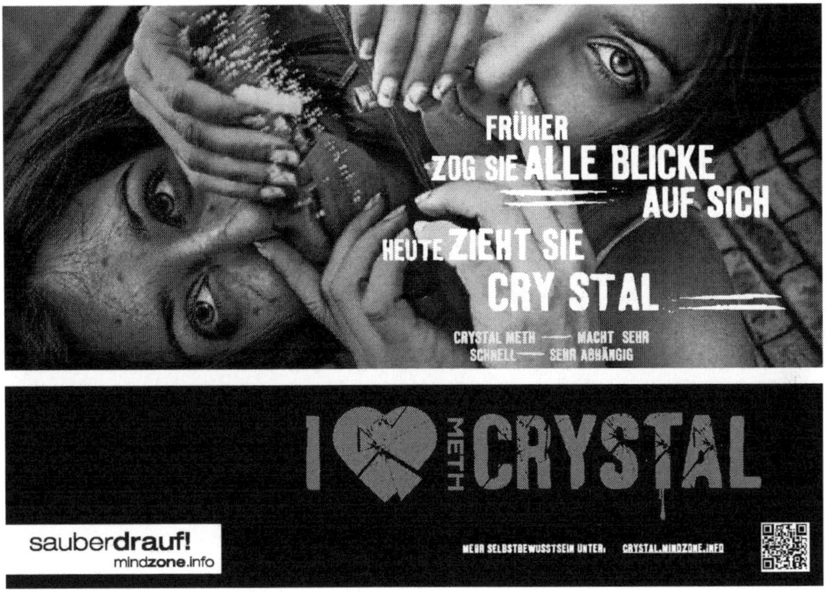
FRÜHER
ZOG SIE ALLE BLICKE
AUF SICH
HEUTE ZIEHT SIE
CRY STAL
CRYSTAL METH — MACHT SEHR
SCHNELL — SEHR ABHÄNGIG
I CRYSTAL
METH
sauberdrauf!
mindzone.info
MEHR SELBSTBEWUSSTSEIN UNTER: CRYSTAL.MINDZONE.INFO

Abb. 5: Bildmotiv 3: »Früher zog sie alle Blicke auf sich – heute zieht sie Crystal Meth«

Auf diesem Bild sieht man eine junge Frau, die Methampetamin von einem Spiegel konsumiert. Das Spiegelbild zeigt ein deutlich gealtertes Abbild der Frau. Dieses Motiv soll auf den beschleunigten Alterungsprozess aufmerksam machen, den der Crystalkonsum zur Folge hat.

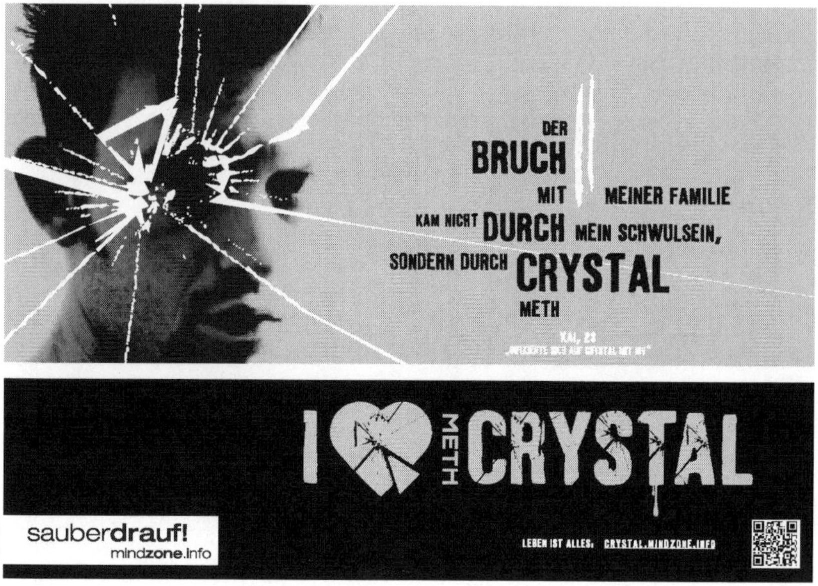

Abb. 6: Bildmotiv 4: »Der Bruch mit meiner Familie kam nicht durch mein Schwulsein – sondern durch Crystal Meth«

Dieses Motiv richtet sich an die homosexuelle Szene, in der Methamphetamin auf ausschweifenden Partys gerne als Potenzmittel konsumiert wird.

Sämtliche Bildmotive sind sowohl im Postkarten-Format als auch im Poster-Format erhältlich.

Des Weiteren wurde unter dem Titel »Warum ist Crystal eine der gefährlichsten Drogen überhaupt?« ein spezielles Warnplakat entworfen, das hauptsächlich bei den Vor-Ort-Aktionen in der Partyszene zum Einsatz kommt. Hier sind die größten Gefahren, die aus dem Methamphetaminkonsum resultieren, in Kürze zusammengefasst und jugendgerecht aufbereitet.

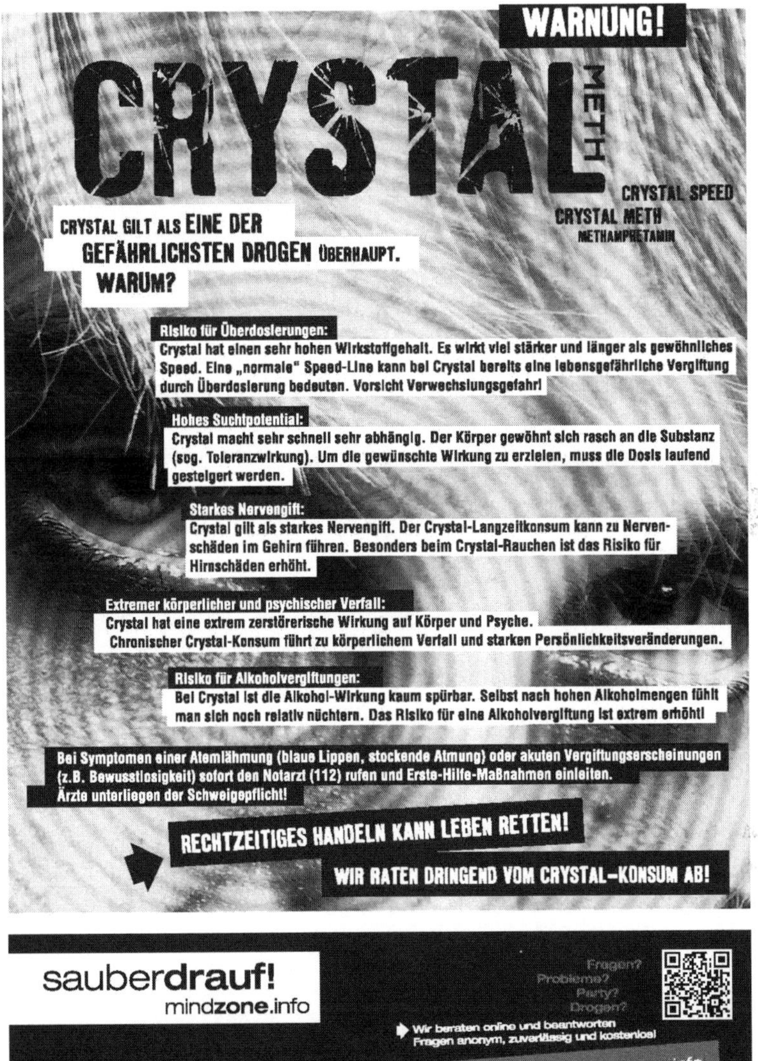
WARNUNG!
CRYSTAL
METH
CRYSTAL SPEED
CRYSTAL METH
METHAMPHETAMIN
CRYSTAL GILT ALS EINE DER GEFÄHRLICHSTEN DROGEN ÜBERHAUPT. WARUM?
Risiko für Überdosierungen:
Crystal hat einen sehr hohen Wirkstoffgehalt. Es wirkt viel stärker und länger als gewöhnliches Speed. Eine „normale" Speed-Line kann bei Crystal bereits eine lebensgefährliche Vergiftung durch Überdosierung bedeuten. Vorsicht Verwechslungsgefahr!
Hohes Suchtpotential:
Crystal macht sehr schnell sehr abhängig. Der Körper gewöhnt sich rasch an die Substanz (sog. Toleranzwirkung). Um die gewünschte Wirkung zu erzielen, muss die Dosis laufend gesteigert werden.
Starkes Nervengift:
Crystal gilt als starkes Nervengift. Der Crystal-Langzeitkonsum kann zu Nervenschäden im Gehirn führen. Besonders beim Crystal-Rauchen ist das Risiko für Hirnschäden erhöht.
Extremer körperlicher und psychischer Verfall:
Crystal hat eine extrem zerstörerische Wirkung auf Körper und Psyche.
Chronischer Crystal-Konsum führt zu körperlichem Verfall und starken Persönlichkeitsveränderungen.
Risiko für Alkoholvergiftungen:
Bei Crystal ist die Alkohol-Wirkung kaum spürbar. Selbst nach hohen Alkoholmengen fühlt man sich noch relativ nüchtern. Das Risiko für eine Alkoholvergiftung ist extrem erhöht!
Bei Symptomen einer Atemlähmung (blaue Lippen, stockende Atmung) oder akuten Vergiftungserscheinungen (z.B. Bewusstlosigkeit) sofort den Notarzt (112) rufen und Erste-Hilfe-Maßnahmen einleiten.
Ärzte unterliegen der Schweigepflicht!
RECHTZEITIGES HANDELN KANN LEBEN RETTEN!
WIR RATEN DRINGEND VOM CRYSTAL-KONSUM AB!
sauberdrauf!
mindzone.info
Fragen?
Probleme?
Party?
Drogen?
Wir beraten online und beantworten Fragen anonym, zuverlässig und kostenlos!
onlineberatung.mindzone.info

Abb. 7: Warnplakat »Crystal Meth«

Das Info-Booklet befasst sich ausführlich mit der Substanz Crystal Meth. Auf 20 Seiten werden die Wirkungsweisen und Folgewirkungen, die Gefahren sowie Minimalregeln zur Risikominderung abgehandelt. Zudem sind potentielle

Ansprechpartner und Anlaufstellen aus dem Suchthilfesystem angegeben. Unter folgendem Link steht das Info-Booklet zu kostenlosem Download bereit: http://www.mindzone.info/_pdf/infomaterial/CRYSTAL-Meth-Info-Booklet-von-Mindzone-Juli-2012-Auflage-1-Web-Low.pdf

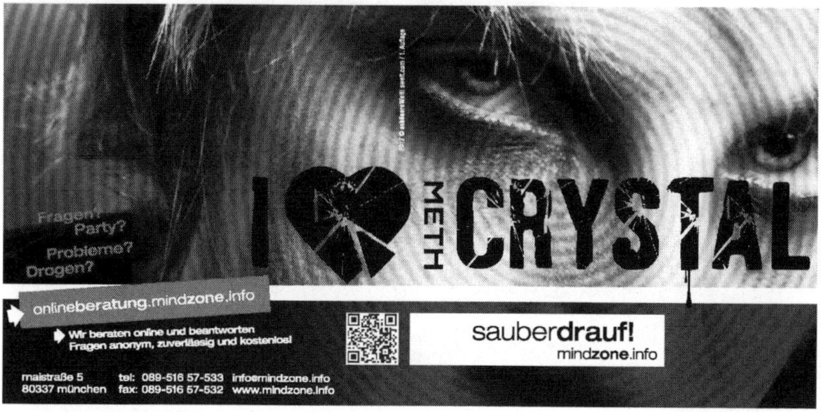

Abb.8: Titelseite Info-Booklet »Crystal Meth«

Der aktuell vorherrschende Konsumtrend hin zu stimulierenden, leistungssteigernden Substanzen wie Crystal – worauf man sozusagen »wie auf Knopfdruck funktionieren« und Leistung erbringen kann spiegelt unsere heutige Leistungsgesellschaft wider, in der Erfolg- und Leistungsdruck permanent ansteigen. Dies beginnt schon im frühen Jugendalter in Schule und Ausbildung und zieht sich später durch das ganze Berufsleben. Kurzum: Die hohen Anforderungen, mit denen wir uns im heutigen Lebensalltag konfrontiert sehen, sind mit dem Wirkspektrum von Crystal absolut kompatibel. MINDZONE möchte mit dieser und weiteren Kampagnen zu einer unaufgeregten, sachlichen Auseinandersetzung mit dem Thema Suchtmittelkonsum anregen und zu einer gesellschaftlichen Debatte beitragen.

Nicht nur zielgruppenspezifische und langfristig angelegte Aufklärungskampagnen über die Risiken und Folgewirkungen der Droge Crystal sind sinnvoll und notwendig. Weiterhin erforderlich ist v.a. auch ein flächendeckender Ausbau von Therapie-Angeboten für Crystal-Abhängige. Aufgrund der hohen Rückfall-Quote sollten hierbei speziell auf Crystal-Abhängige zugeschnittene Therapie-Maßnahmen und Nachsorge-Angebote installiert werden, um die Betroffenen langfristig zu stabilisieren.

Die Studie zum Substanzkonsum in der jungen Ausgehszene

MINDZONE ist seit 2014 in Kooperation mit dem Institut für Therapieforschung (IFT München) an einer Studie zum Konsumverhalten junger Menschen in der Ausgehszene beteiligt. Da MINDZONE einen direkten und unmittelbaren Zugang zur Konsumenten-Zielgruppe hat, wurde es vom IFT gezielt als Kooperationspartner ausgewählt.

Ziel der Studie ist es, Informationen zu neuen Trends beim Substanzmissbrauch legaler und illegaler Substanzen in Form eines Monitoringsystems möglichst frühzeitig zu erkennen und deutschlandweit zusammenzutragen. Zur Datenerhebung wurde ein spezieller Konsumenten-Fragebogen entwickelt, der sich u.a. mit Prävalenzen von psychoaktiven Substanzen, Aufkommen neuer Substanzen, unerwünschten Nebenwirkungen, Bezugsquellen befasst. Ein wichtiger Aspekt sind hierbei neuartige Substanzen, die in der Szene gerade »in« sind und nach Aussage der Konsumenten »neu« sind.

Zudem befasst sich die Studie mit der Zielgruppenerreichung und Wirksamkeitsüberprüfung von MINDZONE. Hierbei werden die Teilnehmer danach befragt, welche Themen sie interessieren, welche Angebote sie nutzen, wohin sie sich wenden würden, wenn sie Fragen zu Drogen haben und welche Fragen sie z.B. interessieren, welche Verbesserungsvorschläge sie für das Projekt haben. In einer ersten Auswertung wurden bislang insgesamt 1.679 Fragebögen aus 43 Veranstaltungen ausgewertet. Bei den 12-Monats-Prävalenzen ist auffällig, dass Cannabis die am häufigsten konsumierte Substanz in der Partyszene darstellt. Die klassischen Partydrogen MDMA und Speed sind in der Partyszene nach wie vor am häufigsten verbreitet. Crystal Meth wird hingegen in der Partyszene im Raum München nur vereinzelt konsumiert und spielt hier eine eher untergeordnete Rolle: Jeder 10. Befragte hat in den letzten 12 Monaten Crystal konsumiert.

NPS (Neue psychoaktive Substanzen) sind in der Partyszene im Vergleich zu den etablierten Partydrogen (noch) nicht so weit verbreitet, spielen jedoch auch hier eine zunehmende Rolle. Etwa jeder Fünfte gab an, mindestens einmal in den letzten 12 Monaten NPS konsumiert zu haben.

Bei der Abfrage für welche Fragen sich Partygänger im Zusammenhang mit Drogen am meisten interessieren, stehen Wirkungsweisen und gesundheitliche Aspekte, wie z.B. Suchtgefahren, aber auch gesundheitliche Folgeschäden des Konsums ganz klar im Vordergrund.

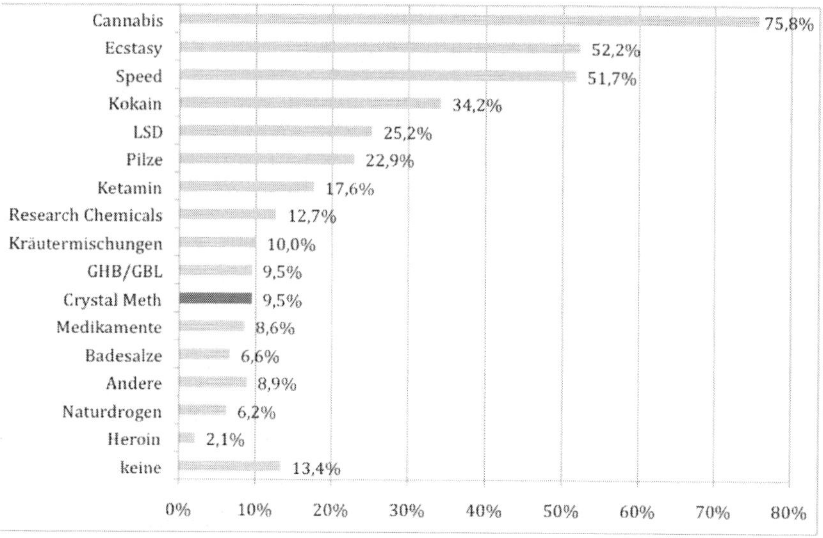

Abb. 9: 12-Monatsprävalenzen, Studie zum Konsumverhalten in der jungen Ausgehszene (IFT München 2015)

Die Info-Materialien von MINDZONE werden als überwiegend positiv bewertet und hilfreich angesehen. Insgesamt erfüllt die Präventionsarbeit von MINDZONE eine wichtige und gewünschte Rolle in einer schwer erreichbaren Zielgruppe.

Zusammenfassend wird den niederschwelligen, akzeptanzorientierten Projekten im Allgemeinen eine hohe Glaubwürdigkeit und Akzeptanz bestätigt, so dass diese einen sehr günstigen Zugangsweg zur Konsumenten-Hochrisikogruppe darstellen. Der vollständige Bericht und die zusammenfassenden Studienergebnisse sind unter folgendem Link einsehbar:
http://ift.de/fileadmin/user_upload/Literatur/Berichte/2015-08-27_Bericht_Partyprojekte.pdf

Bewertung und Ausblick

MINDZONE war und ist durch die vieljährige Erfahrung im Bereich der mobilen Suchtprävention und Peer-Arbeit richtungsweisend und Vorreiter für weitere Präventionsprojekte im deutschsprachigen Raum. Das niedrigschwellige, akzeptanzorientierte und aufsuchende Konzept geht auf: Dies bestätigen die zahlreichen Gesprächskontakte am Infostand und direkten Rückmeldungen der Partygänger.

Mittlerweile ist MINDZONE ein fester und unverzichtbarer Bestandteil in der bayerischen Partyszene geworden. Die Veranstalter und Discothekenbetreiber zeigen großes Interesse an der MINDZONE-Arbeit und unterstützen das Projekt bei der Planung und Durchführung von Präventionseinsätzen. Viele Partybetreiber haben den Mehrwert der Präventionsarbeit auf ihrem Event erkannt und sehen die Präsenz eines MINDZONE-Infostandes als zusätzliches Angebot für ihre Gäste. Überzeugungsarbeit muss in den wenigsten Fällen geleistet werden. MINDZONE genießt in der Partyszene eine große Akzeptanz. Die Partygänger haben großes Vertrauen in die Mitarbeiter und nehmen das Beratungsangebot gerne an.

Die Zahl der durchgeführten Präventionseinsätze und damit auch die Anzahl an jungen Menschen, die durch die Vor-Ort-Einsätze von MINDZONE angesprochen wurden, blieb in den vergangenen Jahren auf einem konstant hohen Niveau und erreichte im Projektjahr 2016 einen neuen Zahlenrekord: MINDZONE führte bayernweit insgesamt 90 Präventionsmaßnahmen auf kommerziellen und nichtkommerziellen Party-Veranstaltungen durch. Dabei wurden rund 114.306 Jugendliche und junge Erwachsene erreicht. Hierbei war das Interesse der Partygänger für die Vor-Ort-Aktivitäten und die Bereitschaft, sich mit der Partydrogen-Thematik auseinander zu setzen, ausgesprochen groß. Zusätzlich zu den Präventionsmaßnahmen im Nachtleben erhielten im Jahr 2016 bayernweit 413 Personen persönliche Erst-Beratungen – entweder telefonisch oder per Online-Beratung –, in deren Mittelpunkt die Aufklärung über moderne Suchtgefahren, Alkohol, Cannabis und synthetische Drogen stand.

Besonderer Fokus soll im Jahr 2017 nach wie vor auf die elektronische Musikszene und sog. »Brennpunkt-Clubs« gelegt werden, da hier ein tendenziell hoher und oftmals riskanter Substanzkonsum praktiziert wird und somit ein großer Informations- und Aufklärungsbedarf besteht. Hervorzuheben ist zudem die kontinuierliche Ausweitung von MINDZONE auf ganz Bayern. Neben den bereits bestehenden Projektstandorten in München, Traunstein, Würzburg, Neu-Ulm und Hof, haben sich die beiden neuen MINDZONE-Standorte in Rosenheim und Regensburg in der jeweiligen Region weiter ausbauen und etablieren können.

Für das Projektjahr 2017 ist die Gründung eines weiteren Projektstandortes im Raum Augsburg geplant. Von dort liegen seit geraumer Zeit Problemmeldungen vor, es gibt eine lebhafte Partyszene mit ausgeprägtem Konsumverhalten und der Caritasverband der Diözese Augsburg hat als regionaler Kooperationspartner Bereitschaft zur Mitarbeit signalisiert.

Musikszeneprojekt Drogerie. Niedrigschwellige Drogenprävention im Partykontext

Sebastian Franke

Projektbeschreibung

Das Musikszeneprojekt Drogerie versteht sich als niedrigschwelliges, selektives und indiziertes Drogenpräventionsangebot des Präventionszentrums der SiT (Suchthilfe in Thüringen GmbH) und ist seit dem Jahr 2000 Baustein des Thüringer Suchthilfesystems. Als Partyprojekt ist es thüringenweit auf verschiedenen Rave- und Musikevents vertreten und leistet vor Ort akzeptanzorientierte, niedrigschwellige Suchtprävention und Drogenaufklärung im Sinne der Risk- und Harm-Reduction.

Alle Maßnahmen des Projektes sollen an einer ressourcenorientierten Sichtweise zur Unterstützung von Eigenverantwortung sowie Selbstbefähigung hinsichtlich eines gesundheitsbewussten Verhaltens ausgerichtet sein. Die Angebote mobiler Drogenarbeit zielen darauf ab, Konsument_innen hinsichtlich individueller Gefährdungen, Risiken und Divergenzen aufzuklären.

Übergeordnetes Ziel ist die Vermittlung von Kompetenzen zur Erhaltung bzw. Förderung der physischen und psychischen Gesundheit, um damit riskanten Konsum psychotroper Substanzen qualitativ zu reduzieren.

Das Drogerie-Team besteht aus der Projekt- und Eventkoordination sowie aus einem dynamischen Pool von ca. 20 ehrenamtlichen Peer-Mitarbeiter_innen, die flexibel auf den einzelnen Events eingesetzt werden können. Die Projektkoordination beschäftigt sich mit der konzeptionellen Weiterentwicklung, der Schulung von Peer-Mitarbeiter_innen, der Gewährleistung des reibungslosen Ablaufs von Veranstaltungen, der Öffentlichkeitsarbeit sowie der Ehrenamtsakquise. Zum Aufgabenbereich der Eventkoordination gehört es, Einsätze zu planen, den Kontakt mit Veranstalter_innen herzustellen und die Einteilung von Peer-Mitarbeiter_innen für die einzelnen Veranstaltungen zu organisieren.

Im Vordergrund der ehrenamtlichen Tätigkeit stehen das Engagement und die Peerzugehörigkeit – die Nähe zu den Lebenswelten der Adressat_innen, um so den Zugang für Gespräche zu erleichtern. Voraussetzungen sind ein absolvierter beziehungsweise aufgefrischter Erste-Hilfe-Kurs, Kenntnisse in der Drogennotfallhilfe und Basiswissen zu den Schwerpunkten psychotrope Substanzen, Safer

Use, Umgang mit Pillenwarnungen, Risk- & Harm-Reduction und Grundzüge niedrigschwelliger motivationaler Intervention. Um diese Qualitätsstandards zu gewährleisten, werden jedes Jahr und bei Bedarf Schulungen seitens der Projektkoordination durchgeführt.

Da das Konzept stetig weiterentwickelt wird, gibt es Spielraum für qualitative Veränderungen, um das Projekt bestmöglich an die Lebenswelten der Konsument_innen und an aktuelle Gegebenheiten des Drogenmarktes anzupassen.

Crystal Meth in der Thüringer Elektropartyszene

Die illegale psychotrope Substanz Methamphetamin erfuhr in Thüringen in den letzten Jahren eine zunehmende Verbreitung. Die Erfahrung der jahrelangen Arbeit des Musikszeneprojektes Drogerie lässt hierbei deutliche Trends erkennen. Durch ihren stimulierenden, leistungssteigernden Charakter und aufgrund der luststeigernden und enthemmenden Wirkung findet diese Droge auch in der Elektropartyszene zunehmend Anklang. Jedoch steht Crystal Meth im Vergleich mit anderen Partydrogen in der Szene unter einem stark negativ behafteten Licht. Der Substanzkonsum von Stimulanzien wie Ecstasy (MDMA und Derivate) oder Speed (Amphetamin) erfährt in Szenekreisen eine große Akzeptanz. Crystal Meth hingegen gilt als »schmutzige« Droge mit der sich vordergründig sehr wenige Konsument_innen in der Partyszene identifizieren möchten. Jedoch sind unseren Peer-Mitarbeiter_innen in den letzten drei Jahren bei längeren Gesprächen mit Konsument_innen im Partysetting auch des Öfteren Crystal-Erfahrungen berichtet worden. Augenscheinlich wurde dabei, dass es den User_innen sehr unangenehm ist, dass ihr Crystal-Konsum bekannt wird, während der unreflektierte und risikobehaftete Umgang mit anderen Drogen sehr offen thematisiert werden kann. Die Tabuisierung von Crystal Meth innerhalb der Elektropartyszene gestaltet das Erreichen der jeweiligen User_innen als höchst diffizil und erfordert eine große Vertrauensbasis seitens der Peer-Mitarbeiter_innen. Neben einer akzeptanzorientierten Risikoberatung verweisen die Peer-Mitarbeiter_innen auf anonymisierte Selbsthilfeangebote wie das Online-Selbsthilfeforum »Breaking Meth« sowie auf die neue Android-App »Checkpoint-C«, die sich als virtuelles Konsumtagebuch und Gesundheitstool mit vielen Safer-Use-Hinweisen, Selbsttests und Substanzinformationen direkt an Crystal-Konsument_innen richtet (siehe den Beitrag von Barsch/Jeschke in diesem Band).

Zielgruppe und Ziele des Projekts

Zielgruppe des Projektes sind szenezugehörige Jugendliche, Heranwachsende und Erwachsene sowie Interessierte und Angehörige. Vorrangiges Ziel des Projektes ist es, über Wirkungsweisen und riskante Konsummuster von legalen und illegalen Drogen im Partysetting aufzuklären und Konsument_innen über Safer-Use-Maßnahmen und einen risiko- und schadensminimierten Umgang hinsichtlich des Konsums von Suchtmitteln zu informieren. Grundsätzlich sollen alle Maßnahmen und Angebote an eine ressourcen- und akzeptanzorientierte Sichtweise angelehnt sein und die Eigenverantwortung sowie die Adressat_innen zu einem gesundheitsbewussten Verhalten befähigen. Durch die wertfreie und fachlich fundierte Vermittlung von Wissen über legale und illegale Drogen sowie einer niedrigschwelligen, klient_innenzentrierten Informationsweitergabe sollen mögliche gesundheitliche, psychische und soziale Risiken und Schäden, welche durch den Konsum entstehen können, vermindert werden. Außerdem sollen Konsument_innen für weniger riskante Konsummuster sensibilisiert und zur Selbstreflexion angeregt werden.

Maßnahmen

Um die Besucher_innen der Events qualitativ zu erreichen, müssen sich die Angebote des Drogerieprojektes maßgeblich als Bestandteil der Szene etablieren. Wichtigste Voraussetzung für eine erfolgreiche Arbeit ist es, einen möglichst hohen Bekanntheitsgrad anzustreben und innerhalb der Szene akzeptiert zu werden. Empathie und bedachtes Handeln sind notwendig, um mögliche Schwellenängste auf Seiten der Klientel abzubauen. Obwohl nicht jeder/jede Partygänger_in psychoaktive Substanzen konsumiert, gelten Partydrogen als akzeptierter Bestandteil der Rave- und Elektro-Party-Szene. Die Stigmatisierung als Drogenkonsument_in und die Strafverfolgung bei Drogendelikten sorgen für Misstrauen gegenüber Außenstehenden und öffentlichen Beratungseinrichtungen. Der Auftrag des Projektes und die gesetzliche Schweigepflicht der Mitarbeiter_innen werden daher offen und klar mit den Adressat_innen kommuniziert. Um einen hohen Bekanntheitsgrad zu gewährleisten, wurde ein eingängiges Projektlogo entworfen, welches sich auf allen Flyern und Infobroschüren wiederfindet. Als Projektfahrzeug dient ein auffälliges, bunt gestaltetes Wohnmobil, an dem auf den Veranstaltungen der Informationsstand aufgebaut wird. Das Wohnmobil dient gleichzeitig als geschützter Raum, der den Adressat_innen eine ruhige und entspannte Atmosphäre bietet. Bei den Gesprächen mit der Klientel wird besonderer Anspruch auf eine sachliche und wertfreie Kommunikation gelegt, da durch eine neutrale Haltung die Akzeptanz und die Inanspruchnahme der Informationsangebote gefördert werden. Die Informationsvermittlung findet neben den Mitarbeiter_innen-Gesprächen über Flyer und Substanzbroschüren statt, die sich die Adressat_innen mitnehmen können. Die Informationsmaterialien haben folgende Inhalte:

- *Drogen, Recht, Party*: mit Informationen zu rechtlichen Konsequenzen bei nachgewiesenem Drogenbesitz und Führen eines Kraftfahrzeugs nach dem Konsum von Drogen sowie Hinweise zum angebrachten Verhalten beim Umgang mit den Strafverfolgungsbehörden.
- *Safer Use:* Informationen zum risikoreduzierendem Umgang mit Drogen.
- *Nachweisbarkeit von Drogen:* Angaben zu Nachweisbarkeitszeiten verschiedener Drogen in Körpersekreten.
- *Drogennotfall:* Hinweise zu lebensrettenden Sofortmaßnahmen bei medizinischen Notfallsituationen.
- *Mischkonsum:* Verweis auf besondere Risiken beim Konsum mehrerer Substanzen gleichzeitig oder kurz hintereinander.
- *Info- Flyer:* Informationen zur Arbeit des Musikszeneprojekts Drogerie.
- *Substanzbroschüren:* 14 kleine handliche Hefte im »Hosentaschenformat«, mit umfassenden Informationen zu verschiedenen Substanzen.

Die Informationsmaterialien sind in allgemeinverständlicher Sprache verfasst und in einem szenenahen Design gestaltet, damit ein breites Spektrum an Partygästen erreicht werden kann. Sofern Besucher_innen des Standes keinen persönlichen Kontakt mit den Peer-Mitarbeiter_innen aufnehmen wollen, können sie sich anhand der Broschüren informieren. Auf den Flyern befinden sich zusätzlich noch Telefonnummern sowie E-Mail- und Internetadressen von Suchtpräventionseinrichtungen in Thüringen, um auch außerhalb des Partysettings weitere Informationen erhalten zu können. Sollten weiterführende Hilfen gewünscht werden, können Konsument_innen an regionale Suchthilfeeinrichtungen vermittelt werden.

Des Weiteren werden Safer-Use-Utensilien angeboten. Der Konsum von Partydrogen kann aufgrund von Flüssigkeitsmangel zu Überhitzung führen. Außerdem werden Müdigkeit, Durst und Hunger durch die Wirkung der einzelnen Substanzen nur noch verzerrt wahrgenommen. Gerade stundenlanges Tanzen kann sich in Verbindung mit dem Konsum sehr negativ auf den Organismus auswirken. Daher werden am Wohnmobil kostenlos Wasser, Vitamine und – falls gewünscht – warme, entkoffeinierte Getränke ausgegeben. Sofern die Veranstalter_innen die Kosten übernehmen, wird ebenso frisches Obst bereitgestellt, um den Elektrolythaushalt anzuregen. Da Stimulanzien, wie der Wirkstoff MDMA als erwarteter Hauptbestandteil einer Ecstasy-Pille, eine entaktogene Wirkung haben können, werden das sexuelle Verlangen und die damit einhergehende Risikobereitschaft ungeschützten Geschlechtsverkehr zu haben, gesteigert. Am

Drogerie-Stand können Kondome erhalten werden, um sexuell übertragbaren Krankheiten und ungewollten Schwangerschaften vorzubeugen. Außerdem wird Gehörschutz angeboten, um Schäden der Hörorgane zu unterbinden. Am Stand werden ferner aktuelle Pillenwarnungen zur Verfügung gestellt, welche vom Schweizer Projekt SaferParty herausgegeben werden, um die Adressat_innen auf gefährliche Substanzen und deren Beimischungen hinzuweisen. Eine weitere Maßnahme des Drogerieprojektes ist eine Plakat- und Postkartenkampagne, welche auf provokative Weise extreme Folgen von verschiedenem Drogenkonsum stilisiert. Die Intention dahinter ist jedoch nicht der Gedanke der Abschreckung, sondern die Kampagne versteht sich als direkte Herausforderung, sich mit dem Thema Drogenkonsum auseinanderzusetzen.

Um Risikopotenzialen adäquat vorzubeugen, müssen auch die Veranstalter_innen sensibilisiert werden, um ihre Partys und Events hinsichtlich des Jugendschutzes und etwaiger missbräuchlicher Konsummuster ihrer Partygäste so zu gestalten, dass für eine gesundheitsfördernde Atmosphäre gesorgt (und garantiert) wird. Dazu entwickelt das Präventionszentrum ein Factsheet, welches Anregungen und Hinweise enthält, um einen risikominimierenden und geschützten Rahmen in der Umsetzung von Veranstaltungen zu ermöglichen. Im Sinne der Risk- & Harm-Reduction auf Partyveranstaltungen soll auch das Netzwerk zu den Veranstalter_innen im Thüringer Raum deutlich erweitert werden. Die Veranstalter_innen erhalten ebenso die Möglichkeit »Safer-Use-Tickets« am Einlass oder schon beim Kartenerwerb an ihre Partygäste weiterzugeben, auf welchen grundlegende Hinweise zu einem risikominimierten Konsum in ansprechender Form dargestellt sind.

Hinsichtlich des öffentlichen Auftretens und der breit gefächerten Informationsweitergabe wurde 2016 die Webseite des Musikszeneprojektes Drogerie (www.drogerie-projekt.de) komplett neu gestaltet und programmiert, was über die Veranstaltungsbesuche hinaus dazu dient, präventiv eine möglichst große Reichweite für die Adressat_innen zu erzielen. Die Webseite dient dabei als szeneaffine Informationsplattform und beinhaltet neben einem Terminkalender für kommende Veranstaltungen, auf denen die Drogerie vertreten ist, ein umfassendes Substanzen-Lexikon mit Safer-Use-Hinweisen, Informationen zu risikoreichem Mischkonsum, Erster Hilfe bei Drogennotfällen, Safer Sex, rechtlichen Grundlagen bezüglich des BtMG, aktuelle Pillenwarungen von SaferParty sowie ein Factsheet für Veranstalter_innen von Musikevents. Zudem werden aktuelle suchtmittelspezifische Themen und Neuigkeiten rund um das Projekt in regelmäßigen Abständen journalistisch aufbereitet und auf dieser Plattform veröffentlicht. Im ersten Quartal 2017 soll die neue Webseite veröffentlicht werden.

Tandem – Koordinierungszentren Deutsch-Tschechischer Jugendaustausch in Regensburg und Pilsen: Grenzübergreifende Zusammenarbeit von Präventionsfachkräften der Jugendarbeit

Stefanie Schütz

Aufgaben der Koordinierungszentren

Wir gestalten die gemeinsame Zukunft! Die Koordinierungszentren Deutsch-Tschechischer Jugendaustausch – Tandem fördern die gegenseitige Annäherung und die Entwicklung freundschaftlicher Beziehungen zwischen jungen Menschen aus Deutschland und Tschechien.

Die Koordinierungszentren beraten und unterstützen staatliche und nichtstaatliche Institutionen und Organisationen in beiden Ländern bei der Durchführung und Intensivierung des deutsch-tschechischen Jugendaustausches und der internationalen Zusammenarbeit im Bereich der Jugendarbeit. Sie sind die zentralen Fachstellen der Bundesrepublik Deutschland und der Tschechischen Republik für den Jugend- und Schüleraustausch zwischen den beiden Staaten. Im Zentrum der Arbeit steht die Begegnung junger Menschen.

Crystal Meth: Ein Thema für den deutsch-tschechischen Jugendaustausch

Als zentrale Fachstelle für den deutsch-tschechischen Jugendaustausch haben die beiden Koordinierungszentren Tandem nach Jahren der grenzübergreifenden Zusammenarbeit ein Radar für Verschiebungen im deutsch-tschechischen Verhältnis und mögliche Hindernisse für den deutsch-tschechischen Austausch entwickelt. So auch für das Thema Crystal Meth, das in den letzten Jahren immer stärker in den Fokus der Berichterstattung über das jeweilige Nachbarland zu rücken begann: In Deutschland die Drogenküchen in Tschechien, in Tschechien die wachsende Nachfrage nach Crystal Meth aus Deutschland. Da es sich um ein deutsch-tschechisches Problem und aufgrund der großen Anzahl an Konsument_innen unter 30 Jahren um eine Aufgabe für die Jugendarbeit handelt, setzt sich Tandem seit 2012 für die grenzübergreifende Drogenprävention ein. Seit 2013 fanden drei von Tandem organisierte Fachdialoge und mehrere Arbeitstreffen statt. Dort konnte gemeinsam mit Vertreter_innen von Jugendarbeit, Suchtarbeit, Jugendsozialarbeit an Schulen, Streetwork und Polizei aus Deutschland und Tschechien die deutsch-tschechische Kooperation auf dem Feld der Drogenprävention voran gebracht werden. In den Jahren 2015 und 2016 wurde dank der Unterstützung des Deutsch-Tschechischen Zukunftsfonds der individuelle fachliche Austausch gefördert. Präventionsfachkräfte konnten sich im Rahmen von 15 Hospitationen mit ihren Kolleg_innen aus dem Nachbarland über die jeweiligen Herausforderungen in der Berufspraxis austauschen und Gemeinsamkeiten und Unterschiede diskutieren. Während der Befassung mit dem Thema Drogenkonsum bzw. Prävention wurde schnell deutlich: Das Interesse an grenzübergreifender und tiefergehender Zusammenarbeit bei Fachkräften aus Deutschland und Tschechien ist groß. Um dem Rechnung zu tragen hat Tandem in Rücksprache mit Fachleuten aus beiden Ländern (z.B. von Need No Speed aus Weiden oder vom Zentrum für Drogenprävention und Therapie/CPPT aus Pilsen) ein Projektkonzept für das bayerisch-sächsisch-tschechische Grenzgebiet entwickelt. Finanziert werden soll das Projektvorhaben durch Mittel aus dem Europäischen Fonds für Regionale Entwicklung (EFRE), die über die Interreg-Programme ausgereicht werden. Zum jetzigen Zeitpunkt ist der Erfolg der Projektanträge im bayerisch-tschechischen und sächsisch-tschechien Förderprogramm noch offen. Im Folgenden wird ein Überblick über die Aktivitäten der Jahre 2013-2016 gegeben und anschließend das Projektkonzept vorgestellt.

Grenzübergreifende Kooperation 2013-2016

Grenzübergreifende Kooperationen zwischen Präventionseinrichtungen zum Thema Crystal Meth hatten noch nicht oder allenfalls sporadisch stattgefunden. Tandem hatte im Jahr 2012 Crystal als einen Faktor identifiziert, der die deutsch-tschechische Zusammenarbeit im Feld der Jugendarbeit behinderte, und deshalb Kontakt zu einschlägigen Einrichtungen in beiden Ländern aufgenommen. 2013 wurde zum ersten Deutsch-Tschechischen Fachdialog zur grenzübergreifenden Drogenprävention eingeladen.

Mehr als 60 Vertreter_innen der Jugendarbeit, Polizei, Suchtberatung und Zoll aus beiden Ländern diskutierten am 3.6.2013 in der Max-Reger-Halle in Weiden die Daten und Fakten, verschiedene Präventionsmodelle und nicht zuletzt die Frage, was beide Seiten voneinander lernen können. Tschechiens Generalkonsul Josef Hlobil ermunterte die Anwesenden zur grenzübergreifenden Zusammenarbeit.

Folgende Ergebnisse sind insbesondere hervorzuheben: Crystal Meth muss als Problem erkannt werden. Es handelt es sich um ein deutsch-tschechisches Problem, das sich zu einem europäischen Problem entwickeln kann. Die Aufgriffs-

und Konsumierendenzahlen nehmen zu. Ein großer Anteil der Konsument_innen ist unter 30 Jahre alt; insofern ist es wichtig, die Jugendarbeit möglichst früh einzubeziehen.

Prävention und vor allem eine grenzübergreifende Kooperation in präventiven Maßnahmen ist dringend erforderlich. Dafür bedarf es einer entsprechenden finanziellen Ausstattung sowie der strukturellen Ausgestaltung. Zusätzlich sind gerade auf deutscher Seite niedrigschwellige Angebote für Drogenkonsumierende und verbesserte Therapiemöglichkeiten notwendig, auch in der ambulanten Suchtberatung. Unterschiede in den Erfahrungen der jungen Menschen und abweichende strukturelle Bedingungen in beiden Ländern müssen bei der grenzübergreifenden Zusammenarbeit in der Prävention von Crystal Speed erkannt und berücksichtigt werden.

Einig waren sich die Teilnehmer_innen des ersten Deutsch-Tschechischen Fachdialogs darin, dass die Kooperation fortgesetzt werden soll. Als Ziel für den zweiten Fachdialog am 16.12.2013 in Weiden verständigten sie sich auf die Einbeziehung der Jugendsozialarbeit an Schulen. Der zweite Fachdialog hatte damit eine breitere Basis und fand ein großes Echo in der Öffentlichkeit. Die Präsentation des landesweiten Präventionskonzepts durch das Tschechische Schulministerium sowie die Vorstellung unterschiedlichster Präventionsansätze aus Bayern und Sachsen hatten, kombiniert mit dem leidenschaftlichen Appell des BJR-Präsidenten Matthias Fack, das Problem als bilaterales jugendpolitisches Thema zu begreifen, das Interesse der Medien geweckt.

Die Gespräche, wie man grenzübergreifend bei der Drogenprävention zusammenarbeiten kann, konnten neben den Fachdialogen im Rahmen von zwei Arbeitsgruppentreffen fortgesetzt und intensiviert werden. Die Vertreter_innen aus Jugendarbeit, Jugendsozialarbeit an Schulen, Suchtberatung und Polizei sollten sich kennenlernen und ihre Erfahrungen in der Drogenprävention austauschen. Im Mittelpunkt der Gespräche stand die Frage, welche grenzüberschreitenden Möglichkeiten der Kooperation denkbar sind. Zielsetzung war, gemeinsame Präventionsprojekte zu entwickeln bzw. anzustoßen. Außerdem wurden die Inhalte des dritten Fachdialogs diskutiert.

Es entstanden eine Reihe von Ideen und Fragestellungen für die weitere Zusammenarbeit: ein Musikfestival, Konzerte, ein Kontaktseminar für Eltern, die Errichtung eines deutsch-tschechischen regionalen Koordinierungszentrums, die Gründung einer Datenbank zu Projekten im Bereich der Drogenprävention, die Einrichtung einer deutsch-tschechischen Kontaktbörse, die Klärung der Bedeutung von Begriffen und Systemen in beiden Sprachen in Bezug auf Prävention, auf die Schulsysteme in Deutschland und in der Tschechischen

Republik, die Klärung der Rolle der Polizei bei der Drogenprävention und die Überwindung von Sprachbarrieren. Eine wichtige weitere Erkenntnis war, dass es auf tschechischer Seite häufig an personellen und finanziellen Ressourcen fehlt. Insgesamt wurde aber deutlich, dass die Teilnehmer_innen und ihre Organisationen über große Stärken, Erfahrungen und Knowhow verfügen, das für grenzüberschreitende Projekte genutzt und weitergegeben werden kann, und dass auf beiden Seiten ein hoher Bedarf besteht, Informationen auch fachübergreifend über Netzwerke auszutauschen.

Beim dritten Fachdialog, der mit 53 Teilnehmer_innen am 23.6.2014 erstmals in Pilsen stattfand, standen Grundfragen zu Präventionsansätzen in beiden Ländern im Mittelpunkt der Gespräche. In drei Arbeitsgruppen wurden die konkreten Möglichkeiten der Zusammenarbeit diskutiert. Die Arbeitsgruppen standen unter dem Titel »Voneinander lernen: Erfahrungs- und Wissenstransfer unter Streetworkern«, »Grundlagenarbeit: Prävention und frühe Hilfe für Crystal-Konsumierende« und »Schule als Präventionsort: Präventionsarbeit an und mit Schulen«. Die Arbeitsgruppen wurden von Fachleuten aus Deutschland und Tschechien geleitet. Teilnehmer_innen der Konferenz waren Vertreter_innen aus Jugendarbeit, Streetwork, Jugendsozialarbeit an Schulen, Suchtarbeit und der Polizei. Erstmals gelang es, Streetworker in die Gespräche einzubeziehen.

Ein Arbeitstreffen am 29.1.2015 im Ost-West-Kompetenzzentrum in Marktredwitz bot 25 Fachkräften aus den Bereichen Jugendarbeit, Suchtarbeit, Jugendsozialarbeit an Schulen und Polizei aus Deutschland und Tschechien Raum für Informationsaustausch und konkrete Absprachen in der grenzübergreifenden Zusammenarbeit.

Petr Hrouzek vom Zentrum für Drogenprävention und Therapie in Pilsen (CPPT) stellte die Ausbildung von Präventionsfachleuten in der Region Pilsen vor und bot den deutschen Kolleg_innen an, die Einrichtung im Rahmen einer Hospitation kennenzulernen. Teilnehmer_innen stellten ihre grenzübergreifenden Vorhaben und Angebote vor. Bereits konkrete grenzübergreifende Projektvorhaben brachten die Initiative Need NO Speed, der Verein Jupiter e.V., die Jugendherberge Wunsiedel, die Organisation »Point 14«, die gemeinnützige Gesellschaft »Útočiště« und der Verein »Společně k bezpečí« (Gemeinsam zur Sicherheit) ein. In Arbeitsgruppen wurden individuelle Absprachen der Zusammenarbeit diskutiert.

Dank der Förderung durch den Deutsch-Tschechischen Zukunftsfonds konnten dieses Arbeitstreffen und Hospitationen im Zeitraum bis Sommer 2016 durchgeführt werden. Auch das Fachkräfteseminar zum Thema »Drogenprävention an Schulen«, welches vom 15. bis 17.10.2015 in Pilsen in Kooperation mit dem

Zentrum für Suchtprävention und Therapie in Pilsen stattfand, wurde durch den Zukunftsfonds bezuschusst. Auf dem Seminar nahmen insgesamt 30 Fachkräfte aus Deutschland und Tschechien, die direkt oder indirekt mit Drogenprävention an Schulen befasst sind, die Gelegenheit wahr, um sich grenzübergreifend zum Thema auszutauschen. Vorträge zu den Bedingungen, Strukturen und Methoden – vor allem der universellen – Drogenprävention an Schulen in Deutschland (Helga Salbeck, Gesundheitsamt Regensburg, Sachgebietsleiterin Sozialdienst) und Tschechien (Vladimír Sklenář, tschechisches Schulministerium, Arbeitsbereich Primärprävention) boten die Grundlage für die weitere Diskussion möglicher fachlicher Kooperationen. In kurzen Präsentationen stellten die Teilnehmenden anschließend Methoden aus ihrer Arbeitspraxis vor. Beiträge von Gerhard Krones (Need NO Speed) und Petr Hrouzek (CPPT) luden die Teilnehmenden zur Reflexion der eigenen Rolle als Präventionsfachkräfte ein. In zwei Arbeitsgruppen diskutierten die Teilnehmenden schließlich die Möglichkeiten und notwendigen Rahmenbedingungen weiterer deutsch-tschechischer Zusammenarbeit auf dem Gebiet der universellen Drogenprävention bei Kindern- und Jugendlichen. Mehrere Absprachen zu Hospitationen und künftigen Kooperationen wurden auf dem Seminar getroffen.

Ab Frühjahr 2015 bis Juni 2016 konnten 15 Hospitationen von an der grenzüberschreitenden Kooperation interessierten Fachkräften der Jugendarbeit, pädagogischen Mitarbeiter_innen und Jugendsozialarbeiter_innen an Schulen im jeweiligen Nachbarland vermittelt und gefördert werden. Beteiligt haben sich u.a. folgende Organisationen: Aktion Jugendschutz Landesarbeitsstelle Bayern e.V., Diakonie-Stadtmission Dresden e.V., DJH Wunsiedel, Hanno e.V. (Pirna), Jugendzentrum Weiden, Jupiter e.V. (Königstein), Medienzentrum Tirschenreuth, Need NO Speed, Prevent (Prachatice), Regionalamt Pilsen, Zentrum für Drogenprävention und Therapie in Pilsen, Život bez závislostí (Leben ohne Sucht, Prag).

Durch den deutsch-tschechischen Dialog zum Thema Prävention hat sich gezeigt: Während Polizei und Zoll immer intensiver grenzüberschreitend zusammenarbeiten, um Vertriebswege zu unterbrechen und Delinquenten festzusetzen (Repression), steckt die Zusammenarbeit insbesondere auf dem Feld der universellen Prävention noch in den Kinderschuhen. Einzelne Initiativen versuchen die Prävention voranzubringen. Eine interdisziplinäre Vernetzung von Einrichtungen der Jugendarbeit, Suchtarbeit, Jugendsozialarbeit an Schulen und Streetwork sowie eine grenzübergreifende Zusammenarbeit mit tschechischen Einrichtungen fanden bis 2012 jedoch nur sporadisch statt. Der deutsch-tschechische Austausch, der seitdem von Tandem angestoßen und koordiniert wurde, braucht eine größere Breite und eine erhebliche Vertiefung, um die wechselseitigen Vorteile einer Zusammenarbeit in der Prävention sichtbar und in der

Praxis erlebbar zu machen. Dazu bedarf es einer entsprechenden finanziellen Ausstattung sowie einer strukturellen Ausgestaltung, die möglichst die gesamte deutsch-tschechische Grenzregion abdeckt. Da die notwendige Förderung der deutsch-tschechischen Kooperation im Bereich der universellen Drogenprävention im Rahmen der Tandem zur Verfügung stehenden Mittel nicht geleistet werden kann, bereiteten die beiden Koordinierungszentren vor dem Hintergrund des fachlichen Austausches der Jahre 2013 bis 2016 ein Projektkonzept vor. Bei einem Arbeitstreffen mit Fachleuten und -kräften aus beiden Ländern im Mai 2016 in Weiden wurde das Konzept vorgestellt und diskutiert.

»Besser bez / lepší ohne« – Projekt zur grenzübergreifenden Prävention in der Jugendarbeit[1]

Im Rahmen des Projekts soll die deutsch-tschechische Zusammenarbeit auf dem Gebiet vor allem der universellen Prävention intensiviert werden und eine neue Qualität erlangen, um den negativen Erscheinungen – Anstieg Crystal- Konsum und damit einhergehende negative Bilder des jeweiligen Nachbarlandes – entgegenzuwirken.

Bestehende Kooperationen von Präventionsstellen auf beiden Seiten der Grenze können bei den verschiedenen Maßnahmen des Projekts vertieft werden, zudem können bei den Projektveranstaltungen wie Fachdialogen oder gemeinsamen deutsch-tschechischen Workshops, die schon jetzt bestehenden Kontakte zu einem grenzübergreifenden Netzwerk ausgebaut werden. Basierend auf den Erkenntnissen der bisherigen deutsch-tschechischen Diskussion auf den von Tandem initiierten Veranstaltungen soll im Rahmen des Projekts von Präventionsfachleuten aus Deutschland und Tschechien ein Präventionskonzept für die Jugendarbeit/universelle Prävention entwickelt werden. Eine solche Konzeptentwicklung hebt die Zusammenarbeit auf eine ganz neue Stufe – vom informativen Austausch hin zum gemeinsamen Handeln. Damit soll auch eine Verengung von Präventionsmaßnahmen auf einen Suchtstoff vermieden werden. Durch das gemeinschaftliche Agieren können die beteiligten Akteur_innen und die Öffentlichkeit aus beiden Ländern das Grenzgebiet als gemeinsamen Raum wahrnehmen und so das Zusammenwachsen der Region unterstützen. Durch die Kooperation kann aktiv an der gemeinsamen Problemlage gearbeitet werden. Die im Rahmen des Projekts stattfindenden Maßnahmen sind für alle Teilnehmenden kostenlos, um möglichst vielen Präventionsfachkräften und anderen Zielgruppen eine Teilhabe zu ermöglichen. Alle Veranstaltungen werden gedolmetscht, alle Materialien übersetzt, um eine Diskussion auf Augenhöhe zu

1 Tschechischer Titel: »Besser bez / lepší ohne« – Projekt přeshraniční primární prevence v práci s mládeží.

gewährleisten. Im Rahmen des Projekts soll der bisherige deutsch-tschechische Informationsaustausch in Fachdialogen, Workshops und Hospitationen weitergeführt und intensiviert werden. Begleitet wird das Projekt von einem Beirat mit Mitgliedern aus Wissenschaft und Praxis, um die fachliche Qualität und die Zielerreichung sicherzustellen. Das Herzstück der bilateralen Kooperation ist die gemeinsame Ausarbeitung eines grenzübergreifenden Präventionskonzepts. Zentrale konzeptionelle Anforderung ist die Entwicklung neuer Perspektiven und ergänzender Möglichkeiten im Bereich der (universellen) Prävention durch den Einsatz sogenannter »Präventionslotsen«. In Zusammenarbeit mit erfahrenen Praktiker_innen u.a. der Aktion Jugendschutz, Landesstellen Bayern und Sachsen sowie entsprechenden Stellen auf der tschechischen Seite soll zu Beginn des Projekts ein Konzept für die Schulung und den Einsatz der interdisziplinären Teams von ›Präventionslotsen‹ erarbeitet werden. Idealerweise ergänzen sich hierbei unter Berücksichtigung wissenschaftlicher Erkenntnisse die Qualifikationen von Lehrer_innen, Präventionsfachkräften und ehrenamtlich Engagierten bzw. Hauptberuflichen der außerschulischen Jugendarbeit. Um die potentiellen ›Präventionslotsen‹ auf ihren Einsatz bei Jugendverbänden, in Schulen und bei Angeboten der Jugendsozialarbeit im gesamten Programmgebiet vorzubereiten, gilt es sie in mehrteiligen modularen Workshopeinheiten zu schulen. Diese müssen auf die unterschiedlichen Bedürfnisse abhängig von Zielgruppen und strukturellen Bedingungen abgestellt werden können. Im Rahmen des Projekts können sich auf diesem Weg je ca. 10 Personen aus Deutschland und Tschechien für den Einsatz als ›Präventionslotsen‹ qualifizieren. Bei bis zu 50 Einsätzen mit jeweils etwa 20 Jugendlichen werden insgesamt 1000 Jugendliche erreicht. Die Einbeziehung der Peerebene, ein Supervisionsangebot und Möglichkeiten zur kollegialen Beratung und Vernetzung sollen ein selbstorganisiertes, kontext-, themen- und zielgruppenspezifisches Agieren der ›Präventionslotsen‹ ermöglichen. Nach einer abschließenden fachlichen und wissenschaftlichen Evaluation der Workshops und der Einsätze, kann am Ende des Projektes ein Präventionskonzept vorgehalten werden, das theoretisch fundiert und praktisch erprobt ist. Tandem greift mit diesem Projekt eine im Arbeitsprogramm des Strategischen Dialogs mit der Tschechischen Republik aufgestellte Forderung auf. In der Beschreibung zur AG 7 »Gesundheit und Drogen« heißt es dort:

> »Im Bereich der Drogenprävention besteht das Interesse an einer sichtbaren Verstärkung gemeinsamer Initiativen zur Aufklärung und Öffentlichkeitsarbeit über die Gefahren von Crystal/Metamphetamin sowie an einer engeren Zusammenarbeit mit den zuständigen Subjekten (Gesundheitswesen, Schulwesen, Bezirke und Gemeinden), die auf die Zielgruppen ›Kinder und Jugendliche‹ ausgerichtet wird.«

Als konkrete Aktivitäten sind »Initiativen der Jugendarbeit für die Prävention von Crystal Meth« und die »Gemeinsame Ausbildung von ›Präventionslotsen‹ in Kooperation mit Fachorganisationen für den Einsatz in Schulen und in der außerschulischen Jugendarbeit« benannt (Auswärtiges Amt 2015: 9).

Ausblick

Durch die Realisierung des Projekts kann die quantitative und qualitative Intensivierung der Kooperation zwischen mit (universeller) Prävention befassten Einrichtungen und Fachkräften durch fachlichen Austausch erzielt werden. Die Erarbeitung eines gemeinsamen Präventionskonzepts hebt die grenzübergreifende Kooperation im Bereich der Drogenprävention auf eine qualitativ neue Ebene. Des Weiteren vertieft das Projekt die nachbarschaftlichen Beziehungen durch Öffentlichkeitsarbeit, welcher aufgrund der oft verkürzten Medienberichterstattung zum Thema Drogenkonsum, Sucht und der Rolle des Nachbarlands eine wichtige Rolle zukommt. Ein positives Bild des Gegenübers ist eine wichtige Grundlage für die grenzübergreifende Zusammenarbeit, egal auf welchem Feld. Die Informationsangebote des Projekts tragen dazu bei, den Grad an Wissen über Drogen und Sucht sowie über das Nachbarland bei allen beteiligten Zielgruppen zu erhöhen.

Die grenzübergreifende Entwicklung eines Präventionskonzeptes birgt die Möglichkeit, den Prozess der Annäherung zwischen den Menschen im deutsch-tschechischen Grenzgebiet weiter voranzubringen, da die gemeinsame Arbeit an der Lösung für ein gemeinsames Problem den Zusammenhalt zwischen den beteiligten Akteur_innen stärkt. Durch die Öffentlichkeitsarbeit wird dieser positive Effekt auch an die Bevölkerung weitergegeben. Durch die Vernetzung von Akteur_innen aus beiden Ländern, die mit (universeller) Prävention befasst sind, können diese die Strukturen, institutionellen Rahmenbedingungen und theoretischen Ansätze in beiden Ländern intensiv kennenlernen und vergleichen. Auf der individuellen Ebene bereichert der Austausch alle Beteiligten fachlich und persönlich, auf der gesellschaftlichen Ebene trägt der Austausch zum Wissenstransfer und letztlich möglicherwiese auch zu einer strukturellen Annäherung auf institutioneller Ebene bei.

Der nächste Schritt ist für Tandem nun die Genehmigung der beiden Anträge im sächsisch-tschechischen und bayerisch-tschechischen Begleitausschuss. Diese Gremien befinden über die Ausrichtung der grenzübergreifenden Kooperation in den Interreg-Programmen zwischen Tschechien und den angrenzenden deutschen Bundesländern. Sollten sich die beiden Ausschüsse zu einer positiven Beschlussfassung durchringen können, wäre dies für die bilaterale Zusammenarbeit auf dem Feld der Prävention ein Meilenstein. Von den Ergebnissen können nach Ablauf von drei Jahren Projektdauer auch bilaterale Kooperationen mit anderen Nachbarländern oder auch die Präventionsarbeit insgesamt profitieren, da die Konzeptionen nicht nur im deutsch-tschechischen Kontext anwendbar sein sollen.

Literatur

Auswärtiges Amt der Bundesrepublik Deutschland (2015): Arbeitsprogramm im Rahmen des Strategischen Dialogs mit der Tschechischen Republik.

Inanspruchnahme externer Suchtberatung im sächsischen Strafvollzug im Bundesvergleich

Stephan Mühlig, Jeanine Paulick, Christoph Schwarzbach

Suchtberatung für sächsische Straftäter

Eine bislang wenig wahrgenommene Hochrisikogruppe in der Population der Crystal Meth-Konsumierenden stellen die Insass_innen von Justizvollzugsanstalten (JVA) in einigen Regionen der Bundesrepublik dar. Im Bundesland Sachsen sind derzeit n=6.305 Personen im Justizvollzug (inklusive Sicherungsverwahrung, Jugendstrafgefangene, Untersuchungsgefangene und Gefangene in sonstiger Freiheitsentziehung, Stand 2015, Auskunft des Sächsischen Staatsministeriums der Justiz) inhaftiert. Dabei handelt es sich um die Gruppe derjenigen Straftäter_innen, bei denen im Rahmen des Strafprozesses keine Schuldunfähigkeit oder verminderte Schuldfähigkeit nach den §§ 20, 21 StGB festgestellt wurde und für die somit nicht Maßregeln zur Besserung und Sicherung nach den §§ 63, 64 StGB verhängt wurden. Die 6.305 Strafgefangenen schließen also nicht die Patient_innen des Maßregelvollzuges ein, die u.a. wegen drogenassoziierter Delikte einsitzen. Die regulären JVA-Insass_innen aufgrund unterschiedlicher Straftaten erhalten von den sächsischen Suchtberatungs- und Behandlungsstellen (SBB) das Angebot zu einer externen Suchtberatung, für das sie sich individuell anmelden können. Die Aufgaben der externen Suchtberater_innen in den JVA bestehen u. a. in Informierung über Suchtmittelmissbrauch und Suchterkrankungen, die Erfassung suchtspezifischer Probleme (Diagnosestellung), Motivationsarbeit, Vermittlung an Beratungsstellen und Selbsthilfegruppen sowie Krisenintervention.

Inanspruchnahme sächsischer Suchtberatungs- und Behandlungsstellen (SBB) im bundesweiten Vergleich

Die Anmeldezahlen für externe Suchtberatung werden bundesweit in der Deutschen Suchthilfestatistik erfasst. Diese Inanspruchnahmepopulation spiegelt also die behandelte Prävalenz der Substanzbezogenen Störungen und Verhaltenssüchte wider. Die Daten lassen sich auf dieser Grundlage nicht auf ihre Aussagekraft für die wahre Prävalenz interpretieren, da eine Dunkelziffer (underreporting) so wenig ausgeschlossen werden kann wie overreporting aus sachfremden Motiven (z.B. Kontaktbedürfnis mit Berater_innen).

Nach dem Bericht der Suchtkrankenhilfe in Sachsen 2015 (SLS 2016) wurden im Berichtsjahr 2015 insgesamt 26.607 Klient_innen in der Suchtberatung betreut. Davon war in 29% der Fälle der Gebrauch von illegalen Drogen der Betreuungsgrund. Gemessen an der Gesamtklientel entfielen dabei etwa 19% der Beratungsfälle auf Klient_innen mit einer F15-Problematik (darunter 98% Crystal), was einer Gesamtzahl von 4.888 Klient_innen mit einer Crystal Meth-Diagnose entspricht. Unter den Beratungsfällen aufgrund illegaler Drogen nimmt Crystal mit etwa 70% den ersten Rang ein.

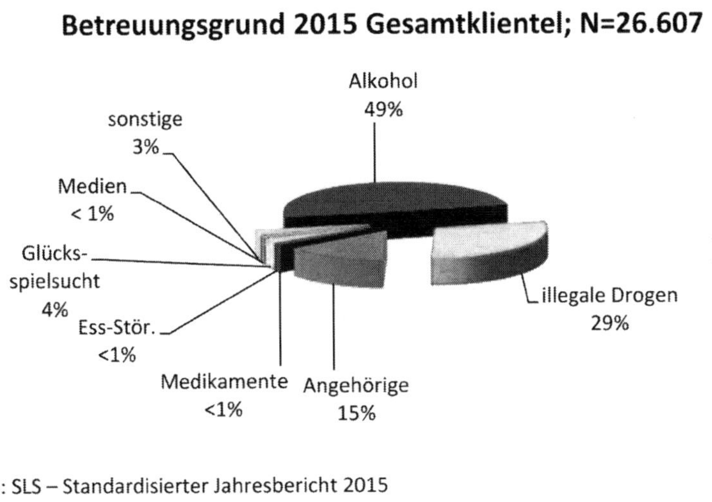

Abb. 1: Betreuungsgrund 2015

Die Daten der Suchthilfestatistik zeigen folgendes Bild für Sachsen im Bundesvergleich (Hauptdiagnosen):

Diagnosen	Sachsen 2010	Sachsen 2013	Sachsen 2014	Bund 2010	Bund 2013	Bund 2014
F 10 Alkohol	70,2 %	61,0 %	58,2 %	55,2 %	52,2 %	50,4 %
F 11 Opioide	7,4 %	3,7 %	3,7 %	17,6 %	14,9 %	14,6 %
F 12 Cannabinoide	7,7 %	6,6 %	6,6 %	13,6 %	15,4 %	16,6 %
F 15 Stimulanzien	9,3 %	22,1 %	24,9 %	3,1 %	5,6 %	6,3 %
F 63 Path. Spielen	2,5 %	4,0 %	3,9 %	4,7 %	6,2 %	6,3 %

Abb. 2: Hauptdiagnosen Sachsen

Mit rund 60% aller Fälle in Suchtberatung bildet die ICD-10-Diagnose F10 Psychische und Verhaltensstörungen durch Alkohol nach wie vor die Mehrheit der Beratungsanliegen wegen substanzbezogener Störungen im sächsischen Freistaat. Allerdings fallen mittlerweile bereits ein Viertel aller Beratungsanmeldungen auf die F15 Stimulanzienabhängigkeit, die sich in Sachsen wiederum zu 98% auf Crystal Meth beziehen. Damit dominiert Crystal bzgl. der Inanspruchnahme des Suchthilfesystems in den sächsischen Beratungs- und Behandlungsstellen unter den illegalen Drogen mit über 70%, während Cannabinoide (6,6%) und Opioide (3,7%) nur noch eine Nebenrolle spielen.

Diese Verteilung der Hauptdiagnosen in der sächsischen ambulanten Suchtberatung weicht nach den Statistiken der deutschen Suchthilfestatistik stark von den Durchschnittwerten der Suchtberatung im bundesweiten Vergleich ab, wo im Jahr 2014 bei vergleichbarer Größenordnung für Alkohol (50,4%) die Anmeldungszahlen der Suchtberatung für Opioide (14,6%) und Cannabinoide (16,6%) weiter über denen der Stimulanzien (6,3%) liegen. Der Anteil der Beratungsfälle wegen Pathologischen Spielens (F63) fällt in Sachsen unterproportional aus (3,9% vs. 6,3%). In der sächsischen Suchtberatung ist der Anteil der Crystal Meth-bezogenen Fälle zwischen 2010 und 2014 von 9,3% auf 24,9% kontinuierlich und massiv gestiegen, in absoluten Zahlen um 1.433 Fälle! Im gleichen Zeitraum ist der Anteil der alkoholbegründeten Fälle von 70,2% auf 58,2% zurückgegangen, was einem absoluten Rückgang um 1.774 Personen entspricht. Bei den Cannabinoiden (7,7% vs. 6,6%) und Opioiden (7,4% vs. 3,7%) ist in der sächsischen Suchtberatung ein leichter Rückgang zu verzeichnen. Bundesweit sind die Opioid-Beratungsanmeldungen ebenfalls leicht gefallen (17,6% vs. 14,6%), während die Cannabinoid-Fälle moderat zugenommen haben (13,6% vs. 16,6%).

Durchgeführte Beratungsfälle im Rahmen der externen Suchtberatung in sächsischen JVA

Laut dem aktuellen Bericht der Suchtkrankenhilfe in Sachsen (SLS 2016) wurden im Berichtsjahr 2015 im Rahmen der externen Suchtberatung im sächsischen Justizvollzug insgesamt 2.817 Klient_innen beraten. Mit diesen wurden ca. 13.500 Beratungsgespräche geführt, was im Mittel pro Fall 4-5 Beratungseinheiten entspricht. In insgesamt 490 Beratungsfällen wurden Anträge zur haftanschließenden suchtspezifischen Behandlung (Entwöhnung bzw. Sozialtherapie) gestellt.

Unter den durchgeführten Fällen der externen Suchtberatung im sächsischen Strafvollzug dominieren seit einigen Jahren mit etwa 70% die illegalen Drogen mit >2.000 Fällen gegenüber etwa 24% Alkohol-Fällen.

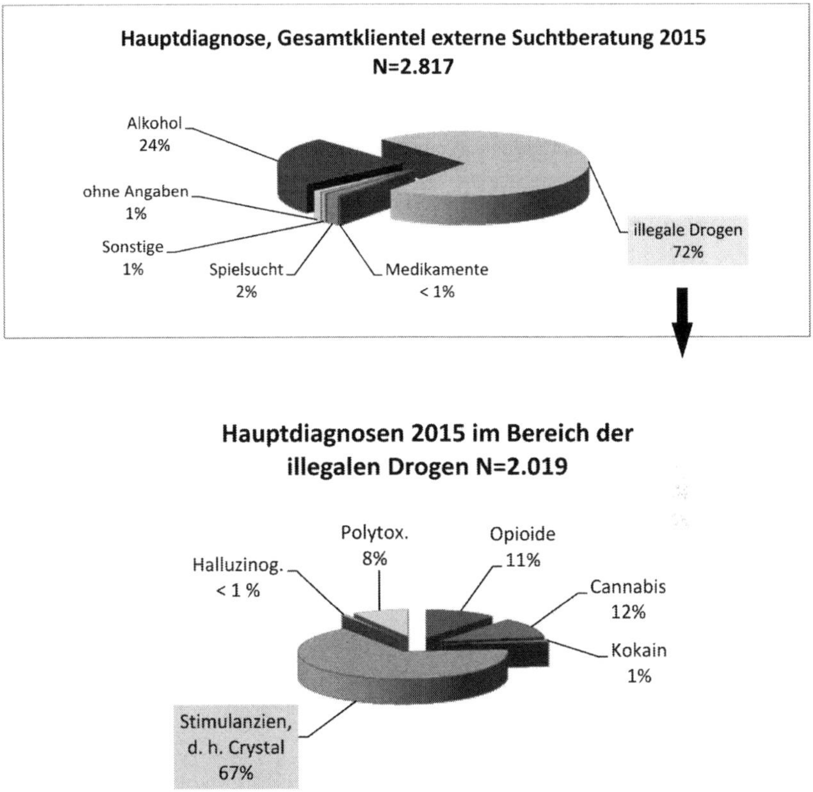

Abb. 3: Hauptdiagnosen Gesamtklientel und illegale Drogen

Unter den Beratungsfällen aufgrund einer Hauptdiagnose im Bereich der illegalen Drogen dominieren mit 67% die Fälle mit Stimulanzien-Diagnose (die hier wiederum mit 95–98% fast ausschließlich Crystal Meth-Konsum betreffen). Das bedeutet, dass inzwischen jede/r dritte Strafgefangene in Sachsen (n=1.326) aufgrund einer Crystal Meth-Abhängigkeit Kontakt mit der externen Suchtberatung aufgenommen hat. Demgegenüber stellen die Beratungsfälle aufgrund einer Cannabinoid-Diagnose (12%) oder einer Opioid-Diagnose (11%) in Sachsen eindeutig ein Problem nachgeordneter versorgungsepidemiologischer Bedeutung in diesem Bereich dar. Der Anteil der Crystal Meth-bezogenen Fälle beträgt im Jahr 2015 fast die Hälfte (48%) aller externen Suchtberatungsfälle im Strafvollzug in Sachsen.

Dieser Anteil von Crystal Meth-bezogenen Beratungsfällen ist seit 2007 kontinuierlich um mehr als das Vierfache gewachsen und nimmt in den letzten Jahren weiterhin zu (Bericht der Suchtkrankenhilfe in Sachsen 2016).

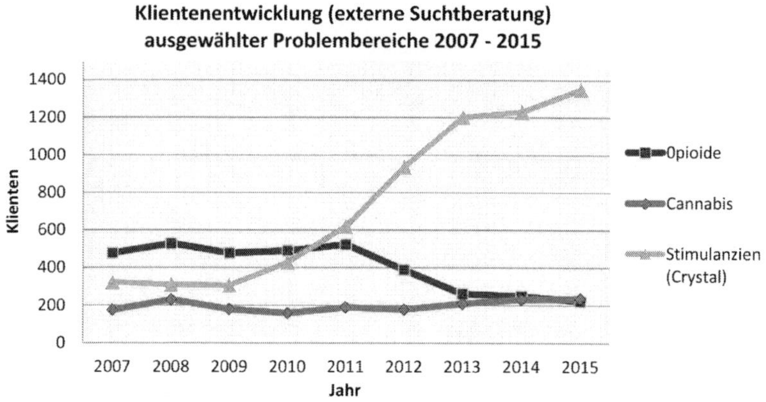

Abb. 4: Klient_innenentwicklung externe Suchtberatung

Inanspruchnahmequoten externe vs. reguläre ambulante Suchtberatung

Inwieweit entspricht die prominente Rolle von Crystal Meth in der externen Suchtberatung im sächsischen Justizvollzug dem Stellenwert, den diese Droge in der Suchtberatung außerhalb der Gefängnismauern im Freistaat Sachsen besitzt? Die illegalen Drogen spielen bzgl. der Inanspruchnahme von Suchtberatung im Justizvollzugssetting mit einem Anteil von 72% eine sehr viel größere Rolle als in der Suchtberatung außerhalb der JVA (29%). Innerhalb der Beratungsfälle aufgrund illegaler Drogen entspricht der Anteil der Crystal-Fälle in der Diagnoseverteilung in der externen Suchtberatung fast exakt der der regulären Suchtberatung (beide rund 70%).

Im Berichtsjahr 2015 nahmen von den insgesamt 6.305 Strafgefangene und Jugendstrafgefangene in sächsischen Justizvollzugsanstalten 1.326 sächsische Inhaftierte die Angebote der externen Suchtberatung aufgrund einer Hauptdiagnose Crystal Meth wahr. Das entspricht 21% der Strafgefangenen und Jugendstrafgefangenen des gesamten Jahres 2015 in Sachsen. Verglichen mit dem Inanspruchnahmeverhalten der regulären Suchtberatung in der Allgemeinbevölkerung liegt das Inanspruchnahme-Verhalten der Suchtberatung im sächsischen Strafvollzug in Bezug auf Crystal Meth um das über 175-fache höher. Diese weit überproportionale Inanspruchnahmequote der Suchtberatung im Strafvollzug gegenüber der regulären Suchthilfe gilt für alle Substanzstörungen. Dies könnte als Indiz dafür gewertet werden, dass Suchtprobleme unter den Bedingungen des Strafvollzuges besonders erfolgreich entdeckt und mit einem initialen Beratungsangebot verknüpft werden können. In immerhin 20% dieser Beratungsfälle (n=487) konnte ein Antrag auf eine anschließende Entwöhnungsbehandlung gestellt werden.

Substanz	Prozentualer Anteil an der Gesamtbevölkerung in der extramuralen Suchtberatung (*N*)	Prozentualer Anteil der Klienten der intramuralen Suchtberatung an allen Straf- und Jugendgefangen (*N*)	Faktor, um den das Inanspruchnahme-Verhalten von Suchtberatung gegenüber der Allgemeinbevölkerung erhöht ist
Cannabinoide	0,036 % (1500)	3,73 % (235)	103,52
Opioide	0,023 % (951)	3,52 % (222)	153,09
Crystal Meth	0,12 % (4988)	21,03 % (1326)	175,25

Tab. 1: Vergleich der prozentualen Anteile unterschiedlicher Hauptdiagnosen in der sächsischen Allgemeinbevölkerung und unter sächsischen Strafgefangenen[1]

Der Anteil der Crystal Meth-bezogenen Fälle in der ambulanten Suchtberatung außerhalb des Justizvollzuges liegt mit 70% weit über den Bundesdurchschnittswerten (16%). Nach der Suchthilfestatistik Sachsen-Deutschland 2014 dominieren unter den illegalen Drogen bundesweit die cannabisbezogenen (41%) und opioidbezogenen Fälle (36%), welche in der sächsischen Suchtberatung die Minderheit bilden (Cannabis: 18%; Opioide: 10%). Insofern spiegelt der hohe Anteil der Crystal Meth-Fälle im Rahmen der Suchtberatung im Justizvollzug die dominierende Rolle in der ambulanten Suchtberatung in Sachsen insgesamt wider, bildet aber ganz klar ein regionsspezifisches Problem.

1 Gegenüberstellung der Anteile von Hilfesuchenden in ausgewählten Substanzgruppen an der sächsischen Gesamtbevölkerung und Anteile von Hilfesuchenden im Rahmen der externen Suchtberatung an allen Straf- und Jugendstrafgefangenen des Jahres 2015.

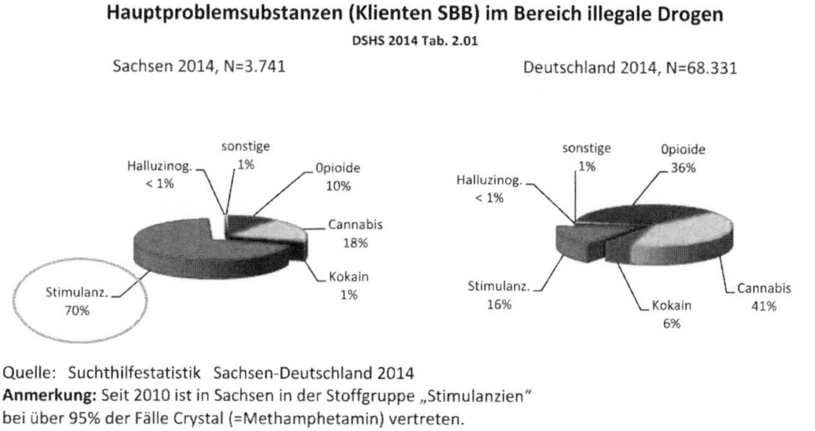

Abb. 5: Hauptproblemsubstanzen illegale Drogen. Vergleich Sachsen – Deutschland

Inanspruchnahmequoten vs. wahre Prävalenz

Zur wahren Prävalenz des Crystal Meth-Konsums bundesweit sowie in Sachsen liegen aktuell keine validen Daten vor. Über die Gesamtquote von Crystal Meth-Konsumierenden bzw. Personen mit methamphetaminbezogenen Störungen lassen sich kaum verlässliche Schätzungen machen. In den bundesrepräsentativen Befragungen spiegeln sich allerdings die regionalen Unterschiede wider, die sich im Inanspruchnahmeverhalten zeigen. Der Epidemiologische Suchtsurvey für die Bundesländer Bayern, Hamburg, Hessen, Nordrhein-Westfalen, Sachsen und Thüringen bestätigt die Sonderstellung von Methamphetamin in Sachsen (Piontek et al. 2017). Diese ist nicht zuletzt auch durch die Nähe zur Tschechischen Republik bedingt, welche als Hauptherkunftsregion für Methamphetamin gilt (S3-LL, SLS 2016, Pfeiffer-Gerschel et al. 2015). Der Vergleich der Prävalenzraten zwischen Sachsen und dem Bundesgebiet wird in Tabelle 2 dargestellt. Demnach lag die Lebenszeitprävalenz für den Stimulanzien-Konsum bei Männern in Sachsen als einziges Bundesland bei 3,2% und damit signifikant ($p<.05$) über dem Bundesdurchschnitt der Männer von 0,7%. Dies gilt jedoch nicht für die 12-Monatsprävalenz, welche lediglich bei 0,5% lag und damit gegenüber dem Bundesdurchschnitt nicht signifikant erhöht war. Die 30-Tages-Prävalenz fiel mit 0,0% noch niedriger aus. Aufgrund der geringen Anzahl der Betroffenen innerhalb der Stichprobe konnten Daten zu einem klinisch relevanten Konsum nur auf Ebene von Fallzahlen ausgewertet werden. Diese deuten neben Thüringen auch in Sachsen darauf hin, dass hier eine besondere regionale Belastung vorliegt. Die Autor_innen weisen in diesem Zusammenhang jedoch darauf hin, dass die Teilnahme von problematisch-Konsumierenden bei Bevölkerungsumfragen relativ gering sei (Piontek et al. 2017).

	Bundesweit	Sachsen
Lebenszeit-Prävalenz	0,7%	3,2%*
12-Monats-Prävalenz	0,2%	0,5%
30-Tages-Prävalenz	0,0%	0,0%

* p<.05

Tab. 2: Vergleich der Prävalenz Daten für Methamphetamin Sachsen- und Bundesweit (Piontek et al. 2017).

Diskussion

Die extrem hohe Rate von Beratungsbedürfnissen und Beratungsfällen in Bezug auf illegale Drogen in der externen Suchtberatung im Strafvollzug stellt ein in der öffentlichen Wahrnehmung weithin unterschätztes Problem dar. Diese Inanspruchnahmequoten spiegeln eine erschreckend hohe Verbreitung des Konsums illegaler Drogen bzw. der Substanzbezogenen Diagnosen im Strafvollzug wider. Der dominierende Anteil von Crystal Meth gegenüber anderen illegalen Drogen in der externen Suchtberatung in Sachsen stellt offensichtlich ein regionales Problem dar, das der Verteilung der ambulanten Suchtberatungsfälle außerhalb des Justizvollzuges entspricht.

Bislang existiert kaum empirische Forschung, die diese weit überproportionale Verbreitung illegaler Drogen im Allgemeinen und von Crystal Meth in Sachsen im Besonderen untersucht. Auch in der Forschung zu Konsumierendengruppen werden Strafgefangene bisher nicht als eigene Fallgruppe mit besonderen Bedarfen und besonderer Erreichbarkeit wahrgenommen und beforscht (Klee 1997, Milin et al. 2014). Obwohl seit Längerem bekannt ist, dass die Gruppe der Strafgefangenen im Hinblick auf das Vorliegen einer substanzbezogenen psychischen Störung eine besonders belastete Population darstellt (Schröder 2005, Stöver 2012; Pfeiffer-Gerschel et al. 2015, SLS 2016), sind die Ursachen dafür noch nicht klar.

Bislang sind die ätiologischen Kausalzusammenhänge zwischen Drogenkonsum und Inhaftierung unzureichend geklärt. Beim Konsum illegaler Drogen besteht naturgemäß eine enge Beziehung zur Delinquenz, da der Umgang mit der Droge an sich strafbar. Drogenkonsumierende werden aber nicht nur wegen des Besitzes und Handels mit illegalen Substanzen, sondern wegen einer Anzahl weiterer drogenassoziierter Straftaten (z.B. Beschaffungskriminalität, illegale Prostitution) strafrechtlich verfolgt und ggfs. zu Haftstrafen verurteilt. Dieser Anteil der drogenbezogenen Fälle von Haftstrafen erklärt allerdings noch nicht die extrem hohen Inanspruchnahmequoten der externen Suchtberatung. Wenn in Sachsen jede/r Dritte Strafgefangene eine Suchtberatung allein wegen einer Crystal Meth-Problematik beantragt, kann sich dies nicht allein auf die Teilgruppe der wegen Drogendelikten verurteilten Straftäter beschränken. Bislang ist unklar, welcher Anteil der Drogenkonsumierenden im Strafvollzug bereits vor der Inhaftierung drogenabhängig/-konsumierend war bzw. sogar aufgrund seiner Drogenproblematik verurteilt wurde. Weiterhin ungeklärt ist der umgekehrte Zusammenhang zwischen Delinquenz und Drogenabhängigkeit: Begünstigt eine vorangegangene Delinquenz den Konsum von illegalen Drogen, z.B. weil der Drogenzugang im kriminellen Milieu leichter und der Kontakt mit Drogen häufiger ist? Oder fallen Delinquenz und Drogenkonsum aufgrund von gemeinsam zugrundeliegenden Risikofaktoren häufig bei denselben Personen zusammen? Personen mit geringer Frustrationstoleranz, niedriger exekutiver Kontrolle, unzureichender Emotionsregulation und hoher Risikobereitschaft neigen häufig sowohl zu deviantem Verhalten als auch zum Konsum psychoaktiver Substanzen. Auffällig ist auch der Anteil der Strafgefangenen mit Diagnose einer psychischen Störung außerhalb des F1-Spektrums der Substanzbezogenen Störungen. Straffällige Personen mit psychischer Komorbidität könnten in besonderem Maße dazu neigen, psychotrope Substanzen zur »Selbstbehandlung« ihrer psychischen Leidenszustände und Lebensprobleme zu konsumieren. Schließlich ist nicht auszuschließen, dass viele Strafgefangene erst in Haft in Kontakt mit illegalen Drogen geraten und sich die Suchtprobleme erst dort entwickeln.

In Bezug auf die Behandlungs- und Resozialisierungsziele sind die Aktivitäten der externen Suchtberatung in den Justizvollzugseinrichtungen zu begrüßen und stellen einen wesentlichen Baustein im Hinblick auf eine positive Legalprognose dar. Allerdings liegt die Quote der Drogenbetroffenen, die nach der Haftentlassung eine Entwöhnungsbehandlung beantragen, in Sachsen bei etwa 20% aller Beratungsfälle, von denen vermutlich nur ein Teil tatsächlich umgesetzt wird. Das bedeutet, dass die große Mehrheit der drogenabhängigen Straftäter_innen nach der Entlassung wahrscheinlich weder abstinent ist noch eine konkrete Behandlungsperspektive aufweist. Unklar ist dabei auch, welcher Anteil der Entlassenen zumindest in der ambulanten Drogenberatung und Nachbetreuung gehalten werden kann. Im speziellen Fall von Crystal Meth in Sachsen handelt es sich um eine Droge, die zwar relativ preisgünstig auf dem Schwarzmarkt der grenznahen Regionen zu Tschechien zu besorgen ist, die aber aufgrund ihrer spezifischen Wirkungen die Begehung weiterer Straftaten begünstigen könnte. Methamphetamin führt bei chronischem Gebrauch regelmäßig zu Kontrollverlust, Hochrisikoverhalten, Gewaltdurchbrüchen bis hin zu paranoiden Psychosen. Es bleibt zu hoffen, dass den persistierend drogenabhängigen Exhäftlingen die Resozialisierung ohne delinquente Rückfälle gelingt. Dies sollte durch verstärkte Forschung und Versorgungsangebote zum Schutz der Bevölkerung dringend unterstützt werden.

Literatur

Braun, B., Brand, H., Künzel, J. (2015): Deutsche Suchthilfestatistik 2014. Alle Bundesländer. Tabellenband für ambulante Beratungs- und/oder Behandlungsstellen, Fachambulanzen und Institutsambulanzen (Typ 3 und 4). Bezugsgruppe: Zugänge und Beender ohne Einmalkontakte. Hg. v. IFT Institut für Therapieforschung. München.

Klee, H. (1997): A typology of amphetamine users in the United Kingdom. In: H. Klee (Ed.), Amphetamine Misuse: International Perspectives on current Trends. Amsterdam: Harwood Academic Publishers: 35-68.

Milin, S., Lotzin, A., Degkwitz, P., Verthein, U., Schäfer, I. (2014): Amphetamin und Methamphetamin-Personengruppen mit missbräuchlichem Konsum und Ansatzpunkte für präventive Maßnahmen: Sachbericht. Hamburg: Zentrum für Interdisziplinäre Suchtforschung (ZIS) der Universität Hamburg.

Pfeiffer-Gerschel, T., Jakob, L., Dammer, E., Karachaliou, K., Budde, A., Rummel, C. (2015): Bericht 2015 des nationalen REITOX-Knotenpunkts an die EBDD. Deutschland, Workbook Gefängnis. München: Deutsche Beobachtungsstelle für Drogen und Drogensucht DBDD.

Piontek, D., Gomes de Matos, E., Atzendorf, A., Kraus, L. (2017): Substanzkonsum und Hinweise auf klinisch relevanten Konsum in Bayern, Hamburg, Hessen, Nordrhein-Westfalen, Sachsen und Thüringen: Ergebnisse des Epidemiologischen Suchtsurvey 2015.

S3-Leitlinie Methamphetamin-bezogene Störungen (2017): Berlin/Heidelberg: Springer.

Schröder, T. (o.J.): Psychische Erkrankungen bei männlichen Gefangenen im geschlossenen Vollzug. Lübeck, Univ. Diss., 2005.

SLS (Sächsische Landesstelle gegen Suchtgefahren e.V.) (2016): Sucht 2015: Bericht der Suchtkrankenhilfe in Sachsen.

Stöver, H. (2012): Drogenabhängige in Haft – Epidemiologie, Prävention und Behandlung in Totalen Institutionen. Suchttherapie, 13(02): 74-80.

METHAMPHETAMIN IM KONTEXT VON ELTERNSCHAFT UND SEXUALITÄT

Auswirkungen mütterlichen Crystal Meth Konsums auf den Schwangerschaftsverlauf sowie die frühkindliche Entwicklung des ungeborenen Kindes

Fanny Friedrich

Einleitung

Die aktuelle mediale Aufmerksamkeit sowie die unanfechtbar steigenden Zahlen von weiblichen Methamphetaminkonsumentinnen (Crystal Meth), vor allem in Ostdeutschland, verdeutlicht die hohe Relevanz der Thematik Crystal Meth im Zusammenhang mit Schwangerschaft sowie Elternschaft (Mühlig et al. 2016: 117). Besonders die Betrachtung der sogenannten »Crystal Babys« ist von großer Bedeutung, da das Thema medial sehr emotional, deformiert und ideologiebelastet aufbereitet wird und auch in wissenschaftlichen Kreisen ebenfalls wenig sachliche Informationen zu dem o.g. Zusammenhang zu finden sind. Der vorliegende Beitrag widmet sich daher dem aktuellen Forschungsstand zu den Auswirkungen von Methamphetaminkonsum in der Schwangerschaft und soll neue Handlungsmöglichkeiten der Sozialen Arbeit darstellen um die Betroffenen in ihrer Crystal-Meth-Konsumwelle überhaupt erreichen zu können.

Substanzgebrauch und Schwangerschaft

Die Thematik »Drogen, Schwangerschaft und kindliche Entwicklung« findet sich bereits seit circa 1830 in der historischen Literatur wieder (Stachowske 2012: 64). Seither wurden mehrere wissenschaftliche Studien, Langzeituntersuchungen, retrospektive Analysen sowie Verlaufsbeobachtungen von unterschiedlichsten Professionen durchgeführt, welche zeigen, wie wichtig die Betrachtung dieser »besonderen Schwangerschaften« ist.

Aufgrund der Plazentagängigkeit der unterschiedlichsten Substanzen ist das ungeborene Kind mit allen biochemischen sowie physikalischen Prozessen der Mutter verbunden und somit direkt vom mütterlichen Konsum der verschiedenen legalen und illegalen Substanzen betroffen. Dies bedeutet, dass zentral wirksame Substanzen teratogene oder gewebezerstörende Schädigungsmechanismen sowie eine Abhängigkeit (»passive addiction«) mit postnatalem Entzugssyndrom hervorrufen können.

Spezielle Auswirkungen von Crystal Meth Konsum in der Schwangerschaft

Crystal Meth konsumierende Frauen im »gebärfähigen Alter« haben überproportional oft ungeschützten Geschlechtsverkehr und damit kommt es gehäuft zu ungewollten Schwangerschaften. Gründe dafür sind neben der sexuell enthemmenden Substanzwirkung der einhergehende gestörte Menstruationszyklus sowie die nachgewiesene reduzierte Wirkung der Antibabypille, welche das Risiko einer ungewollten Schwangerschaft zusätzlich signifikant erhöhen (Drugscouts 2015, JSDB 2014: 36).

Ein ausführliche Betrachtung bzw. umfangreiche Forschungsergebnisse der speziellen substanzspezifischen Auswirkungen von Methamphetamingebrauch während einer bestehenden Schwangerschaft existiert bisher nicht. Methamphetaminkonsum im Zusammenhang mit Schwangerschaft findet in Deutschland nur unzureichend Beachtung, obwohl vor allem aktuelle Fallzahlen sächsischer Geburtskliniken eindrücklich zeigen, dass vermehrt Crystal Meth konsumierende Schwangere in den gynäkologischen Abteilungen ihre Neugeborenen entbinden.

Epidemiologie

Aktuelle Statistiken ostdeutscher Geburtskliniken machen den rasanten Anstieg schwangerer Frauen mit nachgewiesenem Crystal Meth Konsum deutlich. Die Zahlen des Universitätsklinikums Dresden zeigen vor allem in den letzten fünf Jahren eine erhebliche Steigerung methamphetaminexponierter Neugeborener. In der Zeitspanne von 2009 bis April 2015 wurden insgesamt 94 Schwangerschaften mit nachgewiesenem Methamphetaminkosum nur im Universitätsklinikum Dresden erfasst (Urban et al. 2015). Ähnliche Zahlen und Verläufe zeigten sich in der Stadt Leipzig: 2014 wurden 34 betroffene Kinder im Uniklinikum Leipzig geboren, zusätzlich wurden im selben Jahr 39 methamphetaminexponierte Neugeborene im Sankt Georg Klinikum Leipzig entbunden; dies entspricht der Summe von 73 Neugeborenen, deren Mütter Methamphetamin in der Schwangerschaft konsumiert haben (Robel-Tillig 2016).

Auch der Oberarzt J. Dinger des Uniklinikums Dresden bestätigte in einem Interview mit dem Magazin »Stern« den rasanten Anstieg der Crystal Meth geschädigten Föten in Sachsen und geht seit dem Jahr 2007 von einer prozentualen

Steigerung von 400% im Regierungsbezirk Chemnitz, 800% im Regierungsbezirk Leipzig und sogar von 1000% im Regierungsbezirk Dresden aus. In den letzten drei Jahren wurden jährlich circa 35 000 Kinder in Sachsen geboren, von denen laut Dinger je 160 bis 180 nachgewiesene methamphetaminexponierte Säuglinge waren. Zusätzlich müsse landesweit von einer hohen Dunkelziffer von circa 50% ausgegangen werden (Fischer 2016).

Aktueller Forschungsstand

In den Jahren 2005, 2009 sowie 2013 wurden erstmalig internationale Untersuchungen bzw. Studien veröffentlicht, die vorsichtige Hinweise auf die tatsächlichen Auswirkungen von Methamphetamingebrauch in der Schwangerschaft gaben:

- 2005: »One Hit Of Crystal Meth Causes Birth Defects, Affects Fetuses At All Stages Of Development« (University of Toronto).
- 2009:»Patterns of Methamphetamine Use During Pregnancy: Results from the Infant Development, Environment, and Lifestyle (IDEAL) study«.
- 2013: »Prenatal Substance Abuse: Short- and Long-term Effects on the Exposed Fetus« (Official Journal of the American Acadamy of Pediatrics).

Abbildung 1 verdeutlicht die lückenhafte Datenlage der kurz- und langfristigen Folgen von Crystal Meth Konsum im Vergleich zu anderen Substanzen in der Schwangerschaft und zeigt lediglich, dass Methamphetamin Einfluss auf das Geburtsgewicht sowie neuropsychologische Auswirkungen auf die frühkindliche Entwicklung hat; ein Zusammenhang mit möglichen Anomalien konnte nicht bestätigt werden und auch die Datenlage zu möglichen neonatalen Entzugserscheinungen ist unzureichend (vgl. Behnke 2013).

	Nicotine	Alcohol	Marijuana	Opiates	Cocaine	Methamphetamine
Short-term effects/birth outcome						
Fetal growth	Effect	Strong effect	No effect	Effect	Effect	Effect
Anomalies	No consensus on effect	Strong effect	No effect	No effect	No effect	No effect
Withdrawal	No effect	No effect	No effect	Strong effect	No effect	*
Neurobehavior	Effect	Effect	Effect	Effect	Effect	Effect
Long-term effects						
Growth	No consensus on effect	Strong effect	No effect	No effect	No consensus on effect	*
Behavior	Effect	Strong effect	Effect	Effect	Effect	*
Cognition	Effect	Strong effect	Effect	No consensus on effect	Effect	*
Language	Effect	Effect	No effect	*	Effect	*
Achievement	Effect	Strong effect	Effect	*	No consensus on effect	*

* Limited or no data available.

Abb. 1: Summary of Effects of Prenatal Drug Exposure (Behnke et al. 2013)

Im deutschsprachigen Raum gibt es zur Thematik Crystal-Meth-Missbrauch in der Schwangerschaft bisher nur sehr wenig niedergeschriebene Fachliteratur, ausschließlich Veröffentlichungen von Fachvorträgen, Podiumsdiskussionen oder Erfahrungsberichten liefern hilfreiche Informationen.

Auswirkung auf den Schwangerschaftsverlauf

Aus Angst vor Stigmatisierung oder Repression suchen die Frauen seltener gynäkologische Praxen oder Geburtsvorbereitungskurse auf und sind somit unzureichend auf die anstehende Geburt vorbereitet (Pflügner/Kiess 2015: 421, Stade/Riebschläger 2013). Im Kreissaal kommt es deswegen häufig zu Problemsituationen. Die Schwangeren zeigen während der Geburt häufig eine geringe Schmerz- bzw. Frustrationstoleranz sowie ein aggressives oder nervöses Verhalten. Die fehlende Kooperation sowie infantile Verhaltensweisen der schwangeren, methamphetaminkonsumierenden Frauen während der Geburt können schlussendlich dazu führen, dass ein Kaiserschnitt notwendig wird. Der Methamphetaminkonsum führt auch dazu, dass die Mütter postpartal ein geringeres Interesse bzw. Gefühle von Gleichgültigkeit gegenüber ihrem Neugeboren zeigen (Fischer 2016, Stade/Riebschläger 2013).

Mit Hilfe der »Patterns of Methamphetamine Use During Pregnancy: Results from the Infant Development, Environment, and Lifestyle (IDEAL) study« und auch der »Prenatal Substance Abuse: Short- and Long-term Effects on the Exposed Fetus«-Studie konnte bisher der direkte vasokonstriktive Effekt von Methamphetamin auf die Uterusdurchblutung nachgewiesen werden. Die daraus resultierende verminderte Gebärmutterdurchblutung sowie die diffusen Blutdruckschwankungen führen immer wieder zu Fehl- und Frühgeburten, vorzeitigem Blasensprung, vorzeitiger oder dysfunktionaler Wehentätigkeit sowie Plazentalösungen (Behnke et al. 2013, Della Grotta et al. 2010).

Auswirkungen auf das ungeborene Kind und mögliche perinatale Risiken

Pränataler Methamphetaminkonsum wirkt besonders schädigend auf unterschiedlichste Bereiche im Gehirn, welche in der Embryonalentwicklung funktional umstrukturiert werden (Sowell et al. 2010) und führt in dieser Entwicklungsstufe zu Schädigungen in Form von intrauteriner Wachstumsretardierung (Behnke et al. 2013, Della Grotta et al. 2010).

Infolge der blutdrucksteigernden und gefäßverengenden Substanzwirkung erhöht sich automatisch die kindliche Herzfrequenz sowie der zerebrale Druck und somit besteht die potenzielle Gefahr des Hirninfarkts oder der Hirnblutung (Stade/Riebschläger 2013, Raben 1995: 13f.). Die häufigsten teratogenen Folgeerscheinungen sind Herzfehler, Fehlbildungen an den Nieren sowie ein niedrigeres Geburtsgewicht und ein kleinerer Kopfumfang (Grödel 2013, Pflügner/Kiess 2015: 420, Stade/Riebschläger 2013, Kontaktstelle Diakonie Stadtmission Chemnitz 2014: 40). Am aufschlussreichsten sind die Untersuchungsergebnisse der University of Toronto aus dem Jahr 2005. Sie geben Hinweise auf die kindlichen Auswirkungen von Methamphetaminkonsum in der Schwangerschaft: Fehlbildungen aufgrund von Gefäßverengungen, reduzierte motorische Koordination, schwere Entwicklungsverzögerungen, niedriges Geburtsgewicht, Lippen- und Gaumenspalte, Herzfehler, Frühgeburt, geistige sowie körperliche Behinderung sowie zerebrale Erkrankungen (University of Toronto 2005).

Die Oberärztin K. Nietzsche der Frauenklinik des Uniklinikums Dresden berichtet in einem Artikel der »Dresdner Neusten Nachrichten«, dass die betroffenen Neugeborenen abhängig vom mütterlichen Konsumverhalten unterschiedlichste Entzugserscheinungen wie Erregbarkeit, Schreckhaftigkeit oder aber auch Schläfrigkeit aufweisen würden und häufig eine medikamentöse Therapie notwendig sei (Grödel 2013). Ein klassisches Entzugssyndrom wie beim Heroinentzug zeige sich laut Oberarzt J. Dinger des Uniklinikums Dresden jedoch nicht, dennoch werden die Neugeborenen auf der neonatologischen Intensivstation überwacht und ggf. medikamentös therapiert (Fischer 2016).

Unterstützungsmöglichkeiten bei Crystal Meth-Konsum in der Schwangerschaft unter Beachtung der S3-Leitlinie Methamphetamin-bezogene Störungen

Die »S3-Leitlinie Methamphetamin-bezogene Störungen« wurde von der Drogenbeauftragten der Bundesregierung, dem Bundesministerium für Gesundheit (BMG), der Bundesärztekammer (BÄK) Arbeitsgemeinschaft der deutschen Ärztekammer sowie der Deutschen Gesellschaft für Psychiatrie und Psychotherapie, Psychosomatik und Nervenheilkunde (DGPPN) herausgegeben und richtet sich an verschiedenste Berufsgruppen (Ärzte_innen, Psychotherapeuten, Psychologen, Sozialarbeiter, Pflegepersonal, Selbsthilfeorganisationen) der ambulanten sowie stationären Suchthilfe, Nachsorge und Rehabilitation.

Generell gibt es die Möglichkeit, dass die Schwangerschaft bereits vor der Entbindung bekannt wird, die schwangere Frau erstmals zum Zeitpunkt der Geburt in der Entbindungsklinik »auffällt« oder die methamphetaminexponierte

Gravidität bis zum Ende unentdeckt bleibt. Falls die Schwangerschaft bereits vor der Entbindung in einem Beratungssetting (Suchtberatung oder Schwangerschafts- bzw. Schwangerschaftskonfliktberatung) oder beim Frauenarzt bekannt wird, ist es zunächst die primäre interdisziplinäre Aufgabe, die allgemeinen Lebensumstände der Frau zu stabilisieren. Dazu spricht die S3-Leitlinie die Empfehlung 7-2 aus, dass alle Beteiligten, die die schwangere Konsumentin betreuen, für die Thematik Crystal Meth Konsum in der Schwangerschaft in seiner Komplexität sensibilisiert und fortgebildet sind (Mühlig et al. 2016: 117). Gemäß der »S3-Leitlinie Methamphetamin-bezogene Störungen« besteht weiterhin die starke Empfehlung, die schwangere Frau frühzeitig über die Risiken des Substanzgebrauchs für das ungeborene Kind sowie den Schwangerschaftsverlauf aufzuklären (Empfehlung 7-3), schnellstmöglich zur Abstinenz zu motivieren (Empfehlung 7-6) oder zumindest über schadensminimierende Maßnahmen in Kenntnis zu setzen (Empfehlungen 7-7). Außerdem muss geklärt werden, ob die Frau die Schwangerschaft aufrechterhalten möchte oder gegebenenfalls ein Abbruch indiziert sein kann. Falls der Kinderwunsch fortbesteht, sollte laut Empfehlungen der S3-Leitlinie schnellstmöglich eine lückenlose engmaschige interdisziplinäre Kooperation bzw. Netzwerkarbeit zwischen den beteiligten Institutionen (ambulante und stationäre Einrichtungen der Sucht- und Geburtshilfe, Neonatologie, Familien- und Jugendhilfe) aufgebaut werden (Empfehlung 7-5), um die schwangere Frau vor und nach der Geburt optimal begleiten zu können (Mühlig et al. 2016: 118).

Die Aufgabe aller beteiligten Fachkräfte, insbesondere aus Medizin, Pflege, Hebammenkunde und Sozialer Arbeit ist es, die Frau optimal zu unterstützen und zu begleiten in Belangen wie der Auswahl eines/r geeigneten Gynäkologen/Gynäkologin, Geburtsvorbereitungskursen, geeigneten Entbindungskliniken, Nachsorgehebammen und der Kontaktherstellung zum zuständigen Jugendamt bzw. Frühen Hilfen (Familienhebammen bzw. Kinderkrankenpfleger_in).

Das Wissen, dass die Entbindung unbedingt in einem Perinatalzentrum stattfinden sollte (Empfehlung 7-9), um die postnatale kindliche Versorgung sicherzustellen, ist für die fachgerechte Unterstützung der schwangeren methamphetaminkonsumierenden Frau absolut wichtig (Mühlig et al. 2016: 119). Weiterhin sollte der Vater – soweit irgend möglich – in den Beratungskontext mit einbezogen werden und beide Elternteile sollten die Möglichkeit erhalten über die anstehende Mutter- bzw. Vaterrolle zu sprechen, um mögliche Ängste, Bedenken oder Zweifel im sicheren, vertrauensvollen Umfeld äußern zu können. Das frühzeitige Wissen über eine bestehende Schwangerschaft und die rechtzeitige freiwillige Zusammenarbeit mit dem Jugendamt ermöglicht es allen beteiligten Helfenden die stark belastende Situation für Eltern und Kind bestmöglich vorzubereiten und begünstigt, dass das Wohl des Kindes und der Verbleib im elterlichen Haushalt gewährleistet werden kann.

Es ist Ärzt_innen untersagt ohne Einwilligung der Mutter ein Drogenscreening durchzuführen. Gemäß der »S3-Leitlinie Methamphetamin-bezogene Störungen« ist die Durchführung eines Drogenscreening der Mutter bei positiver Anamnese oder Verdacht unbedingt zu empfehlen (Empfehlung 7-4), vor allem wenn das klinische Bild des Kindes zudem den Verdacht ergibt, dass ein möglicher Substanzkonsum in der Schwangerschaft vorgelegen haben könnte und dadurch Komplikationen drohen. Die Einwilligung der Mutter zu einem Substanzscreening bei Mutter und Kind wird unbedingt empfohlen (Empfehlung 7-11). Da die klassischen Symptome des NAS (Neonatales Abstinenzsyndrom) wie bei mütterlichem Opiatkonsum in der Schwangerschaft nicht zwangsläufig auftreten, bleiben viele Geburten methamphetaminexponierter Neugeborener unentdeckt. Besteht allerdings der Verdacht des NAS sollte vom Behandlungsteam der neonatologischen Intensivstation regelmäßig mit Hilfe eines modifizierten Finnegan Scores ein entsprechender Punktwert erhoben werden (Empfehlung 7-12), um gegebenenfalls eine symptomatische medikamentöse Therapie zu beginnen oder anzupassen (Empfehlung 7-14). Bevor ein medikamentöses Management begonnen wird, sollten laut Leitlinie zuerst sogenannte nichtpharmakologische »Supportive Care«-Maßnahmen ergriffen werden (Empfehlung 7-13) (Mühlig 2016: 118f.).

Unter »Supportive Care«-Maßnahmen werden pflegerische Handlungen verstanden, die eine möglichst reizarme Umgebung schaffen, das Neugeborene räumlich eng begrenzen und die häufige Frühfütterungen mit hochkalorischer Nahrung sowie die Aufrechterhaltung eines ausgeglichen Elektrolyt- und Flüssigkeitshaushalts aufgrund des häufigen kindlichen Erbrechens und Durchfalls vorsehen. Bei einem positiven Drogenscreening ist es immer hilfreich, wenn die entbindende Klinik einen klinischen Sozialdienst speziell für die Kinderklinik sowie eine Kinderschutzgruppe vorhalten kann. Die Aufgabe des klinischen Sozialdienstes ist es, bereits während des stationären Aufenthalts frühzeitig ein entsprechendes Hilfsnetzwerk in Absprache mit den Eltern zu installieren, aber auch das pflegerische und ärztliche Personal im Umgang mit methamphetaminabhängigen Eltern zu schulen und für deren spezielle Lebenssituation zu sensibilisieren. Im Hinblick auf eine mögliche Kindeswohlgefährdung gemäß § 8a SGB VIII sollten alle agierenden Fachkräfte (klinischer Sozialdienst, Mediziner_innen, Pflegepersonal, Jugendamt) im engen Austausch miteinander stehen und regelmäßig Rückmeldung geben sowie einen Austausch pflegen um eine bedarfsgerechte Behandlungsplanung und Versorgung im Sinne des Kindes treffen zu können. Hilfreich für die gemeinsame interdisziplinäre Arbeit sind neben dem wechselseitigen Informationsaustausch auch das gemeinsame

Aushandeln von Voraussetzungen zur Entlassung in den elterlichen Haushalt sowie kurzschrittige Hilfepläne und Auflagen.

Die »S3-Leitlinie Methamphetamin-bezogene Störungen« spricht deutlich die Empfehlung aus, dass die Kinder methamphetaminkonsumierender Mütter bereits im klinischen Setting auf mögliche vorgeburtliche Schädigungen untersucht werden sollten (Empfehlung 7-10). Aber auch hinsichtlich postnataler Spätfolgen sollten die betroffenen Kinder in den sogenannten »U-Untersuchungen« genauestens untersucht werden (Empfehlung 7-15). Die feste Installation nachstationärer medizinischer und therapeutischer Hilfeangebote sowie die Weitervermittlung und Organisation in entsprechende weiterführende Förder- und Therapieangebote (Empfehlung 7-16) ist primäre Aufgabe der weiterführenden Institutionen. (Mühlig 2016: 119, 128)

Zusammenfassung

Im Bereich der Betreuung methamphetaminkonsumierender Schwangerer fehlt es primär an wissenschaftlichen Erkenntnissen. Obwohl die Auswirkungen mütterlichen Methamphetaminmissbrauchs in der Schwangerschaft bereits die Gynäkologie, Suchthilfe und Kinder- und Jugendhilfe erreicht haben, besteht noch ein hoher Bedarf an Information und Aufklärung der Fachkräfte sowie Verbesserung der Vernetzung und Kooperation. Zukünftig braucht es für Prävention, Beratung und Therapie vermehrter Forschung, um die tägliche Praxis und die bereits vorhandenen Hilfe- und Unterstützungsmöglichkeiten in evidenzbasierter Weise dem realen Bedarf der Klient_innen sowie deren Kinder anzupassen. Zukünftig müssen die bereits vorhandenen Familien- und Suchtberatungsstellen ihr Tätigkeitsfeld anpassen und sich ggf. weiter qualifizieren um die schwangeren methamphetaminkonsumierenden Frauen entsprechend ihrer Bedürfnislagen adäquat beraten und unterstützen zu können.

Ziel ist es, die Risikogruppe frühzeitig zu erkennen, um geeignete Unterstützung anbieten zu können. Diese kann nur gelingen, wenn einrichtungsintern feste Absprachen oder Dienstanweisungen Bestand haben und ausreichend Fachwissen vorhanden ist. Nachweislicher Methamphetamingebrauch in der Schwangerschaft macht eine verstärkte interdisziplinäre Zusammenarbeit zwischen Jugendämtern, Jugendhilfeeinrichtungen, Suchthilfeeinrichtungen und den entbindenden Kliniken notwendig, um den Schutz der Kinder zukünftig sicherzustellen (Bunde 2014: 10).

Literatur

Behnke, M. et al. (2013): Prenatal Substance Abuse: Short- and Long-term Effects on the Exposed Fetus. Online: http://pediatrics.aappublications.org/content/pediatrics/131/3/e1009.full.pdf (23.3.2016).

Bunde, H. (2014): Historischer und aktueller Methamphetaminkonsum. Mit einem besonderen Blick auf die Situation der Methamphetaminklienten in Sachsen. In: Partnerschaftlich, Nr. 2, Jg. 14: 8-11.

Della Grotta, S. et al. (2010): Patterns of Methamphetamine Use During Pregnancy: Results from the Infant Development, Environment, and Lifestyle (IDEAL) study. Online: http://www.ncbi.nlm.nih.gov/pmc/articles/PMC2895902/ (12.2.2017).

Drugscouts (2015): Crystal/Methamphetamin. Online: http://drugscouts.de/de/lexikon/crystalmethamphetamin (5.2.2017).

Fischer, M. (2016): Sachsens kranke Crystal-Babys. Online: http://www.stern.de/gesundheit/gesundheitsnews/crystal-meth--sachsen-hat-viele-neugeborene-mit-drogen-schaeden-6796830.html (5.2.2017).

Grödel, C. (2013): In der Dresdner Uniklinik werden immer mehr Babys von Crystal-süchtigen Müttern geboren. Medizin und Gesundheit. Online: http://www.dnn.de/Dresden/Lokales/In-der-Dresdner-Uniklinik-werden-immer-mehr-Babys-von-Crystal-suechtigen-Muettern-geboren (12.2.2017).

Kontaktstelle Jugendsucht und Drogenberatung der Stadtmission Chemnitz e.V. (2014): Crystal Meth. Online: https://publikationen.sachsen.de/bdb/artikel/17190 (23.3.2016).

Mühlig, S. et al. (2016): Besondere Situationen. In: Drogenbeauftragten der Bundesregierung, Bundesministerium für Gesundheit (BMG), Bundesärztekammer (BÄK) Arbeitsgemeinschaft der deutschen Ärztekammer, Deutschen Gesellschaft für Psychiatrie und Psychotherapie, Psychosomatik und Nervenheilkunde (DGPPN) (Hg.): S3-Leitlinien Methamphetamin-bezogene Störungen, Berlin: Springer: 117-135.

Pflügner, A., Kiess, W. (2015): Methamphetaminkonsum während der Schwangerschaft. In: Kinder- und Jugendmedizin, Nr. 6, Jg. 2015: 418-425.

Raben, R. (1995): Drogenabhängigkeit und Schwangerschaft: Informationen für Ärzte. Herausgegeben vom Deutschen Caritasverband und der Deutschen Hauptstelle gegen Suchtgefahren, Freiburg.

Robel-Tillig (2016): Klinik für Neonatologie Sankt Georg Leipzig. Neugeborene von Müttern mit Methamphetamin-Abusus. Was wissen wir – und wie können wir helfen? Online: http://www.bas-muenchen.de/fileadmin/documents/pdf/Nachlese/2016/ BAS_Tagung_CM_NPS_V3_Robel-Tillig_Neugeborene_CM_160224.pdf (19.5.2016).

Sowell, E.R., Leow, A.D., Bookheimer, S.Y. (2010): Differentiating Prenatal Exposure to Methamphetamine and Alcohol versus Alcohol and Not Methamphetamine

using Tensor-Based Brain Morphometry and Discriminant Analysis. The Journal of Neuroscience, Los Angeles: 3876-3885.
Stachowske, R. (2012): Drogen, Schwangerschaft und die Entwicklung der Kinder. In: Stachowske, R. (Hg.): Drogen, Schwangerschaft und Lebensentwicklung der Kinder. Das Leiden der Kinder in drogenkranken Familien (4. Auflage), Kröning: Asanger: 33-174.
Stade, A., Riebschläger, S. (2013): CRYSTAL. Vater – Mutter – Kind. Hygienemuseum 03.07.2013 Dresden. Online: www.institut3l.de/.../Crystal_Schwangerschaft_und_Geburt_Workshop_5_2.pdf (12.2.2017).
University of Toronto (2005): One Hit Of Crystal Meth Causes Birth Defects, Affects Fetuses At All Stages Of Development. Online: https://www.sciencedaily.com/releases/2005/07/050727063759.htm (12.2.2017).
Urban, H., Nitzsche, K., Dinger, J. (2015): Universitätsklinikum Dresden. Sie ist schwanger – und nimmt Drogen?! Online: http://jahrestagung.ag-kim.de/uploads/media/ BIII_2._Urban.pdf (5.2.2017).
Wright, T. et al. (2015): Methamphetamines and Pregnancy Outcomes. Online: http://www.ncbi.nlm.nih.gov/pmc/articles/PMC4374990/ (20.5.2016).

Methamphetaminabhängigkeit und Elternschaft – Herausforderungen und Hilfen

Diana Moesgen, Janina Dyba, Michael Klein

Methamphetaminkonsum und -abhängigkeit im Kontext Familie

Zahlen und Trends

Aktuelle Forschungsergebnisse belegen, dass in bestimmten Regionen Deutschlands ein zunehmender Gebrauch von Methamphetaminen zu verzeichnen ist (Bundeskriminalamt – BKA 2014). Speziell die Bundesländer mit Grenze zur Tschechischen Republik scheinen von einer regionalen »Methamphetamin-Epidemie« betroffen zu sein. In Tschechien und auch in der Slowakei hat sich der Methamphetaminkonsum über viele Jahre etablieren können und die preisgünstig gefertigte Droge ist in grenznahen tschechischen Regionen für deutsche Konsumenten einfach verfügbar (»Vietnamesenmärkte«). Das BKA (2014) berichtet, dass in 2013 die Hälfte der gesamtdeutschen Sicherstellungen von kristallinem Methamphetamin in Sachsen stattgefunden hat, gefolgt von Bayern (28%) und Thüringen (12%). Welche Bedeutung die grenznahen Bundesländer für die wachsende Crystal Meth-Problematik in Deutschland insgesamt besitzen, zeigen beispielhaft die Statistiken aus Sachsen: In allen relevanten Suchthilfebereichen steigen kontinuierlich die Hilfegesuche bei problematischem Crystal Meth-Konsum und Abhängigkeit, im Jahr 2013 um insgesamt 22% (Sächsische Landesstelle gegen Suchtgefahren 2015).

Lebenswelten methamphetaminabhängiger Eltern und ihrer Kinder: internationale Forschungsergebnisse

Eine besonders relevante Konsument_innengruppe sind methamphetaminkonsumierende Eltern (Milin et al. 2014). Speziell die sexuell enthemmende Wirkung der Substanz sowie die gesteigerte Bereitschaft für riskantes (ungeschütztes) Sexualverhalten scheinen häufig zu frühen und ungewollten Schwangerschaften zu führen.

Kinder aus suchtbelasteten Familien gelten generell als eine Hochrisikogruppe für die Entwicklung einer eigenen Suchterkrankung und/oder psychischen Störung (Klein 2008). Während es bereits eine Vielzahl von Studien über die

Lebenssituation von suchtbelasteten Familien in Zusammenhang mit Alkohol oder Opiaten gibt, sind suchtbelastete Familien im Kontext von Crystal Meth bislang relativ wenig erforscht worden. So gibt es zum Beispiel keine validen Statistiken zur Prävalenz von Kindern von methamphetaminkonsumierenden und/oder -abhängigen Eltern.

Bekannt ist jedoch, dass bereits die pränatale Exposition an Methamphetamine ernsthafte Schädigungen beim Kind erwirken kann, wie z.B. fetaler Tod, Aborte und Frühgeburten (Gorman et al. 2014) sowie Entwicklungs- und Verhaltensdefizite im späteren Kindesalter (van Dyk et al. 2014). In Bezug auf Kinder von Eltern mit Methamphetaminabhängigkeit im Klein- oder Schulkindalter stammen die bekanntesten Untersuchungen aus den USA. Aus den Ergebnissen der »Illinois-Studie« (Haight et al. 2009) wird deutlich, welchen Einfluss der elterliche Crystal Meth-Missbrauch für die betroffenen Kinder besitzt: Innerhalb ihrer Herkunftsfamilien beobachteten die Kinder regelmäßig den Drogenkonsum der Eltern, viele erlebten Gewalt der Eltern untereinander und einige wurden selbst Opfer von Gewalt oder Missbrauch. Einige wurden Zeuge von kriminellem und antisozialem Verhalten oder wurden sogar in dieses involviert. Die in dieser Studie in allen Fällen vorkommende Trennung von den Eltern und Unterbringung in der Pflege wurde von den meisten Kindern als sehr belastend beschrieben. Die Ergebnisse der psychologischen Testverfahren unterstreichen die schwierige Lebenssituation der Kinder: Insgesamt 86% zeigten klinisch relevante Symptome einer Posttraumatischen Belastungsstörung (PTBS) sowie auffällige Werte in den Bereichen Nachdenklichkeit, Aggression, sozialer Rückzug und Depression. Wenngleich der Großteil der Kinder die häusliche Situation als schwierig beschrieb, gab es bezüglich des negativen familiären Erlebens (z.B. Loyalitätskonflikte, Parentifizierung) aber auch vorhandene Ressourcen: Aus Sicht der Mütter zeigte sich durchaus ein Bewusstsein über die negativen Einflüsse ihrer Suchterkrankung auf die Kinder. Sie erkannten die Problematik insbesondere in Bezug auf Vernachlässigung, gesundheitliche Gefahren und häusliche Gewalt. Ihnen waren außerdem die Schwierigkeiten der familiären Beziehungen und Verlusterlebnisse der Kinder bewusst (alle 29 Kinder der Studie waren fremdplatziert untergebracht). Die Mütter berichteten zudem über eigenes antisoziales und paranoides Verhalten und dessen ungünstigen Effekt auf die Entwicklung ihres Kindes. Schuldgefühle wurden deutlich, ebenso wie die Schmerzhaftigkeit der Erfahrung, die Kinder nicht selbst aufziehen zu können. Die Mütter berichteten von Liebe zu ihren Kindern und einer großen Angst um sie. Am größten war dabei die Sorge, die Kinder könnten selbst beginnen, Substanzen zu missbrauchen.

Eine Ergänzung zur Untersuchung von Haight et al. (2009) stellt die qualitative Interviewstudie von Brown und Hohman (2006) dar. Auch hier verdeutlichen die elterlichen Angaben die oftmals hoch problematische Lebensumwelt der Kinder, geprägt von unzureichender Versorgung und Vernachlässigung, negativen Affekten, Kriminalität und Gewalt. Auch eine anhaltende psychosoziale Belastung der betroffenen Kinder wurde beschrieben. Gleichwohl war ein Bemühen der Eltern erkennbar, die Kinder – so gut es ihnen möglich war – von den Substanzen und dem Konsum fernzuhalten. Einige Elternteile beschrieben auch hier retrospektiv Gefühle von Schuld und Selbstvorwürfe.

Semple et al. (2011) befassten sich ebenfalls mit dem Belastungserleben im Zuge der Elternrolle bei männlichen und weiblichen Methamphetaminkonsument_innen, die minderjährige Kinder hatten. Die Geschlechter unterschieden sich im Hinblick auf die wirtschaftliche Situation, die bei den befragten Frauen kritischer war. Außerdem berichteten die Eltern erhöhte depressive Werte, ebenso wie signifikant häufiger das Vorhandensein von emotionalen und Verhaltensproblemen ihrer Kinder. Geschlechterübergreifend zeigte sich ein deutlicher Zusammenhang von intrapsychischen Stressoren und depressiven Episoden.

Asanbe et al. (2008) verglichen Kinder, die in Haushalten aufwuchsen in dem Crystal Meth produziert und konsumiert wurde (N = 31) mit einer unbelasteten Kontrollgruppe (N = 27) hinsichtlich möglicher Verhaltensauffälligkeiten im Vorschulalter aus der Perspektive der Eltern. In dieser Studie wurde versucht eine pränatale Exposition der betroffenen Kinder auszuschließen, damit Rückschlüsse auf die Auswirkungen der Sozialisationsbedingungen auf die Entwicklung der Kinder gezogen werden können. Signifikante Unterschiede der konsumexponierten Kinder zeigten sich insbesondere auf der Ebene externalisierender Verhaltensauffälligkeiten, speziell in Bezug auf aggressives Verhalten. Generell erreichten die betroffenen Kinder häufiger auffällige Werte in den Bereichen Hyperaktivität, Depression und atypisches Verhalten. Vor allem bezüglich der erheblich erhöhten Aggression der Kinder wird ein potenzielles Lernen am elterlichen Modell postuliert, da Metamphetamineinfluss oftmals Reizbarkeit und aggressive Verhaltenstendenzen hervorruft.

Parvaresh et al. (2015) verglichen iranische Kinder zwischen 5 und 15 Jahren methamphetaminabhängiger, opioidabhängiger und nicht-konsumierender Eltern in Bezug auf das Auftreten psychiatrischer Erkrankungen. Betroffene Kinder wurden anhand von Subskalen eines klinischen Interviews selbst befragt, in Ergänzung wurden Elternratings erfasst. Es zeigte sich, dass die Diagnose ADHS bei den Kindern methamphetaminabhängiger Eltern am häufigsten vergeben wurde. Generell zeigten die Kinder der drogenabhängigen Eltern signifikant häufiger Symptome von ADHS, generalisierten Angststörungen, Depression, Zwangsstörungen und Trennungsangst.

Lebenswelten methamphetaminabhängiger Eltern und ihrer Kinder: Befunde aus dem deutschsprachigen Raum

Die genannten Studien zeigen ein konsistent komplexes und kritisches Bild der Lebenswelt der Kinder methamphetaminabhängiger und -missbrauchender Eltern im internationalen Raum. Um die Situation der betroffenen Kinder in Deutschland genauer zu erfassen, untersuchten Klein et al. (2016) die Lebenssituation und den Hilfebedarf der Kinder methamphetaminabhängiger Eltern und trugen dafür aus vier sächsischen Suchtberatungsstellen Daten aus verschiedenen Quellen zusammen (u.a. Aktenanalyse, qualitative Interviews mit betroffenen Eltern, psychologische Testdiagnostik mit betroffenen Kindern). Die Projektergebnisse präsentieren ein ähnlich kritisches Bild wie in den USA. Insbesondere die Ergebnisse der Aktenanalyse (n = 306) demonstrieren schwierige bis hochproblematische Lebensbedingungen, denen betroffene Familien ausgesetzt sind. In den meisten Fällen lag Arbeitslosigkeit vor und in etwa jeweils der Hälfte der Fälle konnten Verschuldung und justizielle Probleme festgestellt werden. In den meisten Fällen waren die leiblichen Eltern der Kinder getrennt, häufig lebten die Kinder beim nicht-konsumierenden Elternteil oder waren fremduntergebracht. Die in den Akten dokumentierten emotionalen und Verhaltensänderungen seit Konsumbeginn der Eltern bezogen sich v.a. auf emotionale Distanziertheit, Stimmungsschwankungen, negativen Affekt, Impulsivität, Aggressivität, Vernachlässigung von Werten und Pflichten, Unruhe, sozialen Rückzug und paranoide Symptome. Aus den qualitativen Interviews mit den Eltern (n = 28) kristallisierten sich noch deutlichere Verhaltensänderungen sowie hoch dysfunktionale Erziehungspraktiken heraus. Neben einer Vernachlässigung allgemeiner und familiärer Verpflichtungen, Verschiebungen des Tag-Nacht-Rhythmus und eine Fixierung auf bestimmte Aktivitäten (»punding«; z.B. exzessives Putzen) zeigten die Eltern ihren Kindern gegenüber ein unvorhersehbares und impulsives Verhalten, eine vermehrte emotionale und körperliche Distanz, weniger konsequentes (oder auch vermehrt strenges) Verhalten, Aggressivität sowie eine Unfähigkeit für das Wohlbefinden und die Sicherheit des Kindes zu sorgen. Mehr als die Hälfte der Eltern realisierte zumindest retrospektiv (i.d.R. nach Erreichung von Abstinenz), dass die Kinder ihre Verhaltensveränderungen bemerkt hatten und ebenso viele berichteten, dass die Kinder unter den Verhaltensweisen und/oder unter der Trennung von den Eltern gelitten hatten. Typische Verhaltensänderungen beim Kind waren Rückzug, Ängste und Unsicherheit, andere zeigten externalisierendes Verhalten außerhalb des familiären Kontextes, z.B. Aggressivität und Hyperaktivität mit Peers.

Bestehende Hilfeangebote für Familien mit Substanzkonsum und Abhängigkeitserkrankungen

Unterstützungsangebote für Kinder aus suchtbelasteten Familien

Die vorliegenden Ergebnisse unterstreichen den deutlichen Hilfebedarf für Familien, in denen Methamphetaminkonsum eine Rolle spielt. Für Kinder aus problematischen Familienkontexten existiert in Deutschland insgesamt eine Vielzahl allgemeiner und evidenzbasierter Hilfeangebote. Wissenschaftlich fundierte Angebote für Kinder aus suchtbelasteten Familien, die einen speziellen Fokus auf elterliche Suchtstörungen legen, sind jedoch selten: Eine deutschlandweite Untersuchung (Arenz-Greiving/Kober 2007) identifizierte im ambulanten Bereich ca. 40-50 professionelle Angebote für Kinder und Jugendliche aus suchtbelasteten Familien, in der stationären Suchthilfe gab es einzelne Angebote in Fach- und Rehabilitationskliniken. Darüber hinaus existieren Angebote aus dem Bereich der Selbsthilfe (z.B. Alateen-Gruppen) sowie Online-Projekte (z.B. www.kidkit.de). Eine aktuellere Untersuchung von Ruths et al. (2013) mit 48 ambulanten Beratungsstellen zeigte, dass die dort angebotene Arbeit mit betroffenen Kindern im Wesentlichen aus Gruppenarbeit (82%), zum Teil mit begleitender Elternarbeit (59%), Einzelgesprächen (61%) oder Familiengesprächen (43%) bestand. Die in beiden Studien genannten existierenden, lokalen Programme waren allerdings häufig nur unzureichend dokumentiert und in der Regel nicht wissenschaftlich evaluiert, so dass keine fundierte Aussage über deren Wirksamkeit zulässig ist. Als einziges deutschsprachiges, evidenzbasiertes Angebot für Kinder aus suchtbelasteten Familien ist das »Trampolin«-Programm zu nennen (Klein et al. 2013). »Trampolin« ist ein modularisiertes Gruppenprogramm für betroffene Kinder im Alter zwischen 8 und 12 Jahren. Ziel des Programms ist es, den Kindern effektive Stressbewältigungsfertigkeiten sowie hilfreiches Wissen zum Thema Drogen, Alkohol und Abhängigkeitserkrankungen zu vermitteln, sie in ihrem Selbstwert und ihrer Selbstwirksamkeit zu stärken und sie durch eine Enttabuisierung des Themas »Sucht« psychisch zu entlasten. In den beiden begleitenden Elternsitzungen sollen die teilnehmenden Eltern für die Bedürfnisse ihrer Kinder und die Auswirkungen ihrer Suchterkrankung sensibilisiert werden, mehr Vertrauen in ihre Fähigkeiten als Eltern gewinnen und motiviert werden, weitere Hilfen in Anspruch zu nehmen.

Sowohl »Trampolin« als auch den regionalen Projekten ist in der Regel gemein, dass sie substanzübergreifend alle Kinder integrieren, deren Eltern Probleme mit illegalen Drogen und/oder Alkohol haben. Spezielle Angebote für Familien mit Crystal Meth-Konsum gibt es bislang keine. In besonders betroffenen Regionen werden jedoch bestehende Angebote der lokalen Suchthilfe in besonderem Ausmaß von der Zielgruppe in Anspruch genommen, wie z.B. die Projekte PICK-NICK in Chemnitz oder sCHILDkröte im Vogtland, beides Gruppenangebote für betroffene Kinder mit begleitender Elternarbeit. Andere Beispiele sind die Sozialpädagogische Familienhilfe Sucht (»SoFaSu«) in Zwickau oder der Fachbereich Familienhilfe in Leipzig, die sich vorrangig bzw. intensiv um Familien mit Crystal Meth-Problematik kümmern. Auch diese Projekte werden in der Regel nicht nach methodisch hohen Standards evaluiert.

Unterstützungsangebote für suchtmittelabhängige Eltern

Eine besondere Lücke im aktuellen Hilfesystem bildet die Tatsache, dass suchtspezifische, wissenschaftlich fundierte und evaluierte Elternprogramme fehlen, die zum einen die besonderen Charakteristika einer Methamphetaminabhängigkeit berücksichtigen und zum anderen gezielt die Förderung von Erziehungskompetenzen der Eltern in den Fokus nehmen. Ein verstärktes Angebot wissenschaftlich fundierter Elterntrainings ist allerdings dringend notwendig, da das elterliche Erziehungsverhalten eine zentrale Bedeutung für die Entstehung psychischer Störungen im Kindes- und Jugendalter besitzt (Petermann 2011).

Obwohl es im deutschsprachigen Raum eine Vielzahl von wissenschaftlich evaluierten Elterntrainings gibt, die sich an verschiedene Zielgruppen richten und unterschiedliche Bereiche der Prävention abdecken (Bundeszentrale für gesundheitliche Aufklärung 2011), sind Trainings speziell für suchtkranke Eltern kaum vorhanden. Das bislang bekannteste Programm ist das »Mütter-Unterstützungs-Training (MUT!)« (Klein 2006), ein Gruppentraining für opiatabhängige, substituierte Mütter zur Förderung der Erziehungskompetenz. »MUT!« soll bei den Müttern u.a. die Wissenskompetenz über die kindliche Entwicklung und die Handlungskompetenz im Umgang mit dem Kind erweitern. Weitere Programme speziell für suchtmittelabhängige Eltern sind eher im US-amerikanischen Raum zu finden. Eine Übersicht und Beschreibung wissenschaftlich fundierter Elterntrainings wie z.B. »Focus on Families (FOF)«, »Strengthening Families Program (SFP)«, »Mothers and Toddlers Program (MTP)« oder »Circle of Security Parenting Intervention (CoS)« befindet sich in unterschiedlichen Reviews (z.B. Calhoun et al. 2015; Moesgen et al. eingereicht; Renk et al. 2016; Suchman et al. 2004).

Unterstützungsangebote für methamphetaminkonsumierende und -abhängige Eltern

Wie die Angebote für Kinder aus suchtbelasteten Familien sind auch suchtspezifische Elterntrainings oftmals substanzübergreifend konzipiert und integrieren damit häufig alle Eltern mit Alkohol- und/oder Drogenproblematik.

Speziell für Crystal Meth-Konsument_innen ist zurzeit das »MATRIX«-Programm hervorzuheben (Center for Substance Abuse Treatment 2007). »MATRIX« ist ein ambulantes, verhaltensorientiertes Behandlungsprogramm für Methamphetaminabhängige. Für dieses Programm bestehen ergänzende Zusatzmaterialien, die das Thema Familie speziell in den Fokus nehmen, wie z.B. das Beiheft zur Behandlung von weiblichen Klientinnen (»Using MATRIX with Women Clients«, Substance Abuse and Mental Health Services Administration 2012). Hier werden im Rahmen von zusätzlichen Gruppensitzungen Aspekte behandelt, die für den Genesungsprozess von Konsumentinnen wichtig sein können, wie z.B. Schwangerschaft und Elternschaft. Inhaltliche Schwerpunkte liegen dabei u.a. auf der Vermittlung von Erziehungsfertigkeiten, Psychoedukation, Bearbeitung von Schuldgefühlen sowie Sexualität und Schwangerschaft im Kontext von Crystal Meth.

Im deutschsprachigen Raum wird derzeit das »SHIFT-Elterntraining« implementiert und evaluiert. »SHIFT« ist ein modularisiertes, verhaltenstherapeutisches Gruppenprogramm speziell für (ehemals) methamphetaminkonsumierende und -abhängige Eltern mit Kindern zwischen 0 und 8 Jahren, welches darauf abzielt, die Elternkompetenzen und die familiären Resilienzen zu stärken (Moesgen et al. 2016). Gleichzeitig sollen die elterliche Substanzabstinenz stabilisiert und weitere Inanspruchnahmen von Hilfen gefördert werden. Erste Evaluationsergebnisse werden 2018 erwartet.

Fazit und Ausblick

Die Auswirkungen einer elterlichen Abhängigkeitserkrankung und dem daraus resultierenden dysfunktionalen Elternverhalten können für Kinder gravierend sein und sich sowohl im Kindes- als auch im Jugend- oder Erwachsenenalter in Form einer psychischen Symptombelastung äußern. Sowohl in Deutschland als auch im internationalen Raum gibt es kaum wissenschaftlich fundierte Interventionen, die sich speziell und direkt an aktuell oder ehemals methamphetaminkonsumierende Eltern richten. Aufgrund der besonderen Bedeutung der Förderung von Elternkompetenzen sind Forschung und Praxis jedoch für dieses Thema sensibilisiert und erste Projekte wurden initiiert. Dies bildet einen ersten wichtigen Schritt zur Verbesserung der Lebenssituation von methamphetaminbelasteten Familien und der Förderung der gesunden Entwicklung betroffener Kinder.

Literatur

Arenz-Greiving I, Kober, M. (2007): Metastudie. Arbeit mit Kindern und deren suchtkranken Eltern. Berlin: Bundesministerium für Gesundheit.

Asanbe, C.B., Hall, C. & Bolden, C.D. (2008): The Methamphetamine Home: Psychological Impact on Preschoolers in Rural Tennessee. The Journal of Rural Health, 24 (3): 229-235.

Brown, J.A., Hohman, M. (2006): The Impact of Methamphetamine Use on Parenting. Journal of Social Work Practice in the Addictions, 6 (1-2): 63–88.

Bundeskriminalamt (BKA) (2014): Rauschgiftkriminalität. Bundeslagebild 2013. Bundeskriminalamt. Wiesbaden.

Bundeszentrale für gesundheitliche Aufklärung (BZgA) (2011): Expertise Gesundheitsfördernde Elternkompetenzen für das frühe Kindesalter. Köln: Bundeszentrale für gesundheitliche Aufklärung.

Calhoun, S., Conner, E., Miller, M., Messina, N. (2015): Improving the outcomes of children affected by parental substance abuse: a review of randomized controlled trials. Substance Abuse and Rehabilitation, 6: 15-24.

Center for Substance Abuse Treatment (2007): Counselor's Treatment Manual: Matrix Intensive Outpatient Treatment for People with Stimulant Use Disorders. DHHS Publication No. (SMA) 07-4152. Rockville, MD: Substance Abuse and Mental Health Services Administration.

Dyk, J. van, Ramanjam, V., Church, P., Koren, G., Donald, K. (2014): Maternal methamphetamine use in pregnancy and long-term neurodevelopmental and behavioral deficits in children. Canadian Journal of Clinical Pharmacology 21 (2): 185-196.

Gorman, M.C., Orme, K.S., Nguyen, N.T., Kent, E.J., Caughey, E.G. (2014): Outcomes in pregnancies complicated by methamphetamine use. American Journal of Obstetrics and Gynecology, 211 (4): 429 e1-7.

Haight, W., Ostler, T., Black, J., Kingery, L. (2009): Children of Methamphetamine-involved Families. The Case of Rural Illinois. New York: Oxford University Press.

Klein, M. (2006): Kinder drogenabhängiger Mütter. Risiken, Fakten, Hilfen. In: M. Klein, T. Hoff & A. Pauly (Hrsg.): Schriftenreihe Angewandte Suchtforschung (Band 2). Regensburg: Roderer.

Klein, M. (2008): Kinder aus alkoholbelasteten Familien. In M. Klein (Hrsg.): Kinder und Suchtgefahren (S. 114-127). Stuttgart: Schattauer.

Klein, M., Dyba, J., Moesgen, D. (2016): Crystal Meth und Familie – Zur Analyse der Lebenssituation und des Hilfebedarfs betroffener Kinder. Berlin: Bundesministerium für Gesundheit.

Klein, M., Moesgen, D., Bröning, S., Thomasius, R. (2013): Kinder aus Suchtfamilien stärken. Das »Trampolin«-Programm. Göttingen: Hogrefe.

Milin, S., Lotzin, A., Degkwitz, P., Verthein, U., Schäfer, I. (2014): Amphetamin und Methamphetamin – Personengruppen mit missbräuchlichem Konsum und Ansatzpunkte für präventive Maßnahmen. Zentrum für Interdisziplinäre Suchtforschung (ZIS).

Moesgen, D., Dyba, J., Klein, M. (eingereicht): Abhängigkeitserkrankungen und Elternschaft – Herausforderungen und Möglichkeiten der Hilfe. Suchttherapie.

Moesgen, D., Klein, M., Dyba, J. (2016): Konzeption einer Intervention für methamphetaminabhängige Eltern zur Förderung der Familienresilienz und Elternkompetenz – Ergebnisse der Manualentwicklung. Vortrag auf dem Deutschen Suchtkongress 2016, Berlin.

Parvaresh, N., Mazhari, S., Nazari-Noghabi, M. (2015): Frequency of Psychiatric Disorders in Children of Opioid or Methamphetamine–Dependent Parents. Addiction and Health, 7, (3-4): 140-148.

Petermann, F. (2011): Elternberatung und Elterntraining. In: M. Linden & M. Hautzinger (Hrsg.): Verhaltenstherapiemanual (7. Aufl.). Heidelberg: Springer: 383-388.

Renk, K., Boris, N.W., Kolomeyer, E., Lowell, A., Puff, J., Cunningham, A., Khan, M. et al. (2016): The state of evidence-based parenting interventions for parents who are substance-involved. Pediatric Research, 79 (1): 177-183.

Ruths, S., Moesgen, D., Bröning, S., Klein, M., Thomasius, R. (2013): Präventionsangebote für Kinder aus suchtbelasteten Familien – eine bundesweite Bestandsaufnahme. Suchttherapie, 14 (1): 22-28.

Sächsische Landesstelle gegen Suchtgefahren (SLS) e.V. (Hrsg.) (2015): Sucht 2014. Bericht der Suchtkrankenhilfe in Sachsen. Dresden: Sächsische Landesstelle gegen Suchtgefahren e.V.

Semple, S.J., Strathdee, S.A., Zians, J., Patterson, T. (2011): Methamphetamine-Using Parents: The Relationship between Parental Role Strain and Depressive Symptoms. Journal of Studies on Alcohol and Drugs, 72: 954-964.

Substance Abuse and Mental Health Services Administration (SAMHSA) (2012): Using Matrix with Women Clients: A Supplement to the Matrix Intensive Outpatient Treatment for People with Stimulant Use Disorders. HHS Pub. No. (SMA) 12-4698. Rockville, MD: Substance Abuse and Mental Health Services Administration.

Suchman, N., Mayes, L., Conti, J., Slade, A., Rounsaville, B. (2004). Rethinking parenting interventions for drug-dependent mothers: From behaviour management to fostering emotional bonds. Journal of Substance Abuse Treatment, 27: 179-185.

Methamphetaminkonsum von Männern, die Sex mit Männern haben, in sexuellen Settings

Daniel Deimel, Anna Dichtl, Niels Graf

Einleitung

Sexuelle Motive scheinen in heterosexuellen Kontexten beim Konsum von Methamphetamin (Crystal Meth) eine untergeordnete Rolle zu spielen (Barsch 2014, ZIS 2014). In Teilen der homo- und bisexuellen Community dagegen nimmt der Konsum von Methamphetamin, neben anderen spezifischen psychotropen Substanzen, eine hohe Bedeutung beim Ausleben der Sexualität ein (Deimel et al. 2016a, Deimel 2017, Halkitis 2009). In diesem Beitrag wird dieses unter dem Namen »Chemsex« bekannte Phänomen skizziert und es werden Implikationen für die Hilfesysteme der Sucht- und AIDS-Hilfe abgeleitet.

Chemsex

Aus deutschen Großstädten, in denen eine etablierte Community von Männern, die Sex mit Männern haben (MSM) anzutreffen ist, wird in den letzten Jahren von einer Zunahme des Methamphetaminkonsums in dieser Zielgruppe berichtet (Pfliegensdörfer 2017, von Hillner/Deimel 2017). Dieser Trend ist ebenfalls in anderen europäischen Großstädten, aber auch in den USA (Shoptaw 2006) zu beobachten. Da London einen lokalen Schwerpunkt bildet (Kirby/Thomber-Dunwell 2013), kommen die ersten europäischen wissenschaftlichen Ergebnisse zur Beschreibung des Phänomens aus der Metropole an der Themse. Bourne et al. (2014: 8) definieren Chemsex als: »Sex zwischen Männern unter dem Einfluss von Substanzen, die unmittelbar vor oder während der Sex-Session konsumiert werden«.

Der Konsum von Drogen in sexuellen Kontexten wird häufig mit einem erhöhten Risiko für HIV und andere sexuell übertragbare Infektionen (STI) assoziiert (Colfax/Guzman 2006). Unter dem Einfluss der Substanzwirkung, so die Annahme, würden Safer-Use- und Safer-Sex-Strategien nicht (mehr) ausreichend angewendet. Da MSM ohnehin eine vulnerable Personengruppe für STI im Allgemeinen darstellen und mit 50,4% (Stand: 2015) die größte Gruppe der HIV-Neuinfektionen bilden (RKI 2016a), hat der Konsum von Drogen in diesem Kontext eine hohe Public-Health-Relevanz – insbesondere für die Prävention sowie niedrigschwellige, schadensmindernde Unterstützungsangebote.

Prävalenzen

Die Anzahl der in Deutschland lebenden Männer, die Sex mit Männern haben, ist derzeit aufgrund mangelnder repräsentativer Daten nicht bekannt, weshalb nur eine Annäherung an aktuelle Prävalenzen möglich ist. Marcus et al. (2009) schätzen die Gruppe der MSM im Alter von 20-59 Jahren auf rund 600.000 Personen. Die quantitativ größte Untersuchung bildet der Europäische MSM Internet Survey (EMIS-Studie), der in Deutschland durch das Robert-Koch-Institut verantwortet wird (RKI 2016b) und dessen deutsche Teilstichprobe 54.387 MSM umfasst. Abbildung 1 zeigt die 12-Monatsprävalenz des Drogenkonsums laut den Daten der EMIS-Studie. Methamphetamine (Crystal) wurden demnach von 1% und Amphetamine von 6% der befragten MSM konsumiert (Bochow et al. 2012).

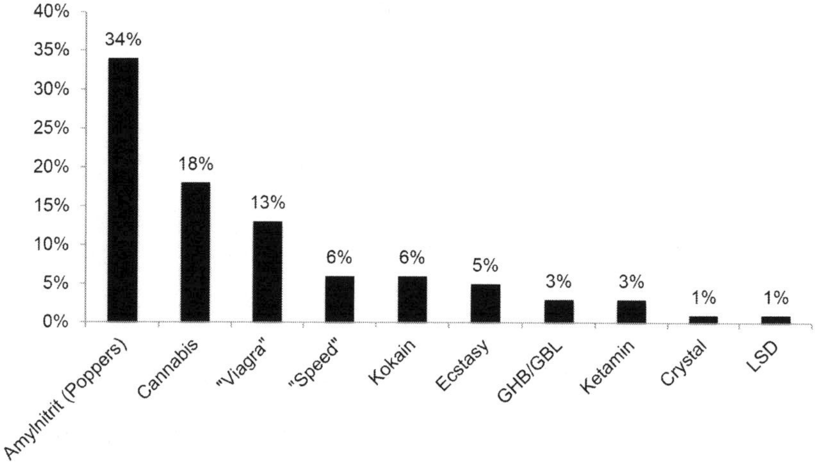

Abb. 1: 12-Monatsprävalenz verschiedener Substanzen bei MSM in Deutschland (Bochow et al. 2012)

Auch die jüngste Studie der in regelmäßigen Abständen durchgeführten Befragung »Schwule Männer und HIV/AIDS« (SMHA-Studie, N= 12.575)[1] erfragte den Substanzkonsum bei MSM und kommt dabei zu ähnlichen Ergebnissen wie die bereits erwähnte EMIS-Studie. Die 12-Monatsprävalenz für Methamphetamin lag hier bei 2,2%, wobei lediglich 0,3% auch regelmäßig konsumieren. Im

1 Die SMHA-Studie wird in regelmäßigen Abständen unter MSM in Deutschland durchgeführt. Die jüngsten Daten, auf die hier Bezug genommen wird, stammen aus dem Jahr 2013 (Drewes/Kruspe 2016).

Gegensatz zum Konsum anderer Drogen wurde Methamphetamin tendenziell von älteren MSM zwischen 30-44 Jahren konsumiert. Dies ist die Altersgruppe, welche sexuell am aktivsten ist. Die Studie weist darauf hin, dass der Konsum von Methamphetamin in Großstädten mit über einer Million Einwohner_innen mit einer 12-Monatsprävalenz von 3,4 % stärker verbreitet ist als in Kleinstädten und auf dem Land. Berlin bildet dabei mit 4,1% die Spitzenreiterin der deutschen Großstädte. Eine weitere Differenzierung zeigt sich hinsichtlich des HIV-Serostatus: Der Anteil der HIV-positiven MSM unter den Methamphetaminkonsumenten liegt mit 8,9% achtmal höher als der entsprechende Anteil unter HIV-negativen und ungetesteten Teilnehmern (Drewes/Kruspe 2016). Weiterhin zeigen die Daten der SMHA-Studie, dass das in der Szene sogenannte »Slamming«, d. h. der intravenöse Konsum von Methamphetamin, lediglich von 0,7% der Befragten jemals ausprobiert wurde. Im Gegensatz zu manch medialen Darstellungen scheint »Slamming« demnach lediglich von einer kleinen Minderheit praktiziert zu werden.

Methamphetamin: Konsumerfahrungen – Konsumkontexte: Erste qualitative Ergebnisse der Clubdrug-Studie

In einer aktuellen qualitativen Untersuchung (Clubdrug-Studie) zu den Konsummotiven und dem Gesundheitsverhalten drogenkonsumierender MSM wurden 14 Tiefeninterviews mit MSM in Berlin, Köln und Frankfurt/Main durchgeführt (Deimel et al. 2016a). Von den befragten Männern konnten 13 auf Erfahrungen mit Amphetaminen und 9 mit Methamphetamin zurückblicken. 12 Männer gaben an HIV-positiv zu sein, 5 berichteten von einer Hepatitits-C Infektion. Methamphetaminkonsum wurde überwiegend als Teil eines polyvalenten Konsummusters beschrieben und entweder in Verbindung mit GHB/GBL, Amylnitrit (Poppes), Viagra oder THC konsumiert. Fünf Männer berichteten über einen intravenösen Crystal-Konsum (Slamming). Die Kontexte, in denen Methamphetamin von MSM konsumiert wird, sind sowohl privat als auch öffentlich. Kommerzielle Parties, Circuit-Parties, Private Sex-Parties, Verabredungen zu zweit oder mit mehreren über Dating Apps in privaten Wohnräumen oder auch öffentlichen Clubs sindbeispielsweise als Konsumorte zu nennen.

Die Männer beschreiben sowohl die Motive als auch die Folgen ihres Methamphetamin-Konsums sehr divers. Neben einer Entgrenzung rücken sie jedoch die sexuelle Leistungssteigerung und ein intensiveres sexuelles Erleben in den Fokus ihrer Erzählungen. Die Männer können durch den Konsum von Crystal über mehrere Stunden eine Erektion erhalten und darüber hinaus Hemmungen beim Ausleben spezifischer Sexualpraktiken abbauen, die normalerweise schambehaftet und tabuisiert sind. Zwei im Rahmen der Studie interviewte Männer berichten bezüglich des Zusammenhangs des Auslebens ihrer Sexualität und ihres Crystal-Konsums:

> »Unglaublich intensiv (...) Ich habe irgendwann den Bezug verloren zu – wie lange dauert eigentlich normaler Sex? Dadurch, dass ich eine extrem lange Beziehung hatte, in der nur Drogen konsumiert worden sind – zum Sex – war das für mich irgendwann in einen Normalzustand übergegangen, dass mein Sex anderthalb Tage dauert und das war dann auch vor fünf Wochen der Grund für den Rückfall. Der Sex ist damit einfach deutlich länger, deutlich intensiver und ich verliere so völlig den Bezug zu Raum und Zeit« (Clubdrug-Studie, Interview 14: 116ff.).

> »Crystal spielt eine sehr wichtige Rolle, weil ich ein Suchtproblem mit Sex habe. Also ich bin auch sexsüchtig und Crystal und Sex passen sehr gut miteinander, weil die Gefühle, also sind viel intensiver, wenn man Crystal konsumiert« (Clubdrug-Studie, Interview 5: 227ff.).

Einige – nicht alle – Männer beschreiben in den Interviews auch das Eingehen von Risikosituationen unter dem Einfluss der Substanz. Die erlebte Enthemmung und das gesteigerte, intensive sexuelle Empfinden werden als treibende Kräfte beschrieben, diverse Risiken einzugehen. Im Nachhinein empfinden die meisten Männer die eingegangenen Risiken allerdings als sehr belastend:

> »Einmal, ich glaub das war das erste Mal, dass ich so richtig eine große Menge Crystal Meth konsumiert hatte. Und da war ich dann auch in so einem Umfeld, also das war so ein, ›Playroom‹ heißt das, in Berlin, wo halt – also das kann man anmieten, das ist halt für Sex da, mit allen möglichen Toys und weiß der Geier. Und da war ich dann drei Tage lang drin und hab mit allen möglichen Typen gevögelt. [Interviewer: Drei Tage am Stück?] Ja. Und hab alles mal ausprobiert, was ich schon länger ausprobieren wollte und nie getan hab, um mich auch zu schützen so. Also ich bin immer noch HIV negativ. Und bin da wahnsinnig viele Risiken eingegangen und bin dann da raus gelaufen und dachte: Ach du Scheiße, was war das jetzt? [Interviewer: Welche Risiken bist du eingegangen?] Ungeschützter Verkehr und solche Sachen. Und bin dann auch direkt zur Ärztin und hab mir eine Pep geholt. Also das war ein ziemlich einschneidendes Erlebnis« (Clubdrug-Studie, Interview 2: 179ff.).

Neben den kurzfristigen, zunächst positiven Konsequenzen des Konsums, wie z.B. der sexuellen Leistungssteigerung und des Auslebens sexueller Fantasien, beschreiben die Männer neben den bereits genannten Risikosituationen weitere negative physische Folgen wie Herz-Kreislauf-Beschwerden, Entzugserscheinungen, Schlafproblemen sowie auch psychosoziale Folgen, etwa Konflikte in ihren Partnerschaften, Freund_innenkreisen oder auf der Arbeit. Sie benennen außerdem psychische Auffälligkeiten, für die der Methamphetaminkonsum ihrer Einschätzung nach ursächlich war. Panikattacken, Angstzustände und Psychosen werden unter anderem von den befragten MSM als negative Folgen ihres Konsums genannt. Als weitere negative Konsequenz gehen sie auf ein verändertes sexuelles Wohlbefinden infolge eines längerfristigen Crystal-Konsums ein. Während sich das sexuelle Empfinden zu Beginn des Crystal-Konsums durch die enthemmende, entspannende aber auch leistungssteigernde Wirkung der Substanz erst einmal deutlich verbessert, sinkt es mit einem regelmäßigen Gebrauch bei fast allen befragten Männern wieder ab. Sie beschreiben eine grundlegende Veränderung hin zu einer Abhängigkeit der Kombination von Sex und Methamphetaminkonsum. Sie können sich nicht mehr vorstellen, ihre Sexualität ohne Crystal-Konsum auszuleben, gleichermaßen ist ein Crystal-Konsum ohne Sex für sie nicht denkbar.

Drogenkonsum als Resultat syndemischer Produktion und Minderheitenstress

Im Hinblick auf die Frage, wie der im Vergleich zu heterosexuellen Kontexten erhöhte Crystal-Konsum in Teilen der MSM-Community zu erklären ist, verweisen die Erzählungen der im Rahmen der Clubdrug-Studie interviewten Männer auf die Relevanz des Konzeptes der »syndemischen Produktion«. Aktuelle Forschungen (Edelman 2016, Stall et al. 2007) machen deutlich, dass der Drogenkonsum von MSM häufig in Verbindung mit psychischen und sozialen Belastungsfaktoren, wie Diskriminierungs- und Gewalterfahrungen auf Grund ihrer sexuellen Orientierung, steht. Neben Abwertungstendenzen aus der sozialen Umwelt kann eine internalisierte Homonegativität zu einer konflikthaften Identitätsbildung führen. Diese Belastungsfaktoren interagieren miteinander und entwickeln sich zu einer »syndemischen Produktion« (Singer 1996, 2009). Der Drogenkonsum kann somit als Resultat einer dysfunktionalen Bewältigungsstrategie verstanden werden, um diesen »Minderheitenstress« (Meyer 2003) zu bearbeiten.

Ausblick – Implikationen für Unterstützungssysteme

Die Beschreibungen der MSM deuten auf eine enge Verzahnung von Sexualität und Methamphetaminkonsum hin: Sexualität ohne Crystal-Konsum wird ihnen mit der Zeit unmöglich, aber auch Crystal-Konsum ohne Sexualität ist nicht mehr vorstellbar. Um die Männer, die durch die als negativ erlebten Folgen des Konsums Unterstützung suchen, adäquat beraten und behandeln zu können, sollte das Unterstützungssystem also immer beide Dimensionen – Sexualität und Substanzkonsum – betrachten. Bisher ist die Suchthilfelandschaft in Deutschland jedoch sehr heteronormativ ausgerichtet, während die Schwulenberatungen sowie HIV-Schwerpunktärzt_innen mitunter wenig Suchtexpertise aufweisen.

Insbesondere sollten daher HIV-Schwerpunktpraxen für Substanzkonsum im Allgemeinen und Methamphetaminkonsum im Speziellen sensibilisiert werden und Kurzinterventionen, idealerweise im Anamnesegespräch, implementiert werden. Für viele drogengebrauchende MSM ist das Gespräch mit dem Arzt des Vertrauens der erste und oft auch der einzige Weg ins Unterstützungssystem. Auch im Bereich HIV/STI-Präventions- und Testberatung sollte der Drogenkonsum systematisch erfragt werden, um bei Bedarf weiter vermitteln zu können. Auch Schwulenberatungen verfügen ihrerseits bislang noch nicht über ausreichend Erfahrungen und Kompetenzen in der Drogenberatung, sodass drogenkonsumierenden MSM dort nur ein sehr eingeschränktes Beratungsangebot zur Verfügung steht. Um dieses erweitern zu können, sollten Mitarbeitende für den Umgang mit drogengebrauchenden MSM sensibilisiert und geschult werden. Die Gründe für und die Umstände des Drogenkonsums unterscheiden sich bei MSM teils deutlich von heterosexuellen Kontexten. Um einen vertrauensvollen Raum zu schaffen, in dem sich drogengebrauchende MSM öffnen können, sollten zudem vorhandene Angebote der Drogenhilfe für deren Lebens-, Liebes- und Konsumkontexte sensibilisiert und geschult werden.

Feste Kooperationen zwischen Aidshilfen, Drogenberatungen, MSM-Projekten, Entzugskliniken, HIV-Schwerpunktpraxen und psychotherapeutischen Angeboten könnten die Voraussetzung dafür sein, ein integriertes Beratungsangebot für Crystal-konsumierende MSM zu etablieren, in welchem dem Zusammenhang zwischen Sexualität und Substanzkonsum adäquat Rechnung getragen wird. Auch sollten niedrigschwellige Angebote in Kooperationen mit Club- und Sauna-Betreibenden implementiert werden.

Erste Entwicklungen in diese Richtung wurden im Jahr 2016 vom QUADROS-Projekt (»Qualitätsentwicklung in der Beratung und Prävention im Kontext von Drogen und Sexualität bei schwulen Männern«) angestoßen, das von der Deutschen AIDS-Hilfe geleitet und unter Mitarbeit von Aidshilfen und Schwulenberatungen in sieben deutschen Städten durchgeführt wurde (Dichtl et al. 2016).

Literatur

Barsch, G. (2014): Crystal-Meth. Einblicke in den Lebens- und Konsumalltag der Modedroge Crystal. Lengerich: Pabst Science Publishers.

Bochow, M., Lenuweit, S., Sekuler, T., Schmidt, A. J. (2012): Schwule Männer und HIV/AIDS. Lebensstile, Sex, Schutz- und Risikoverhalten. Berlin: Deutsche AIDS-Hilfe.

Bourne, A., Reid, D., Hickson, F., Torres Rueda, S., Weatherburn, P. (2014): The Chemsex study: drug use in sexual settings among gay & bisexual men in Lambeth, Southwark & Lewisham. London: Sigma Research, London School of Hygiene & Tropical Medicine.

Colfax, G., Guzman, R. (2006): Club Drugs and HIV Infection: A Review. Clinical Infectious Diseases 42(10): 1463–1469.

Deimel, D., Gebhardt, V., Stöver, H. (2016a): Drogenkonsum bei Männern, die Sex mit Männern haben. Eine Übersichtsarbeit zum Gesundheitsverhalten und syndemischer Faktoren. In: Heinzen-Voß, D., Stöver, H. (Hrsg.) (2016): Geschlecht und Sucht. Wie gendersensible Suchtarbeit gelingen kann. Lengerich: Pabst Science Publishers: 143-164.

Deimel, D., Stöver, H., Hößelbarth, S., Dichtl, A., Graf. N., Gebhardt, V. (2016b): Drug use and health behavior among German men who have sex with men: Results of a qualitative, multi-centre study. Harm Reduction Journal 13 (36). Online: https://harmreductionjournal.biomedcentral.com/articles/10.1186/s12954-016-0125-y (3.1.2017).

Deimel, D. (Hrsg.) (2017): ChemSex: Drogenkonsum bei Männern, die Sex mit Männern haben. Rausch. Wiener Zeitschrift für Suchttherapie 6 (1-2).

Dichtl, A., Graf, N., Sander, D. (2016): Modellprojekt »Qualitätsentwicklung in der Beratung und Prävention im Kontext von Drogen und Sexualität bei schwulen Männern (QUADROS)«. Berlin: Deutsche AIDS-Hilfe.

Drewes, J., Kruspe, M. (2016): Schwule Männer und HIV/AIDS 2013. Schutzverhalten und Risikomanagement in den Zeiten der Behandelbarkeit von HIV. AIDS-Forum DAH Band 61. Berlin: Deutsche AIDS-Hilfe.

Edelman, E. J., Cole, C. A., Richardson, W., Boshnack, N., Jenkins, H., & Rosenthal, M. S. (2016): Stigma, substance use and sexual risk behaviors among HIV-infected men who have sex with men: A qualitative study. Preventive Medicine Reports 3: 296–302.

Halkitis, P. N., Solomon, T. M., Moeller, R. W., Doig, S. A. R., Espinosa, L. S., Siconolfi, D., & Homer, B. D. (2009): Methamphetamine use among gay, bisexual and non-identified men-who-have-sex-with-men: an analysis of daily patterns. Journal of Health Psychology 14(2): 222–231.

Kirby, T., Thomber-Dunwell, M. (2013): High-risk drug practices tighten grip on London gay scene. Lancet, 381(9861): 101-102.

Marcus, U., Schmidt, A. J., Hamouda, O., Bochow, M. (2009): Estimating the regional distribution of men who have sex with men (MSM) based on Internet surveys. In: BMC public health 2009 9 (180). Online: http://www.biomedcentral.com/1471-2458/9/180 (3.1.2017).

Meyer, I. H. (2003): Prejudice, Social Stress, and Mental Health in Lesbian, Gay, and Bisexual Populations: Conceptual Issues and Research Evidence. Psychological Bulletin 129 (5): 674–697.

Pfliegensdörfer, M. (2017): Suchtberatung mit drogenkonsumierenden MSM. Erfahrungen aus der zielgruppenspezifischen (Sucht-) Beratung der Aidshilfe Köln. Rausch. Wiener Zeitschrift für Suchttherapie 6 (1-2).

Robert Koch-Institut (RKI) (2016a): Epidemiologisches Bulletin. HIV-Erstdiagnosen und AIDS-Erkrankungen in Deutschland 2015. Nr. 38/2016. Online: https://www.rki.de/DE/Content/Infekt/EpidBull/Archiv/2016/Ausgaben/38_16.pdf?__blob=publicationFile (25.1.2016).

Robert Koch-Institut (RKI) (2016b): HIV/AIDS. Europäischer MSM Internet Survey (EMIS). Online: https://www.rki.de/DE/Content/InfAZ/H/HIVAIDS/Studien/EMIS.html (29.12.2016)

Shoptaw, S. (2006): Methamphetamine use in urban gay and bisexual populations. Topics in HIV Medicine: A Publication of the International AIDS Society, USA 14(2): 84–87.

Singer, M. (1996) A dose of drugs, a touch of violence, a case of AIDS: conzeptualizing the SAVA Syndemic. In: Free Inquiry in Creative Sociology. Vol. 24. Nr. 2. p. 99-110.

Singer, M. (2009) Introduction to Syndemics: A Critical Systems Approach to Public and Community Health. San Fransisco: Jossey-Bass.

Stall, R., Friedmann, M., Catania, J. A. (2007): Interacting Epidemics and Gay Men´s Health: A Theory of Syndamic Production among Urban Gay Men. In: Wolitski, R. J., Stall, R.; Valdiserri, R. O. (Hrsg.): Unequal Opportunity: Health Disparities Affecting Gay and Bisexuel Men in the United States. Oxford: Oxford University Press.

Von Hillner, A., Deimel, D. (2017): Heterogen, hedonistisch und digital: Drogenkonsumierende Männer, die Sex mit Männern haben, in Berlin. Rausch. Wiener Zeitschrift für Suchttherapie 6 (1-2).

Zentrum für interdisziplinäre Suchtforschung (ZIS) (2014): Amphetamin und Methamphetamin – Personengruppen mit missbräuchlichem Konsum und Ansatzpunkte für präventive Maßnahmen. Sachbericht. Hamburg. Online: http://www.methstudie.de/ats-bericht.pdf (3.1.2017).